食品因子による栄養機能制御

日本栄養・食糧学会
監修

芦田　均・立花宏文・原　博
責任編集

建帛社
KENPAKUSHA

Modulation of Nutritional Functions by Food Factors

Supervised by

JAPAN SOCIETY OF
NUTRITION AND FOOD SCIENCE

Edited by

Hitoshi Ashida
Hirofumi Tachibana
Hiroshi Hara

©Hitoshi Ashida et al. 2015, Printed in Japan

Published by
KENPAKUSHA Co., Ltd.
2-15 Sengoku 4-chome, Bunkyoku, Tokyo 112-0012, Japan

序　　文

　ポリフェノールや食物繊維は非栄養素に分類されるが，これらに分類される化合物には生体調節機能に好ましい影響を及ぼすことが知られているものがある。このような機能性食品因子に関する研究は近年盛んになっているが，その背景には急増する生活習慣病などの疾病に対する予防・改善効果への期待と医療費削減を目指した疾病予防戦略がある。

　機能性食品因子は，作用する場を基盤として，①免疫系の活性化や抑制，②ホルモン分泌の調節，③脳機能や神経系の調節，④血圧調節，血管系障害の予防・改善，血糖値調節や血漿脂質調節などの代謝系の調節，⑤消化管の蠕動運動や免疫機能の調節や物質吸収の調節，さらには消化管感染の抑制，⑥癌の抑制やウイルス感染予防，などに分けることができる。機能性食品因子の作用機構がすべて明確になっているわけではないが，作用機構を基盤として分けると，①消化管内での栄養素の挙動変化や移動変化，②腸内細菌叢の変化，③抗菌・抗ウイルス作用，④抗酸化作用，⑤酵素活性の阻害・賦活化作用，⑥タンパク質の修飾作用，⑦ホルモン作用の修飾，などがある。さらに，近年の科学の発達により，摂取した食品による遺伝子発現の変化を網羅的に計測し，食品の機能と副作用を予測することを主目的としたニュートリゲノミクスや遺伝子の個人差である一塩基多型を考慮したテーラーメイド型機能性食品開発に関する研究などが注目を浴びており，これらも機能性食品因子の作用機構を明確にするうえで重要である。

　このように作用の場と作用機構が多くあるため，機能性食品の全貌を一冊の書にまとめるのは困難である。また，すでにさまざまな観点から，栄養機能を制御する食品因子に関する多くの書籍や総説が出版されている。そこで，本書では少し切り口を変えて，化合物レベルで栄養機能制御に関する作用機構，特に，生活習慣病などの疾病予防・改善にかかわる作用機構を解明，あるいは解

明する糸口が明確な研究に焦点を当てた．幸いに，第68回日本栄養・食糧学会において開催された2つのシンポジウム「食品成分によるエネルギー代謝」と「植物性ポリフェノール研究の最前線」において，化合物レベルでの機能性食品因子の作用機構に関する最新の話題が多く提供された．そこで，これらのシンポジウムの演者を中心に，機能性食品因子研究の最前線でご活躍の先生方に本書の執筆をお願いした．

　本書により，どのような化合物がどのような作用機構で栄養機能を変化させ，どのような疾病の予防・改善に寄与する可能性があるのかについて，読者の皆様方の理解が深まれば幸いである．

2015年4月

責任編集者　芦　田　　　均
　　　　　　立　花　宏　文
　　　　　　原　　　　　博

目　次

序　章　食品因子による栄養機能制御の概説　　　（芦田　均・立花宏文）
 1．はじめに ……………………………………………………………… 1
 2．少糖類・多糖類による栄養機能制御〔第1編〕……………… 2
 3．呈色・呈味・香気因子による栄養機能制御〔第2編〕…………… 3
 4．ポリフェノールによる栄養機能制御〔第3編〕………………… 5
 5．おわりに ……………………………………………………………… 11

第1編　少糖類・多糖類による栄養機能制御

第1章　難消化性オリゴ糖によるフラボノイド生理作用の増強　　（原　　　博）
 1．はじめに ……………………………………………………………… 15
 2．難消化性オリゴ糖によるケルセチン配糖体の吸収促進 ………… 16
 3．難消化性オリゴ糖によるケルセチン配糖体の生理作用増強 …… 19
 4．消化管ホルモン GLP-1分泌に対するQ3GとFOSの作用 ……… 21
 5．おわりに ……………………………………………………………… 23

第2章　難消化性糖質の機能性　　　　　　　　　　　　（福島道広）
 1．はじめに ……………………………………………………………… 28
 2．イヌリン ……………………………………………………………… 29
 3．レジスタントスターチ ……………………………………………… 33
 4．おわりに ……………………………………………………………… 37

第2編　呈色・呈味・香気因子による栄養機能制御

第3章　脂肪・エネルギー代謝とβクリプトキサンチン　　（河田照雄）
　1．はじめに ………………………………………………………………… 43
　2．肥満・エネルギー代謝の改善と食品素材 …………………………… 43
　3．β-CRPの特性とヒトでの有用性 …………………………………… 44
　4．β-CRPの肥満関連病態への作用 ……………………………………… 49
　5．おわりに ………………………………………………………………… 54

第4章　褐藻由来フコキサンチンの抗肥満・抗糖尿病作用
　　　　　　　　　　　　　　　　　　　　　　　（西川　翔・細川雅史）
　1．はじめに ………………………………………………………………… 57
　2．フコキサンチンの吸収と代謝 ………………………………………… 58
　3．2型糖尿病/肥満KK-A^yマウスに対するフコキサンチンの抗肥満作用
　　 ……………………………………………………………………………… 59
　4．フコキサンチンによる2型糖尿病/肥満KK-A^yマウスに対する高血糖
　　 改善効果 ………………………………………………………………… 63
　5．おわりに ………………………………………………………………… 69

第5章　胆汁酸受容体TGR5を標的とした抗肥満・血糖降下作用をもつ
　　　　　機能性食品成分　　　　　　　　　　　　　　　（佐藤隆一郎）
　1．胆汁酸の機能 …………………………………………………………… 72
　2．胆汁酸結合受容体TGR5 ……………………………………………… 73
　3．TGR5アゴニスト活性評価系の構築と食品成分検索 ……………… 75
　4．柑橘成分リモノイドについて ………………………………………… 76
　5．実験動物を用いたNomilin投与実験 ………………………………… 77
　6．TGR5アゴニスト成分 ………………………………………………… 79

7. 機能性食品成分の活用 ………………………………………………… 80

第6章　ネギ属植物の含硫成分の機能性　　　　　　　　（関　泰一郎）
1. はじめに ………………………………………………………………… 83
2. ニンニクの香気成分の生成機構 ……………………………………… 83
3. ネギ属植物由来含硫化合物の機能 …………………………………… 86
4. おわりに ………………………………………………………………… 92

第3編　ポリフェノールによる栄養機能制御

第7章　クルクミンをはじめとする食事由来因子と消化管ホルモン
　　　　　分泌，糖尿病予防　　　　　　　　　　　　　　　（津田孝範）
1. はじめに ………………………………………………………………… 97
2. 消化管ホルモン「インクレチン」とその作用 ……………………… 97
3. 食事由来因子とインクレチン作用，インクレチン関連薬 ………… 98
4. GLP-1分泌の促進作用と食品由来因子 ……………………………… 99
5. クルクミンのGLP-1分泌促進作用とその機序 ……………………… 101
6. 食用サツマイモ若葉のGLP-1分泌促進作用 ………………………… 106
7. おわりに ………………………………………………………………… 109

第8章　クルクミンの吸収・代謝および培養細胞への取り込み
　　　　　――生理作用発現機構との関係性　　　　　　　（仲川清隆）
1. はじめに ………………………………………………………………… 114
2. クルクミノイドなどの食品ポリフェノールの吸収・代謝 ………… 115
3. クルクミンの吸収と体内動態 ………………………………………… 116
4. クルクミンと抱合体の分析法，その吸収・代謝研究への活用 …… 118
5. クルクミンを摂取した時に認められる生理活性をもたらす機能構造

vi　目　次

　　　　　　　　　　　　　　　　　　　　　　　　　　　　　　120
　　6．クルクミンおよび類縁体の培養細胞への取り込み量の違い………… 123
　　7．おわりに…………………………………………………………………… 125

第9章　北海道で命名されたレスベラトロールのPPAR活性化を介した機能性　　　　　　　　　　　　　　　　　　　　　　　　（井上裕康）

　　1．はじめに…………………………………………………………………… 130
　　2．レスベラトロール研究の歴史的背景…………………………………… 131
　　3．レスベラトロールの分子標的——PPAR活性化とCOX-2発現抑制…… 132
　　4．レスベラトロールによる肥満抑制と寿命延長………………………… 138
　　5．レスベラトロール摂取と習慣的運動…………………………………… 139
　　6．おわりに…………………………………………………………………… 140

第10章　機能性食品成分の腸管上皮吸収機構およびトランスポーター制御　　　　　　　　　　　　　　　　　　　　　　　　（薩　秀夫）

　　1．はじめに…………………………………………………………………… 144
　　2．機能性食品成分の腸管上皮細胞透過機構……………………………… 145
　　3．機能性食品成分による腸管上皮単糖トランスポーター制御を介した
　　　　生活習慣病予防のアプローチ…………………………………………… 150
　　4．おわりに…………………………………………………………………… 158

第11章　ポリフェノール類による転写制御を介した代謝改善効果　　　　　　　　　　　　　　　　　　　　　　　　（井上　順）

　　1．はじめに…………………………………………………………………… 161
　　2．HNF4α ……………………………………………………………………… 162
　　3．HNF4α活性を抑制する食品成分の探索………………………………… 163
　　4．ルテオリンによる内因性遺伝子発現への影響………………………… 166
　　5．ルテオリンによるApoB含有アポリポタンパク質分泌への影響…… 167

6. ルテオリン配糖体を用いた検討 ………………………………… 167
  7. ルテオリンとHNF4αの結合 …………………………………… 169
  8. 肥満モデルマウスにおけるルテオリンの効果 ………………… 170
  9. おわりに …………………………………………………………… 174

第12章　プロシアニジンによる血糖ならびに脂質代謝調節
（山下陽子・芦田　均）

  1. プロシアニジンとは ……………………………………………… 177
  2. プロシアニジンの血糖調節作用 ………………………………… 179
  3. プロシアニジンによるエネルギー産生上昇作用 ……………… 187
  4. まとめ ……………………………………………………………… 191
  5. 今後の展望 ………………………………………………………… 191

第13章　筋萎縮予防因子としての食事性ポリフェノール
（寺尾純二）

  1. はじめに …………………………………………………………… 196
  2. ポリフェノールの抗酸化作用による筋萎縮予防 ……………… 198
  3. フラボノイドによる筋萎縮関連タンパク質分解経路の阻害 …… 202
  4. おわりに …………………………………………………………… 205

第14章　骨・脂質・糖代謝を制御するポリフェノール　（上原万里子）

  1. はじめに …………………………………………………………… 209
  2. 選択的エストロゲン受容体モジュレーター（SERM）様作用の
     大豆イソフラボン代謝産物エクオール ………………………… 210
  3. 柑橘系フラボノイドの骨・脂質・糖代謝制御および抗炎症作用 …… 214
  4. オリーブポリフェノールの抗炎症を介した骨代謝制御作用 ……… 221
  5. おわりに …………………………………………………………… 223

第15章　大豆イソフラボンの有用性と安全性　　　　　（石見佳子）

1．大豆イソフラボンとは ……………………………………………………… 227
2．食品中の大豆イソフラボン組成とその含量 ……………………………… 227
3．大豆イソフラボンの摂取量 ………………………………………………… 229
4．イソフラボン配糖体とアグリコンの体内動態 …………………………… 230
5．大豆イソフラボンの生体利用性 …………………………………………… 232
6．大豆イソフラボンの有用性 ………………………………………………… 233
7．大豆イソフラボンの安全性 ………………………………………………… 244
8．おわりに ……………………………………………………………………… 248

第16章　緑茶カテキンを生体が感知するしくみ　　　　（立花宏文）

1．はじめに ……………………………………………………………………… 253
2．緑茶カテキンEGCG感知レセプター ……………………………………… 253
3．EGCGのがん細胞増殖抑制メカニズム …………………………………… 256
4．EGCGのがん細胞致死誘導メカニズム …………………………………… 259
5．EGCGの抗アレルギー作用発現メカニズム ……………………………… 262
6．EGCGの抗炎症メカニズム ………………………………………………… 264
7．67LRの発現量によるEGCGの感知制御 ………………………………… 265
8．生体組織における緑茶カテキンEGCGならびにその代謝物の
　　分子イメージング …………………………………………………………… 266
9．おわりに ……………………………………………………………………… 267

終　章　食品因子による栄養機能制御研究において解決すべき課題と期待
　　　　　すること　　　　　　　　　　　　　　（芦田　均・立花宏文）

1．はじめに ……………………………………………………………………… 273
2．食品因子の作用点における課題と期待 …………………………………… 273
3．生体利用率・体内動態と栄養機能の関係 ………………………………… 274

4．標的分子の解明 …………………………………………… 275
5．おわりに …………………………………………………… 275

索　引 ……………………………………………………………… 277

序章　食品因子による栄養機能制御の概説

芦田　均[*1], 立花宏文[*2]

1. はじめに

　これまでに食品の機能性研究が多くなされ，機能性を有する食品素材や成分に関する情報が氾濫している。このようななか，特定保健用食品に次ぐ新たな機能性表示制度がはじまろうとしており，食品の機能性に関する制度上の大きな転機を迎えようとしている。このような状況を踏まえ，機能性に関与する成分を明確にし，その作用機構もまた明確にすること，さらに安全性を担保することが研究面で強く求められている。一方で，成分レベルでの機能性研究から農林水産物そのものの機能性について，ヒト試験を含めて作用を明確にする研究も求められている。したがって，農林水産物そのものの機能性についても，関与成分を明確にし，その含量を知ることは重要である。食品の機能性に関しては，生活習慣病などの疾病予防・改善の観点からの研究が多くなされてきた。これらのなかには，関与成分を明確にして作用機構が明らかとなっているものも多くある。しかし，栄養機能を制御することができる食品成分について，化合物レベルで作用機構をまとめた書は少なく，これに関する正確な情報の提供が十分にはなされていない。そこで，本書では，ポリフェノールや食物繊維などの非栄養素，すなわち食品因子に特化して，化合物レベルで栄養機能を制御する作用機構に関する最新の話題を中心に解説する。

[*1] 神戸大学大学院農学研究科，[*2] 九州大学大学院農学研究院

2. 少糖類・多糖類による栄養機能制御〔第1編〕

　オリゴ糖（少糖類）や多糖類は，食品の一次機能をつかさどる炭水化物であるが，これらの炭水化物が三次機能においても食物繊維としての機能など，生体の健康維持に重要な働きをしていることが明らかになりつつある。そこで第1編では，難消化性のオリゴ糖と多糖の機能についての最新の知見を解説する。

　第1章では，難消化性オリゴ糖である短鎖フルクトオリゴ糖（FOS）とジフルクトースアンヒドリド（DFA）IIIによるフラボノイドの吸収促進・機能増強，ならびにこれらの相乗効果を解説する。なお，フラボノイドの機能性については第3編を参照されたい。

　多くのフラボノイドは植物中で配糖体として存在するが，比較的水に難溶でその吸収率は非常に低いことから，吸収率を高めることで機能性増強が期待される。ここでは，FOSやDFAIIIが，腸内細菌によるケルセチン配糖体のアグリコン部分の分解を抑制することで吸収率を高めることを示す。機能性食品因子の吸収率が高くなるとその機能性が増強されるが，それについて経口糖負荷試験による耐糖能の改善効果と血漿コレステロール抑制効果を例にあげて示す。同様に，これら化合物の相乗効果はインクレチンホルモンでありインスリン分泌を促すglucagon-like peptide-1（GLP-1）の分泌促進においても認められる。FOSとフラボノイドの相乗効果については，第14章でも示す。このような，複数の食品因子による相乗効果は多くの研究者が取り組んでいるが，本章の記述にあるように明確に示されたものは多くはない。なお，GLP-1については，第3編の概要で改めて触れることとする。

　続く第2章では，難消化性糖質の生理機能を解説する。多糖であるデンプンやグリコーゲンはエネルギー源となるが，このことに加えて，食物繊維や一部のデンプンは難溶性であり腸管の生理機能に影響を及ぼす。このような難消化性のオリゴ糖や多糖は，従来の認識よりも広範な物質が該当する。従来の食物繊維の定義には難消化性のオリゴ糖や難消化吸収性の単糖は入らないが，日本

食物繊維学会では，難消化吸収性の単糖，オリゴ糖，糖アルコール，レジスタントスターチなど，「ヒトの小腸内で消化・吸収されにくく，消化管を介して健康の維持に役立つ生理作用を発現する食物成分」を，ルミナコイドとして定義している。

ここでは，スクロースのフルクトース残基にフルクトース1〜60分子がβ-(2,1)結合で直鎖状に結合した構造をもつ多糖であるイヌリンについて，重合度の違いによるプロバイオティクス作用の変化を in vivo と in vitro 試験の両面から解説する。次に，小腸で吸収されないデンプンおよびデンプン分解物であるレジスタントスターチの分類と，豆デンプンならびにジャガイモデンプンが腸内発酵を促すことで生じる短鎖脂肪酸を中心に大腸機能改善作用を示す。

3．呈色・呈味・香気因子による栄養機能制御〔第2編〕

食品の呈色・呈味・香気因子は，生体の感覚器に影響を及ぼすことにより，食品の二次機能である嗜好特性（機能）に寄与する。このような因子は，いわゆる二次代謝産物が多く，嗜好特性に加えて，食品の三次機能である生体調節機能を示すものも少なくはない。本書では，テトラテルペンであるカロテノイドとトリテルペンであるリモノイドの抗肥満・高血糖予防効果，ならびに含硫化合物であるスルフィド類の抗血栓作用や抗がん作用について紹介する。

（1）テルペン

カロテノイドは，8個のイソプレン単位から成るテトラテルペンであり，ポリエン酸の両側にエンドグループがついた構造をしており，野菜，果物，藻類などに含まれている。カロテノイドの機能性研究は多くなされているが，ここでは，温州ミカンなどに含まれるβクリプトキサンチン（第3章）と，褐藻類に含まれるフコキサンチン（第4章）に焦点を当て，これらの抗肥満・抗糖尿病作用について解説する。

βクリプトキサンチンは，栄養疫学調査で生活習慣病に対する効果が認めら

れているが，作用機構がこれまで明確ではなかった．本書では，最近明らかとなったβクリプトキサンチンによる抗肥満効果の作用機構を解説する．鍵分子となるのは，脂肪細胞形成のマスターレギュレーターとして知られているperoxisome proliferator-activated receptor gamma（PPARγ）である．βクリプトキサンチンそれ自体はPPARγの弱いアゴニストとして働くが，内因性，あるいは外因性のアゴニストが多く存在するとアンタゴニストとして作用し，脂肪細胞の肥大化を抑制することで肥満が予防・改善されることについて詳細を示す．

フコキサンチンは，アレン構造をもつことが特徴的なカロテノイドである．本書では，フコキサンチンの抗肥満・抗糖尿病作用として，脂肪組織でマクロファージの浸潤を抑制し，炎症性サイトカインの産生を抑えることで肥満を軽減するとともに，通常は褐色脂肪組織に発現して体熱産生にかかわる脱共役タンパク質1（UCP1）の発現誘導を介してエネルギー代謝の亢進が起こるという，作用機構を解説している．また，筋肉組織において，フコキサンチンはグルコーストランスポーター4（GLUT4）の細胞膜移行の亢進やタンパク質発現を誘導することで，糖の取り込みを活性化するとともに，ミトコンドリア増生にかかわるPPARγ coactivator 1（PGC-1）やミトコンドリアの活性化に関係する因子としてtranscription factor A mitochondrialの発現増加を介してエネルギー消費の活性化にかかわることも示している．

これらのカロテノイドの特徴は，体内に吸収されて蓄積されるため，生体利用率が高いことにある．温州ミカンを摂取する日本人のβクリプトキサンチンの血中濃度は摂取量に相関して高くなることが知られている．一方，フコキサンチンは，そのものは血中では検出されないが，代謝物であるフコキサンチノールとアマロウシアキサンチンAが検出され，これらが作用の場である肝臓や白色脂肪組織に蓄積し，機能性発現に寄与していると考えられている．

第5章では，柑橘類に含まれる苦味成分のひとつでありリモノイドに属するトリテルペンであるノミリンを取りあげる．ノミリンは，胆汁酸結合受容体TGR5のアゴニスト活性評価系を用いた探索試験において，約160種の食品成

分のスクリーニングから有効性が見いだされた化合物である。TGR 5 は，褐色脂肪細胞や骨格筋細胞において，胆汁酸が結合することでcAMP濃度を上昇させる。その結果，PGC-1αを含む複数の遺伝子発現上昇により，ミトコンドリア機能の向上や脂肪酸β酸化や熱産生の亢進を介したエネルギー消費増大をもたらす。また，小腸下部に存在するL細胞にもTGR 5 が発現しており，胆汁酸が結合するとL細胞からGLP-1 の分泌が上昇する。本章では，TGR 5 アゴニスト活性を有するノミリンとその代謝物であるオーバクノンが，これらの作用機構を介して抗肥満・高血糖改善作用をもたらすことを詳解する。

（2）スルフィド

　ニンニクやタマネギ，ブロッコリーなどには香気や香味に寄与する含硫化合物が多く含まれている。例えば，S-アリル-L-システインスルホキシド（アリイン）には，アリイナーゼの作用により，アリルスルフェン酸とアミノアクリル酸が生じ，前者はジアリルチオスルフィネート（アリシン）へ，後者はピルビン酸とアンモニアに変換される。物理的損傷が起こると，このように内在性酵素が働き，香気や香味が生じる。スルフィド類からそれぞれの代謝物ができるため，多様な化合物とそれらの代謝物が，LDLコレステロールの低下作用，心血管保護作用，動脈硬化抑制作用，抗血栓作用，発がん予防作用などのさまざまな機能性発現に寄与するため，これらの作用機構の解明も複雑になる。第6章では，ネギ属由来のスルフィドについて着目し，分子の生成機構と機能性，特に抗血栓作用や抗がん作用について作用機構を解説する。

4．ポリフェノールによる栄養機能制御〔第3編〕

（1）クルクミノイド

　クルクミンは，両端に水酸基とメトキシル基をもつ芳香族環の間を2つのα，β不飽和カルボニル基で連結された構造をもつ。クルクミンは，香辛料タ

ーメリック（ウコン）の黄色成分であり，多様な生体調節機能を有する．ここでは，クルクミンの新たな機能として，前述の高血糖予防の分子標的のひとつであるGLP-1分泌作用機構（第7章）と，クルクミンの体内吸収と動態（第8章）について解説する．

クルクミンによるGLP-1分泌促進作用は，細胞内Ca^{2+}レベルの上昇とこれに伴うCa^{2+}/calmodulin-dependent kinase II（CaMK II）の活性化を介した作用機構であることを解説する．この作用機構は，前述のTGR5アゴニスト活性を介する作用とは異なるものであり，食品因子により作用機構が異なる点は興味深い．また，培養細胞レベルでGLP-1分泌に必要な濃度は10μM程度であり，このμMオーダーの濃度は生体内濃度としては高いが，消化管内での濃度としてはありうるのではないかと考えられる．さらに，クルクミンのメトキシ基とβ-ジケトン構造がGLP-1分泌に必要であるという，構造活性相関についても詳細に説明する．このクルクミンの作用は，高血糖やインスリン抵抗性の改善効果が予想できるが，動物実験やヒト試験での検証が期待される．

ポリフェノールは生体が異物として認識するため，主に肝臓や小腸などの薬物代謝系で代謝変換を受ける．クルクミンに関しては，経口投与した時，その多くが糞中に排泄されるため，生体利用率が低く，吸収された一部の化合物も多くは抱合体として存在し，アグリコンとしての存在量は微量である．それにもかかわらず，抗炎症作用，抗酸化作用，抗動脈硬化作用，アルツハイマー病予防作用など健康維持に有益な生理作用が多く報告されている．第8章では，体内動態を踏まえて機能性を論じることで，クルクミンの多様な機能性に関与する真の有効形態の解明に迫る．このように，体内動態を考慮して，機能性を証明することは難しい課題ではあるが，食品因子による栄養機能の制御を解明するうえでは，乗り越えねばならない大きな山である．

（2）スチルベン

スチルベンの一種であるレスベラトロールも多様な機能性を示す．この物質を単離・同定し，命名したのは日本人であるが，多くの研究者が着目したの

序章　食品因子による栄養機能制御の概説　7

は，いわゆる「フレンチパラドックス」の関与成分として注目されたためである。レスベラトロールの生活習慣病予防効果については，NAD$^+$依存性脱アセチル化酵素であるSIRT1の活性化を介してカロリー制限を模倣し，寿命延長やインスリン抵抗性の改善などにつながると考えられてきたが，第9章では，新たにレスベラトロールによる生活習慣病予防作用は，PPAR α や γ の活性化を介したSIRT1遺伝子の発現誘導や，誘導型シクロオキシゲナーゼ（COX-2）の発現抑制に起因する作用であることを解説し，PPAR活性化に関する構造活性相関にも触れる。ここに示す研究は，食品因子の機能性を発現するうえで，従来知られていた標的分子の存在を切り崩し，その上流域での新たな標的分子の存在を明らかにしたことで意義が深い。

（3）フラボノイド

　フラボノイドは，2つのベンゼン環を3つの炭素原子でつないだジフェニルプロパン構造を有し，その構造の違いからフラボンと，その骨格の3位にヒドロキシ基があるフラボノール，2，3位の二重結合が単結合のフラバノン，フラバン骨格の3位にヒドロキシ基があるフラバン-3-オール（カテキン），アリル基が2位ではなく3位に置換したイソフラボン，ベンゾピリリウムイオン構造にフェニル基がついたアントシアニジン，C環が開環しているカルコンの各サブクラスに大別されている。サブクラスにより機能性も変化するが，ここでは，フラボノイドのサブクラスを考慮しつつ，機能性の面から各章の内容を概説する。

　食品因子が体内で機能を発現するためには，腸管透過が重要な要因となる。そこで，第10章で，フラボノイドなどの食品因子の腸管透過について解説する。フラボノイドは，植物中で主に配糖体として存在しており，腸管上皮で吸収される際には一過的に糖が外れたアグリコンとなるが速やかに抱合反応を受ける。ここでは，抱合反応にかかわる水酸基がメチル基に置換されたポリメトキシフラボノイドに着目し，その腸管透過機構を検討したところ，単純拡散経路にて吸収されるものとトランスポーターを介するものとがあり，同じメトキ

シフラボノイドでも腸管上皮透過経路が異なることを示す。また，フラボノイド以外の食品因子として，リポ酸がプロトン共輸送型の中鎖脂肪酸トランスポーターを介して吸収されることや，ムコ多糖であるヒアルロン酸が細胞間透過経路を介して吸収されることも合わせて解説する。本章ではさらに，フラボノイドによる糖尿病予防の作用機構のひとつとして，腸管上皮細胞におけるグルコースの吸収を主に担うNa^+/グルコース共輸送担体1（SGLT1）やフルクトーストランスポーターGLUT5の阻害作用を示すさまざまなフラボノイドについてもそれらの作用機構を解説する。

ポリフェノールによる生活習慣病予防効果については，すでに第1章や第10章でも示したが，化合物レベルで新規な作用機構を提唱している例をさらに2例紹介する。第11章では，フラボンであるルテオリンが核内受容体型の転写因子であるhepatocyte nuclear factor 4α（HNF4α）の活性制御を介して代謝改善効果を示すことで，生活習慣病予防に寄与することを解説する。HNF4αの標的遺伝子には，apolipoprotein B（ApoB）などのリポタンパク質分泌に関与する遺伝子や糖新生にかかわる遺伝子などがあることから，その活性抑制は抗動脈硬化作用や抗糖尿病作用につながることが期待される。培養細胞での作用機構解明に加えて，動物実験の結果から，ルテオリンがHNF4αの活性抑制を介して抗肥満，高血糖抑制，ならびにインスリン抵抗性と脂質代謝改善効果にかかわる可能性を論じる。

続く第12章では，フラバン-3-オールであるエピカテキンやカテキンが重合した縮合型タンニンであるプロシアニジンによる血糖調節作用とエネルギー代謝亢進作用について紹介する。プロシアニジンによる血糖調節機構における分子標的は，フコキサンチンと同じくGLUT4である。筋肉細胞において，プロシアニジンによるGLUT4の細胞膜移行促進機構はAMPKのリン酸化を介する経路と，マウスに単回投与した時には，ノミリンやクルクミンと同様にインクレチンホルモンであるGLP-1の分泌促進と，それに続く膵島からのインスリン分泌により，筋肉細胞においてインスリン経路を活性化させることによる。このインクレチン様作用は，4量体までは化合物の重合度依存的である。この

ように，GLUT 4 の細胞膜移行に関しては，プロシアニジンはAMPK経路とインスリン経路の両方を活性化するデュアルアクチベーターとして働く。また，AMPKの活性化が，その下流でUCP-1 やPGC-1αの発現を増加させることで，エネルギー代謝の亢進をもたらし，抗肥満効果につながることも解説する。プロシアニジンは，重合物ゆえに水溶性が低く，体内吸収はよくないにもかかわらず健康増進機能を有することは，このように筋肉のような末梢組織の機能性発現においても，化合物の腸管内での作用が大きく関与しているのかもしれない。

筋肉を標的組織とする機能性といえば，最近注目されているのはフラボノイドを含むポリフェノールによる筋萎縮予防効果である。筋萎縮には運動不足や過度の食事制限，無重力空間での滞在等による廃用性筋萎縮と，加齢によるサルコペニア（加齢性筋肉減弱症）がある。第13章では，まず前述のスチルベンであるレスベラトロールによる廃用性筋萎縮の予防作用には，PGC-1αの活性上昇を伴うミトコンドリアの機能調節がかかわることや，フラボノールであるケルセチンは廃用性筋萎縮を抑制できるがフラボンでは抑制できないことから，3位の水酸基が重要であることなどを解説する。これらの化合物以外にも，フラバノンであるナリンゲニンとその誘導体であるプレニルナリンゲニン，フラバン-3-オールのひとつであるエピガロカテキンガレート（EGCG），イソフラボンであるゲニステインとダイゼインについての筋萎縮抑制作用の詳細も解説する。

次の第14章と第15章では，骨代謝にかかわるポリフェノールの作用について紹介する。イソフラボンとその代謝物，特にダイゼインの代謝産物であるエクオールが骨代謝にかかわることは知られている。第14章では，このエクオールが選択的エストロゲン受容体モジュレーターとしては，骨代謝だけでなく脂質代謝や糖代謝に対して有効性を示す働くことや，イソフラボンに，第1章で紹介した難消化性多糖であるフルクトオリゴ糖を併用摂取させると，Ca吸収率の増加に加えて，エクオール産生能が向上することで骨密度低下が抑制される。このような骨・脂質・糖代謝を制御するポリフェノールはイソフラボンだ

けでなく，フラバノンであるヘスペリジンがスタチン系薬剤のようにコレステロール合成阻害作用を介して骨・脂質代謝を改善することや，ポリメトキシフラボノイドであるノビレチンが抗炎症作用を介して骨代謝を制御していることについても解説する。また，多様な機能が報告されているオリーブのポリフェノールであるオレウロペインがその抗炎症作用により骨量減少抑制作用を示すことについても解説する。

　上述のように，イソフラボンは骨代謝を調節することで，骨粗鬆症の予防にかかわるだけでなく多様な機能性を示すが，第15章では，その科学的根拠となるヒト試験での成績を中心として，大豆イソフラボン全体の解説を行う。すなわち，大豆イソフラボンの摂取量と体内動態，ならびに生体利用性を紹介するとともに，機能性・有用性として，骨代謝調節を介した骨の健康維持について，疫学調査や介入試験とそのメタ解析で得られた結果を紹介する。さらに脂質代謝改善効果，虚血性心疾患のリスク低減効果，血圧低下作用，更年期症状緩和効果，ホルモン依存性がんである乳がんと前立腺がん発症リスク低減効果についても触れる。

　最後の第16章では，機能性発現にかかわる標的分子の探索と作用機構解明研究としてブレークスルーした事例を紹介する。67 kDaラミニンレセプター（67LR）は，フラバン-3-オールであるEGCGの機能性に関与することから世界中から注目を浴びるとともに，カテキン受容体ともいわれるようになっている。67LRはEGCGの細胞膜表面への結合を担うタンパク質であり，悪性度の高いがん細胞に高発現しているため，EGCGのがん細胞増殖抑制効果や致死誘導効果にかかわっている。本書では，これらについての作用機構を詳解するとともに，67LRを介したEGCGによる抗アレルギー効果や抗炎症効果の作用機構についても合わせて解説する。抗アレルギー効果においては，メチル化されたEGCGの効果についても紹介する。さらに，最新の知見として，EGCGならびにその代謝物の分子イメージング（可視化）手法についても触れる。このような化合物の可視化技術は，機能性分子の作用機構を解明するうえで強力なツールとなる。

5. おわりに

　本書では，16章にわたって化合物レベルでの栄養機能を制御する作用機構に関する最新の話題を中心に解説する。栄養機能を制御する食品因子についてはまず探索方法が必要であり，探索後の化合物の作用については親化合物が機能性発現に関与するのか，代謝物が関与するのかを明確にすることが重要である。すなわち，化合物の体内動態・生体利用率を考慮して議論しなければならない。さらに作用機構について明確にする必要があることはいうまでもない。インクレチン作用のように化合物が作用する組織・器官と機能が発現する組織・器官が異なるような事例もあり，解明すべき事柄がより複雑になる場合もある。著者の先生方には，これらの問題点を認識したうえで研究を実施されて得られた最新の成果を披露していただいている。本書が読者の皆様方のご研究のご発展の一助となれば幸いである。

第1編

少糖類・多糖類による栄養機能制御

第1章　難消化性オリゴ糖によるフラボノイド生理作用の増強
　　　　　　　……………………………………（原　　　博）
第2章　難消化性糖質の機能性
　　　　　　　……………………………………（福島道広）

第1章　難消化性オリゴ糖によるフラボノイド生理作用の増強

原　　博*

1．はじめに

　フラボノイドは植物の二次代謝産物の一種で，食品中にも多くの種類が存在している。しかし，その含有量は多いものでも数100 mg/100 g程度である。大豆は一般的な食材のなかではフラボノイド含有量が多いことで知られるが，そのイソフラボンとしての含量は150～350 mg/100 g程度である（農水省ホームページ：http://www.maff.go.jp/j/syouan/nouan/kome/k_daizu_qa/#b6）。本稿で主にとりあげるケルセチンはフラボノールに分類されるフラボノイドで，さまざまな植物性食材に含まれるが，タマネギ，お茶やリンゴからの摂取量が多い[1]。ケルセチンをはじめとする多くのフラボノイドは配糖体として存在するが，水に難溶でその吸収率は非常に低い。

　フラボノイドの生理作用は広範で，耐糖能改善[2,3]，心血管疾患予防[4]やがん細胞増殖抑制[5]，さらには認知機能の低下防止[6]などが報告されている。これらの生理作用を発揮する基本的分子特性として，ポリフェノール構造による抗酸化性があげられる。しかし，柑橘類に含まれるフラボノイドであるノビレチンには，認知機能改善作用[7]など，タンジェレチンには抗がん作用[8]が報告されているが，これらのフラボノイドの水酸基はすべてメチル化されており，そのままでは抗酸化性は望めない。フラボノイド類の抗酸化性に依存しない，より特異的な作用としてエストロゲン受容体を介する骨への作用はよく知られている。また近年の研究で，フラボノイド分子がさまざまな受容体や細胞

---

*　北海道大学大学院農学研究院

内シグナル因子など生体タンパク質と結合して，それらの機能を修飾することが報告されている。最も研究が進んでいる例として，緑茶に多く含まれるカテキン類が，67 kDa ラミニン受容体を介してその生理作用を発揮することが明らかになっている[9,10]。しかし，体内においてフラボノイドの生理作用が発現するためには一定の血中濃度が必要となるが，先に述べたように食品中のフラボノイド含有量は少なく，また吸収率も低いため，その吸収率を高めることが望まれる。

著者らは，難消化性オリゴ糖のもつ生理作用に関する研究を行うなかで，短鎖フルクトオリゴ糖（FOS）とジフルクトースアンヒドリド（DFA）Ⅲにより，ケルセチン配糖体の吸収が促進されることを見いだした[11]。本稿では，①難消化性オリゴ糖によるフラボノイドの吸収促進作用，②難消化性オリゴ糖によるケルセチン配糖体の耐糖能改善など生理作用の増強，③これらに関連する消化管ホルモン，グルカゴン様ペプチド1（GLP-1）分泌に対する両食品成分の相乗作用，について紹介する。

2. 難消化性オリゴ糖によるケルセチン配糖体の吸収促進

フラボノイド類の消化管からの吸収機構は完全には解明されていない。ケルセチンの多くは，イソクエルシトリン（ケルセチン3-O-グルコシド：Q3G）などのグルコース配糖体として存在しており，グルコーストランスポーターであるSGLT-1により腸上皮細胞に取り込まれるとする報告がある[12,13]。しかし，多くのケルセチン配糖体は膜消化酵素であるラクターゼ-フロリジン水解酵素（LPH）で分解され，アグリコンとして単純拡散で小腸上皮細胞に取り込まれると思われる[14]。一方，著者らは，グルコースを酵素付加して水溶性を高めたケルセチン配糖体であるαGルチンは，投与後配糖体のままで門脈血中に出現することより，腸上皮細胞同士を接着しているタイトジャンクションを介する上皮細胞間経路で吸収されることを明らかにした[15]。

著者らは，先に述べた2種の難消化性オリゴ糖，FOSとDFAⅢがαGルチン

およびQ3Gの吸収を促進し，また血中のケルセチン抱合体濃度を高めることを報告した[11, 16]（図1-1）。そのメカニズムとして，投与初期にはDFAⅢ摂取ラットにおいてタイトジャンクション経由の吸収促進が示唆されたが，両オリゴ糖共通のメカニズムとして，腸内菌によるケルセチン配糖体中のアグリコン部分の分解抑制により，そのバイオアベイラビリティーが高まることを明らかにした[17]。この研究において，オリゴ糖を摂取していないラットでは，ケルセチンは消化管を通過する間に87％以上が分解されたのに対して，両オリゴ糖の摂取によりその分解率が50〜55％に抑制されていた。すなわち，アグリコン残存率は，20％以下から50％程度に増加したことになり，その値は各群の尿中に排泄されたケルセチン抱合体の量比，すなわち吸収率の差とほぼ一致した。オリゴ糖を摂取したラットの盲腸内容物培養によるケルセチンアグリコンの分解活性は，対照群に比べて大きく低下していることが確認された（図1-2）。腸内には，ケルセチンなどフラボノイドアグリコン分解菌が複数存在していることが報告されている[18, 19]。またFOSに関しては，大豆イソフラボンであるダイゼインとゲニステインの吸収率が向上することが報告されている[20]。DFAⅢに関しても，大豆イソフラボンから腸内菌により生成されるイクオールの血中濃度を高める作用が報告されている[21]。これらにも同様に腸内菌による代謝が関与すると思われる。

　最近著者らは，ある種の難消化性糖がこれらとはまったく異なったメカニズムで，Q3Gの吸収を促進することを見いだした。すなわち，これまで糖の鎖長が短いオリゴ糖に関して紹介してきたが，オリゴ糖と多糖の中間鎖長をもつメガロ糖（鎖長10〜100）のなかで，グルコースのα-1,6結合から成るイソマルトメガロ糖が，腸管腔内でQ3Gの溶解度を高めて吸収を促進することを示した[22]。この作用はイソマルトメガロ糖の分子構造に起因し，その柔軟なα-1,6結合とオリゴ糖より長い鎖長が，フラボノイド分子と相互作用することによると推定される。この作用は食材としての応用範囲が広く，今後より詳細な分子メカニズムを解明していかなければならない。

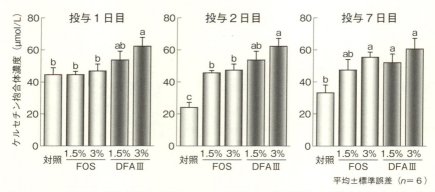

図1-1 フルクトオリゴ糖とジフルクトースアンヒドリドⅢによる血清中のフラボノイド濃度上昇作用

1%αGルチン+3%フルクトオリゴ糖（FOS）食 or +3%ジフルクトースアンヒドリド（DFA）Ⅲ食.
午前10時に測定. 同じアルファベットを共有しない群間で有意差あり（$p<0.05$）.

（一部のデータは文献16より改変）

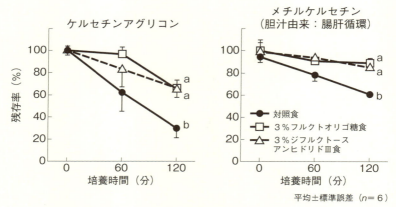

図1-2 フルクトオリゴ糖およびジフルクトースアンヒドリドⅢ摂取ラットの盲腸内容物（腸内菌）によるケルセチン，メチルケルセチン（1 mM）の分解
午前10時に測定. 同じアルファベットを共有しない群間で有意差あり（$p<0.05$）.

（文献17より改変）

3. 難消化性オリゴ糖によるケルセチン配糖体の生理作用増強

フルクトオリゴ糖（FOS）などによるケルセチン配糖体吸収の促進は，その生理作用の増強につながると推定された。そこで，ラットにQ3GとFOSを同時に摂取させ，耐糖能と血清コレステロール濃度への影響を検討した[23]。耐糖能障害を惹起するため高ショ糖食を用い，これにFOSを5％（ヒト換算で25g/日），Q3Gを0.3％（ヒト換算で1.5g/日：一般的摂取量の10倍程度）をそれぞれ単独，ないし両方添加して試験飼料とした。その結果，試験食群間での摂餌量と体重増加には大きな差はなかったが，正常対照のデキストリン食に比べ高ショ糖食では肝臓重量の増加がみられ，一方，FOS摂取2群では腹腔内脂肪重量の減少がみられた。経口糖負荷試験（OGTT）では，糖負荷後60分の血糖値や曲線下面積値をみると，FOSないしQ3G単独投与群では有意な耐糖能改善作用はみられなかったが，これらを同時に飼料に添加した群では，2週目から耐糖能改善がみられ，試験最終6週目まで継続した。空腹時の血糖値とインスリン濃度から算出されるインスリン感受性の指標，HOMA-IRは，投与4週間目まではFOSおよびQ3G単独投与では影響はみられないが，これら同時投与で低下，すなわちインスリン感受性が亢進していた。高ショ糖食摂取6週目でインスリン感受性は著明に悪化したが，FOSとQ3G同時摂取で大きく改善した（図1-3）。6週目においては，FOS単独摂取でもHOMA-IRの改善がみられており，この群での腹腔内脂肪組織重量の低下が関与していると思われた。脂肪組織が，インスリン感受性など糖代謝に大きな影響を及ぼすことはすでによく知られており[24]，本試験で示された内臓脂肪重量の低下がFOS群の耐糖能改善傾向につながったと考えられる。FOSを摂取させたイヌにおいて，インスリン感受性の改善作用が明確に示されているが[25]，著者らの試験においても，FOS長期摂取でこの作用は再現されたと考えられる。ヒトにおいていくつかの報告がみられるが，FOS単独摂取での耐糖能への作用は明確ではない[26]。FOSの摂取量が少ないためかもしれない。血清総コレステロール濃度に関して，FOSない

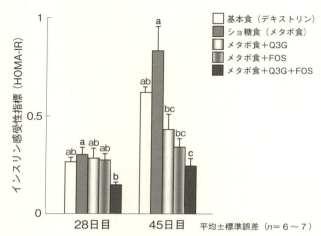

図1-3 空腹時インスリン感受性はイソクエルシトリン（Q3G）とフルクトオリゴ糖（FOS）同時摂取で改善

HOMA-IR：空腹時血糖値（mM）×空腹時インスリン濃度（μU/mL）/22.5。
午前10時に測定。同じアルファベットを共有しない群間で有意差あり（$p<0.05$）。

（文献23より改変）

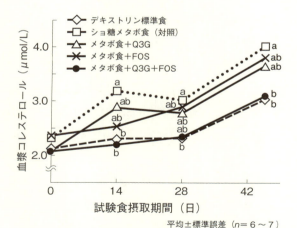

図1-4 血漿コレステロール濃度の経日変動

血漿コレステロール濃度はショ糖食で上昇したが，イソクエルシトリン（Q3G）とフルクトオリゴ糖（FOS）同時摂取で正常レベルを維持。同じアルファベットを共有しない群間で有意差あり（$p<0.05$）。

（文献23より改変）

しQ3G単独摂取では有意な影響を及ぼさなかったのに対して，両方の同時摂取によりコレステロール濃度は高ショ糖群に対して大きく低下し，正常対照群と同レベルで推移した（図1-4）。

　ここに示したFOSないしQ3Gの単独摂取による耐糖能やコレステロール値への作用は，FOSとQ3G同時摂取による作用に比べて明確でなかった。すなわち，FOSが同時に摂取したQ3Gの吸収を促進してケルセチンの生理作用を顕在化させたと考えられる。実際に試験最終日（試験食摂取45日目）の血清ケルセチン抱合体濃度は，Q3G単独摂取群に比べてFOS同時摂取群では約5倍高い濃度であった。しかし，Q3G吸収促進と耐糖能改善をつなぐメカニズムは明確にはなっていない。先に述べた，耐糖能に大きく影響する腹腔内脂肪量はFOS単独群とFOS＋Q3G群でまったく差がなく，同時投与の作用を説明できない。本試験では，屠殺前にインスリンを投与し，骨格筋のAktリン酸化の程度を測定した。これは，インスリン感受性と関係するインスリンシグナル強度を表すが，Aktリン酸化はQ3G単独投与群で著明に増加したもののFOS投与ではむしろ低下しており，やはりQ3GとFOS同時投与の効果を説明できなかった。

4．消化管ホルモン GLP-1分泌に対するQ3GとFOSの作用

　GLP-1は，下部消化管に散在する内分泌細胞であるL細胞から分泌され，血糖値依存的にインスリン分泌を促進する。糖尿病治療薬として開発されたGLP-1関連薬の投与により，インスリン抵抗性が改善されたとする報告もある[27]。消化管内分泌細胞は，消化管内に流入した栄養素を感知するセンサーとしての役割をもっており，GLP-1に関しても3大栄養素であるグルコース[28]，脂肪酸[29,30]，およびペプチド[31-33]によりその分泌が刺激される。また3大栄養素以外の刺激因子として，食物繊維やオリゴ糖の大腸発酵産物である短鎖脂肪酸によってもGLP-1分泌は刺激されることが知られている[34]。一方，非栄養素であり，ワインなどに含まれるポリフェノールの一種，レスベラトロールにGLP-1分泌刺激作用があることが報告された[35]。

そこで著者らは，ラットおよび消化管内分泌細胞を用いてFOSとQ3G同時投与によるGLP-1分泌動態を検討した[36]。ここでは，ケルセチン配糖体として易水溶性のイソクエルシトリン-グルコース付加体（Q3GM）を用いた。ラットに，20 mM Q3GMおよび100 mM FOSを単独ないし混合溶液として経口投与し，留置した頸静脈カニューレより経時的に採血，GLP-1濃度の変動を観察した。その結果，total GLP-1濃度は，Q3GM単独では投与15分後に一過性の上昇を示したが，FOSの単独投与ではGLP-1分泌はまったく刺激されなかった。一方，Q3GMとFOS混合投与では，15分目にQ3GM群を上回る分泌上昇がみられ，その後も高値を持続した（図1-5）。すなわち，Q3GMとFOSにはGLP-1分泌刺激の相乗作用があることが示された。麻酔下ラットを用いて回腸部に直接投与した実験でも，Q3GMによる一過性のGLP-1分泌上昇と，Q3GMとFOS混合液による持続的高分泌作用が再現された。この*in situ*試験の結果は，経口投与でみられたGLP-1分泌の相乗効果が，回腸以下における腸上皮へのQ3GM

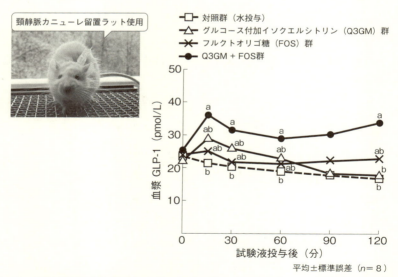

図1-5　試験液経口投与後の血中グルカゴン様ペプチド1（GLP-1）濃度の経時的変動
試験液：20 mMグルコース付加イソクエルシトリン and/or 100 mMフルクトオリゴ糖。
同じアルファベットを共有しない群間で有意差あり（$p<0.05$）。　　　（文献36より改変）

とFOSの直接作用であることを示唆している。

さらに，培養内分泌細胞であるGLUTagを用いた試験により，Q3GMによる有意なGLP-1分泌亢進が確認され，FOSの同時添加によりさらなる有意なGLP-1分泌の増加が観察された。このことより，Q3GMおよびFOSの作用が消化管内分泌細胞への直接的な作用であることが明らかになった。なお，培養細胞を用いた試験ではFOS単独添加でも有意なGLP-1分泌増加がみられ，ラット試験とは異なった結果となった。FOS単独添加に関して，ラット試験と結果が異なる原因は不明であるが，難消化性オリゴ糖には，先にも述べた大腸発酵産物による間接的作用のほかに，内分泌細胞を直接刺激する作用があることを示しており，その受容機構の解明が待たれる。また，消化管内分泌培養細胞を用いた試験では，プロシアニジン[37,38]や，カフェオイルキナ酸[39]など，ケルセチンやレスベラトロール以外のポリフェノールによる刺激作用も報告されている。

難消化性オリゴ糖やフラボノイドによるGLP-1分泌刺激作用には，おそらく「受容体」がかかわっていると思われるが，その実態はまだまったくわかっていない。これらの作用機構が明らかになれば，GLP-1分泌における既知の栄養素との相加・相乗作用が期待でき，糖尿病やメタボリックシンドロームの予防，ないし治療食の開発にもつながるであろう。先に述べたGLP-1関連薬とは異なった，安全で長期間摂取可能な糖尿病予防法の提案も期待できる。

5．おわりに

本稿では，難消化性糖によるフラボノイド吸収促進と，これらによる相乗的な耐糖能改善作用，抗糖尿病ホルモンGLP-1の分泌促進作用を紹介した。これら吸収・生理作用と消化管ホルモン分泌は互いに関連していると思われるが，それぞれどのように関連しあっているかは不明な点が多い。また，本稿では主にフルクトオリゴ糖とケルセチン配糖体を用いた結果を紹介したが，他の難消化性糖あるいはフラボノイドに対してはどうかといった特異性も不明である。今後これらを明らかにする必要もあるが，いずれ，通常の食事を考えた場

合,これら2種の食品成分が同時に摂取される機会は多い。最近話題になっている日本食のよさを考える場合も,その食事をトータルとして捉えて健康への作用を解析しなければならない。このような,食品成分間の相互作用に基づいた生理作用の研究は今後ますます重要になってくるが,検討する食品成分の数が多くなるほどに,その解析は複雑さが倍増する。これを解決するブレークスルーも必要となろう。

文　献

1) Manach C., Williamson G., Morand C. et al. : Bioavailability and bioefficacy of polyphenols in humans. I. Review of 97 bioavailability studies. Am J Clin Nutr, 2005 ; 81 ; 230S－242S.
2) Liu I.M., Tzeng T.F., Liou S.S. et al. : Improvement of insulin sensitivity in obese Zucker rats by myricetin extracted from Abelmoschus moschatus. Planta Med, 2007 ; 73 ; 1054－1060 [Epub 2007 Aug 13]
3) Song Y., Manson J.E., Buring J.E. et al. : Associations of dietary flavonoids with risk of type 2 diabetes, and markers of insulin resistance and systemic inflammation in women ; a prospective study and cross-sectional analysis. J Am Coll Nutr, 2005 ; 24 ; 376－384.
4) Perez-Vizcaino F., Duarte J. and Andriantsitohaina R. : Endothelial function and cardiovascular disease : effects of quercetin and wine polyphenols. Free Radic Res, 2006 ; 40 ; 1054－1065.
5) Murakami A., Ashida H. and Terao J. : Multitargeted cancer prevention by quercetin. Cancer Lett, 2008 ; 269 ; 315－325.
6) Witte A.V., Kerti L., Margulies D.S. et al. : Effects of resveratrol on memory performance, hippocampal functional connectivity, and glucose metabolism in healthy older adults. J Neurosci, 2014 ; 34 ; 7862－7870.
7) Yamamoto Y., Shioda N., Han F. et al. : Nobiletin improves brain ischemia-induced learning and memory deficits through stimulation of CaMKII and CREB phosphorylation. Brain Res, 2009 ; 1295 ; 218－229.
8) Arivazhagan L. and Sorimuthu Pillai S. : Tangeretin, a citrus pentamethoxyflavone, exerts cytostatic effect via p53/p21 up-regulation and suppresses metastasis in 7,12-dimethyl s benz (a) anthracene-induced rat mammary carcinoma. J Nutr Biochem, 2014, Aug 1 [Epub ahead of print]

9) Tachibana H., Koga K., Fujimura Y. et al.：A receptor for green tea polyphenol EGCG. Nat Struct Mol Biol, 2004；11；380-381.
10) 立花宏文：緑茶カテキンの受容体とシグナリング．生化学，2009；81（4）；290-294.
11) Matsumoto M., Matsukawa N., Chiji H. et al.：Difructose anhydride III promotes absorption of the soluble flavonoid alphaG-rutin in rats. J Agric Food Chem, 2007；55；4202-4208.
12) Gee J.M., DuPont M.S., Day A.J. et al.：Intestinal transport of quercetin glycosides in rats involves both deglycosylation and interaction with the hexose transport pathway. J Nutr, 2000；130；2765-2771.
13) Day A.J., Gee J.M., DuPont M.S. et al.：Absorption of quercetin-3-glucoside and quercetin-4'-glucoside in the rat small intestine：the role of lactase phlorizin hydrolase and the sodium-dependent glucose transporter. Biochem Pharmacol, 2003；65；1199-1206.
14) Nemeth K., Plumb G.W., Berrin J.G. et al.：Deglycosylation by small intestinal epithelial cell beta-glucosidases is a critical step in the absorption and metabolism of dietary flavonoid glycosides in humans. Eur J Nutr, 2003；42；29-42.
15) Matsumoto M., Chiji H. and Hara H.：Intestinal absorption and metabolism of a soluble flavonoid, alphaG-rutin, in portal cannulated rats. Free Radic Res, 2005；39；1139-1146.
16) Matsukawa N., Matsumoto M., Chiji H. et al.：Oligosaccharide promotes bioavailability of a water-soluble flavonoid glycoside, alpha G-rutin, in rats. J Agric Food Chem, 2009；57；1498-1505.
17) Matsukawa N., Matsumoto M., Shinoki A. et al.：Nondigestible saccharides suppress the bacterial degradation of quercetin aglycone in the large intestine and enhance the bioavailability of quercetin glucoside in rats. J Agric Food Chem, 2009；57；9462-9468.
18) Schneider H., Schwiertz A., Collins M.D. et al.：Anaerobic transformation of quercetin-3-glucoside by bacteria from the human intestinal tract. Arch Microbiol, 1999；171；81-91.
19) Braune A., Gutschow M., Engst W. et al.：Degradation of quercetin and luteolin by Eubacterium ramulus. Appl Environ Microbiol, 2001；67；5558-5567.
20) Uehara M., Ohta A., Sakai K. et al.：Dietary fructooligosaccharides modify intestinal bioavailability of a single dose of genistein and daidzein and affect their urinary excretion and kinetics in blood of rats. J Nutr, 2001；131；787-795.

21) Tamura A., Nishimukai M., Shigematsu N. et al.: Supplementation of difructose anhydride III enhanced elevation of plasma equol concentrations and lowered plasma total cholesterol in isoflavone-fed rats. Br J Nutr, 2006 ; 96 ; 442-429.
22) Shinoki A., Lang W., Thawornkuno C. et al.: A novel mechanism for the promotion of quercetin glycoside absorption by megalo α-1,6-glucosaccharide in the rat small intestine. Food Chem, 2013 ; 136 ; 293-296.
23) Phuwamongkolwiwat P., Suzuki T., Hira T. et al.: Fructooligosaccharide augments benefits of quercetin-3-O-β-glucoside on insulin sensitivity and plasma total cholesterol with promotion of flavonoid absorption in sucrose-fed rats. Eur J Nutr, 2014 ; 53 ; 457-468.
24) Rosen E.D. and Spiegelman B.M.: Adipocytes as regulators of energy balance and glucose homeostasis. Nature, 2006 ; 444 ; 847-853.
25) Respondek F., Swanson K.S., Belsito K.R. et al.: Short-chain fructooligosaccharides influence insulin sensitivity and gene expression of fat tissue in obese dogs. J Nutr, 2008 ; 138 ; 1712-1718.
26) Luo J., Van Yperselle M., Rizkalla S.W. et al.: Chronic consumption of short-chain fructooligosaccharides does not affect basal hepatic glucose production or insulin resistance in type 2 diabetics. J Nutr, 2000 ; 130 ; 1572-1577.
27) 松田昌文：インクレチンのインスリン抵抗性改善作用．医学のあゆみ，2009；231（7）；755-758.
28) Pilichiewicz A.N., Chaikomin R., Brennan I.M. et al.: Load-dependent effects of duodenal glucose on glycemia, gastrointestinal hormones, antropyloroduodenal motility, and energy intake in healthy men. Am J Physiol Endocrinol Metab, 2007 ; 293 ; E743-753.
29) Thomsen C., Storm H., Holst J.J. et al.: Differential effects of saturated and monounsaturated fats on postprandial lipemia and glucagon-like peptide 1 responses in patients with type 2 diabetes. Am J Clin Nutr, 2003 ; 77 ; 605-611.
30) Hirasawa A., Tsumaya K., Awaji T. et al.: Free fatty acids regulate gut incretin glucagon-like peptide-1 secretion through GPR120. Nat Med, 2005 ; 11 ; 90-94.
31) Ma J., Stevens J.E., Cukier K. et al.: Effects of a protein preload on gastric emptying, glycemia, and gut hormones after a carbohydrate meal in diet-controlled type 2 diabetes. Diabetes Care, 2009 ; 32 ; 1600-1602.
32) Hira T., Mochida T., Miyashita K. et al.: GLP-1 secretion is enhanced directly in the ileum but indirectly in the duodenum by a newly identified potent stimulator, zein hydrolysate, in rats. Am J Physiol Gastrointest Liver Physiol,

2009 ; 297 ; G663 – G671.
33) Mochida T., Hira T. and Hara H. : The corn protein, zein hydrolysate, administered into the ileum attenuates hyperglycemia via its dual action on glucagon-like peptide-1 secretion and dipeptidyl peptidase-IV activity in rats. Endocrinology, 2010 ; 151 ; 3095 – 3104.
34) Edfalk S., Steneberg P. and Edlund H. : Gpr40 is expressed in enteroendocrine cells and mediates free fatty acid stimulation of incretin secretion. Diabetes, 2008 ; 57 ; 2280 – 2287.
35) Dao T.M., Waget A., Klopp P. et al. : Resveratrol increases glucose induced GLP-1 secretion in mice : a mechanism which contributes to the glycemic control. PLoS One, 2011 ; 6 ; e20700.
36) Phuwamongkolwiwat P., Hira T. and Hara H. : A nondigestible saccharide, fructooligosaccharide, increases the promotive effect of a flavonoid, α-glucosyl-isoquercitrin, on glucagon-like peptide 1 (GLP-1) secretion in rat intestine and enteroendocrine cells. Mol Nutr Food Res, 2014 ; 58 ; 1581 – 1584.
37) Yamashita Y., Okabe M., Natsume M. et al. : Cinnamtannin A2, a tetrameric procyanidin, increases GLP-1 and insulin secretion in mice. Biosci Biotechnol Biochem, 2013 ; 77 ; 888 – 891.
38) González-Abuín N., Martínez-Micaelo N., Blay M. et al. : Grape-seed procyanidins modulate cellular membrane potential and nutrient-induced GLP-1 secretion in STC-1 cells. Am J Physiol Cell Physiol, 2014 ; 306 ; C485 – C492.
39) Nagamine R., Ueno S., Tsubata M. et al. : Dietary sweet potato (Ipomoea batatas L.) leaf extract attenuates hyperglycaemia by enhancing the secretion of glucagon-like peptide-1 (GLP-1). Food Funct, 2014 ; 5 ; 2309 – 2316.

参考文献

1） 農林水産省ホームページ　大豆及び大豆イソフラボンに関するQ&A
　　問6：大豆イソフラボンは，どのような食品に，どのくらい含まれていますか？
　　平成24年2月3日最終更新（http://www.maff.go.jp/j/syouan/nouan/kome/k_daizu_qa/#b6）
2） 外海泰秀，中村優美子：平成10年度厚生科学研究費補助金（生活安全総合研究事業）分担研究書「食品中の植物エストロゲンに関する調査研究」（http://www.nihs.go.jp/edc/houkoku10/10-7/10-7-sotoumi.pdf）

第2章　難消化性糖質の機能性

福島道広[*]

1. はじめに

　炭水化物は，自然界に広く多量に存在する有機化合物であり，植物の葉緑体で光合成によって作られ，脂質，タンパク質，核酸，配糖体の構成成分や各種の生体成分を生合成する際の素材となる。さらに炭水化物は日本人が摂取する食物中で最も多い栄養成分であり，消化・吸収されるものを糖質，消化されにくいものを食物繊維として分類している。糖質は脂質とともに生体にとって重要なエネルギー源となるグルコース（ブドウ糖）を供給する重要な働きをしている。特に脳，神経系，赤血球などの組織は通常はグルコースのみをエネルギー源としている。

　糖質は単糖類，二糖類，オリゴ糖（少糖類），多糖類に大別され，さらに多糖類はデンプン，食物繊維やグリコーゲンなどに分類される。これらのうち，デンプンやグリコーゲンはエネルギー源として用いられるが，食物繊維や一部のデンプンについては難消化性の性質があり，腸管生理作用に影響を及ぼすことが知られている。本稿では食物繊維および健常なヒトの小腸で吸収されないデンプンであるレジスタントスターチなどの難消化性多糖類の生理機能について解説する。

---

[*]　帯広畜産大学畜産学部

2. イヌリン

　イヌリンはチコリの根やキクイモの塊茎に豊富に見いだされる貯蔵多糖であり，難消化性の水溶性食物繊維である．イヌリンの分子構造は，スクロースのフルクトース残基にフルクトース1〜60分子がβ-(2,1)結合で直鎖状に結合したものである[1]．その鎖長には広い分散性があり，鎖長の異なるものの集合体となっているが，鎖長分布は植物種や植物のライフサイクルによって異なる．イヌリンの機能性はミネラル吸収促進効果[2-4]，脂質代謝の改善効果[5-10]および血糖値の上昇抑制効果[11-13]など数多く報告されている．これらの作用はイヌリンが難消化性の多糖のため消化・吸収されず消化管のなかで影響を及ぼしていることが考えられる．ここでは鎖長の異なるイヌリンの消化管での影響を示す in vivo および in vitro におけるプレバイオティクス作用について論述する．

　イヌリンには上記のように鎖長分布が異なるものがあり，それぞれの機能性についていくつかの研究が行われている．平均重合度（DP）10，15，24の3種類のイヌリン（図2-1）を用いて in vivo で比較実験の報告がある[14]．その結果，盲腸内の短鎖脂肪酸濃度では，酢酸濃度がDP10，DP15およびDP24投与群でコントロール群に対して有意に増加しており，さらにプロピオン酸，酪酸および総短鎖脂肪酸ではDP15およびDP24投与群でコントロール群に対して有意に増加していた．盲腸内の微生物叢への影響についても，Lactobacillus ではDP15投与群でコントロール群に比べ有意に増加していた．また，Bifidobacterium でもDP15投与群でコントロール群に対して有意に増加していた．

　ジャーファーメンター（注：微生物の培養に用いる装置）を用いた in vitro の試験結果[15]では，一般嫌気性菌では各添加群間で差はみられなかった．しかしながら大腸菌群についてはイヌリン添加群では平均重合度に関係なく低下していた．Lactobacillus および Bifidobacterium では，ともに各イヌリン投与群で菌数が上昇していた．逆に糖質無添加群およびセルロース群では培養時間に伴って菌数が低下していた（図2-2）．

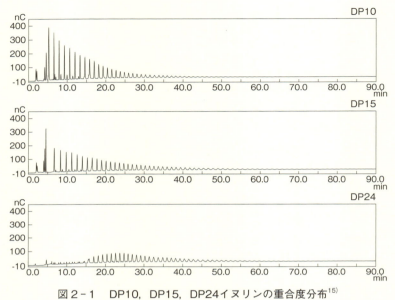

図2-1　DP10, DP15, DP24イヌリンの重合度分布[15]
（日本甜菜製糖株式会社総合研究所データ提供）

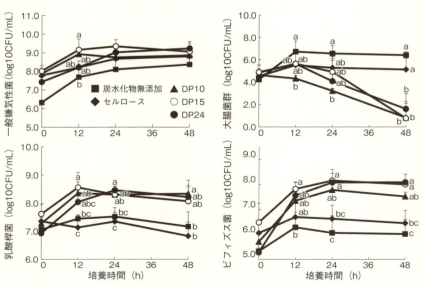

図2-2　in vitro試験によるイヌリンの腸内細菌叢への影響[15]
a, b, c：異なる文字間で有意差あり（$p<0.05$）。

腸内菌叢改善に伴って増加する短鎖脂肪酸量については，糖質無添加群およびセルロース群に対して，各イヌリン投与群で24時間，48時間とも3～4倍増加していた（図2-3）。特に平均重合度の低いDP10群でその増加が培養時間の早い段階から顕著であったが，48時間後には差はみられなかった。また，腐敗物質であるアンモニア量については糖質無添加群，セルロース群で上昇しているのに対して，各イヌリン群ではその上昇を顕著に抑制していた（図2-4）。重合度の異なるイヌリンでは*in vivo*および*in vitro*試験結果から発酵の違いが認められた。*in vivo*では各イヌリンのなかで，低重合度から高重合度まで広範囲に分布しているイヌリン混合物が最もプレバイオティクス効果が認められたが，*in vitro*では低重合度のイヌリンほど短時間での発酵性が高くなっていた[15]。このことは，糖質の滞留性が高い培養槽中では低分子の糖質ほど微生物の炭素源になりやすいことを示唆しているのかもしれない。Itoら[16]は重合度の異なるフルクタンを用いて比較を行い，低重合度（DP4～8）のフルクタン摂取ではラットの盲腸内の*Lactobacillus*が上昇し乳酸が増加するのに対して，高重合度（DP16～23）のフルクタンでは*Bifidobacterium*の増加がみられ，短鎖脂肪酸も上昇することを報告している。

　イヌリンはヒトにおける上部消化管の加水分解に抵抗性があるため，大腸に達した際にはじめて腸内微生物の炭素源となり発酵分解を受ける。この発酵によって約半分が微生物のエネルギー源として利用され，残りのほとんどが短鎖脂肪酸になる。その結果として排便重量や水分含量の増加，排便頻度の向上につながっていく[17]。また，ヒト介入試験では*Lactobacillus*および*Bifidobacterium*などの有益な菌の有意な増殖により，腐敗菌あるいは病原性細菌の定着や増殖が抑えられるほか，腸内pHの低下に基づくミネラル成分可溶化による吸収促進，ビタミンの産生，腸管機能の活性化，免疫応答の刺激もあることが多数報告されている[18]。

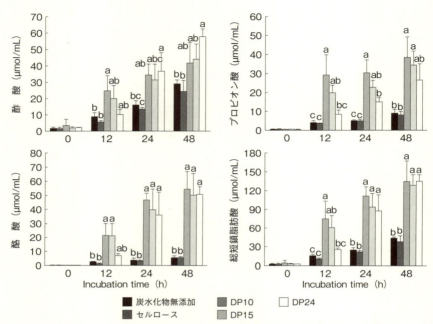

図 2-3　in vitro 試験によるイヌリンの短鎖脂肪酸産生への影響[15]
a, b, c：異なる文字間で有意差あり（$p<0.05$）。

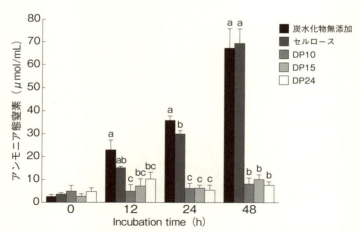

図 2-4　in vitro 試験によるイヌリンのアンモニア態窒素産生への影響[15]
a, b, c：異なる文字間で有意差あり（$p<0.05$）。

3. レジスタントスターチ

健常なヒトの小腸で吸収されないデンプンおよびデンプン分解物を「レジスタントスターチ (resistant starch：RS)」と称し，広範囲の炭水化物含有食品に多様な存在割合で含まれている (表2-1)[19]。RSは，物理的に利用しにくいデンプン (RS1)，天然のデンプン粒 (RS2)，老化デンプン (RS3)，および化学修飾デンプン (RS4) の4種類に分類される[20]。豆は主要なRS1源のひとつで厚い細胞壁を有するので，デンプンに対して酵素が反応しにくい。食品の調理や加工は細胞壁を破壊することができるので，デンプンを消化させやすくする。生のジャガイモや完熟前のバナナなどのある種のデンプンは，非常に酵素水解されにくい (RS2)。しかしバナナと異なり，ジャガイモは調理された形で食され，通常の加熱処理でデンプンはゲル化される。それゆえ，バナナはヒトの食物でRS2の主要な供給源である。RS2のもうひとつの区分は，工業用RS素材としてしばしば用いられるハイアミロースデンプンである。水分を含む状態で加熱した加工食品を冷却・貯蔵すると，糊化デンプンの老化（再結晶）を引き起こす (RS3)。冷凍ジャガイモの再加熱は，RS3量を低下させる

表2-1 食品中のデンプンおよび難消化性デンプン含有量[19]

食　品	総デンプン量 (g/乾物100g)	難消化性デンプン量 (g/総デンプン量100g)
精白パン	77	1.2
全粒小麦パン	60	1.7
挽き割り小麦	71	0
コーンフレーク	78	3.8
ポリッジ（オーツ麦）	65	3.1
クリスピーブレッド（ライ麦）	61	4.9
熱いゆでジャガイモ	74	6.8
冷めたゆでジャガイモ	75	13.3
調理直後のスパゲッティ	79	6.3
調理済み豆	20	25
調理済みインゲン豆	45	40

が、加熱と冷却を反復すると、ジャガイモ中のRS3量は次第に増加する。RS4には、デンプンエーテルおよびエステル、架橋結合させたデンプンおよび熱分解デキストリンなどがある。デンプンを化学修飾すると小腸内での消化率は減少するので、RS4に分類される。

食品中のRS含有量は、温度や水分含量にもよるが、貯蔵中および調理中にも変化する。したがって、摂取時の食品中RSを正確に定量することは不可能である。また、小腸での消化能はヒトによって異なり、効率的に消化するヒトもいれば、そうでないヒトもいる。後者ではRSが発生することになる。

（1）豆デンプン

豆デンプンはRS1に分類されるが、さらに豆類から餡を製造する過程でデンプンは加熱により糊化した状態になり、これが冷やされることでRSである老化デンプン（RS3）が生じてくる。さらにその表面が熱変性したタンパク質により被覆された状態になる（図2-5）[21]。このことは、煮豆において難消化性デンプンが増加し、それに伴い消化酵素の分解を受けづらくなる食物繊維様作用が起こりうる可能性を示唆している。

煮豆に含まれる難消化性デンプンの効果については水煮されたアズキ、およびインゲン豆の一種であるキントキ、テボウを用いたラットへの投与試験の報告がある[22,23]。デンプン画分にはアズキで7.7％、キントキで16.6％、テボウ

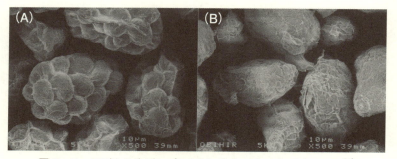

図2-5　アズキの生デンプン(A)とボイルデンプン(B)のSEM[21]
（北海道立十勝圏地域食品加工技術センター提供）

表2-2 各種煮豆の未消化画分投与によるラット盲腸内の短鎖脂肪酸濃度への影響[24]

短鎖脂肪酸	対照画分 (μmol/g盲腸内容物)	アズキ 未消化画分 (μmol/g盲腸内容物)	キントキ 未消化画分 (μmol/g盲腸内容物)	テボウ 未消化画分 (μmol/g盲腸内容物)
総短鎖脂肪酸	26.0 ± 8.9^a	116.7 ± 32.4^b	126.2 ± 45.5^b	99.4 ± 44.3^b
酢酸	16.6 ± 5.3^a	79.5 ± 36.1^b	84.9 ± 34.5^b	59.1 ± 33.0^b
プロピオン酸	5.3 ± 4.9^a	15.0 ± 6.9^b	15.2 ± 5.9^b	15.4 ± 6.0^b
酪酸	4.1 ± 1.8^a	22.2 ± 5.4^b	26.2 ± 8.4^b	24.9 ± 6.9^b

平均値±標準偏差(各群$n=5$), ^{a,b}:異なる文字間で有意差あり($p<0.05$)。

で23.5％のRSが含有している。ラットのコレステロール代謝に及ぼす影響では煮豆デンプンいずれも血清中の脂質濃度を有意に低下させることが確認されている[22,23]。また，煮豆デンプン画分を生理的条件下でペプシン，パンクレアチンなどの消化酵素を用いて分解し，消化されなかった残渣画分ではアズキが51.2％，キントキで64.3％，テボウで62.7％のRSを含有しており，上記の報告と同様にラットの血清コレステロールを低下させる作用が明らかとなってきている[24,25]。さらにその残渣画分でもコレステロール排泄量を増加させており，胆汁酸の排泄量を有意に増加させた。この時に煮豆の脂質代謝改善効果の要因のひとつとして腸内環境への影響[24,25]も検討されており，アズキ煮豆，キントキ煮豆，テボウ煮豆で総短鎖脂肪酸濃度が増加し，特に酪酸濃度が有意に高い値を示していた（表2-2）[24]。煮豆投与においては盲腸内で増加した酪酸濃度と糞便中への中性ステロールの排泄量との間に正の相関（$r=0.658, p<0.001$）が認められ，上記の煮豆が中性ステロール排泄量を増加させる可能性が明らかになった。

（2）ジャガイモデンプン

ジャガイモデンプンはRS 2に分類され，グルコース糖鎖中にエステル結合したリン酸基がリン含量換算で500 ppm以上と，他のデンプンより明らかに多く存在する[26]。さらに，ジャガイモデンプンの消化の際には，リン酸基の近傍にはデンプン分解酵素が作用できず，リン酸基を有するオリゴ糖が副生物とし

て生じる[27]。ジャガイモデンプンにおいても，消化酵素の分解が受けづらくなる食物繊維様作用が起こりうる可能性を示唆している。

湿熱処理されたジャガイモフレーク投与によるラット試験では，盲腸pHで対照群に対して，すべてのジャガイモフレークで有意に低下していた。盲腸内酢酸，酪酸および総短鎖脂肪酸濃度は各フレーク投与群とも対照区に比べ増加していた（表2-3）[28]。また，総短鎖脂肪酸に対する酪酸の比率はジャガイモフレーク投与群で対照区より高い値であった（表2-3）[28]。盲腸内の微生物叢では，嫌気性菌（Anaerobes）レベルが各ジャガイモフレーク投与群で有意に増加しており，*Lactobacillus*レベルでも一部のジャガイモフレーク投与群で対照区に比べ有意に増加していた（図2-6）[28]。

表2-3 各種ジャガイモフレーク投与によるラット盲腸内の短鎖脂肪酸濃度への影響[28]

短鎖脂肪酸	対照区	ホッカイコガネフレーク	ノーザンルビーフレーク	シャドークイーンフレーク
総短鎖脂肪酸（μmol/g盲腸内容物）	53.9 ± 24.5^b	89.1 ± 17.2^a	90.7 ± 9.9^a	92.1 ± 15.7^a
酢酸（Ac）	42.9 ± 21.0^b	69.3 ± 11.5^a	71.2 ± 9.8^a	72.0 ± 13.1^a
プロピオン酸（Pr）	6.7 ± 2.2^a	9.1 ± 3.0^a	8.5 ± 1.7^a	8.9 ± 1.6^a
酪酸（Bu）	4.3 ± 1.8^b	10.7 ± 3.8^a	11.0 ± 3.1^a	11.2 ± 3.3^a
Ac/Pr/Bu比（％）	80/12/8	78/10/12	79/9/12	78/10/12

平均値±標準偏差（各群$n=5$），^{a,b}：異なる文字間で有意差あり（$p<0.05$）。

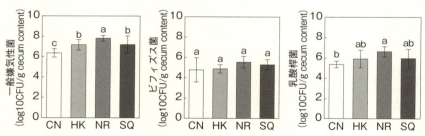

図2-6 各種ジャガイモフレーク投与によるラット盲腸内の腸内細菌叢への影響[28]
CN：対照区，HK：ホッカイコガネフレーク，NR：ノーザンルビーフレーク，SQ：シャドークイーンフレーク。
a, b：異なる文字間で有意差あり（$p<0.05$）。

いくつかの研究報告では，結腸粘膜での利用のためにRS，特に酪酸の発酵と盲腸内滞留時間との関係が明らかになってきている[29]。MathersとDawson[30]は，数種のジャガイモを摂取させたラットの盲腸で酪酸濃度と滞留時間との間に負の相関関係があることを報告している。さらに，Fergusonら[31]は，より高濃度の酪酸は消化を刺激して糞便重量を増加させることを報告している。ジャガイモデンプンが酪酸の好材料であることが確認された[31]。したがって，ジャガイモフレーク摂取による盲腸内容物および糞便重量の増加する傾向は盲腸内酪酸量の増加に伴う大腸の滞留時間の短縮によって説明されるかもしれない。

発酵産物は腸内微生物組成に影響を及ぼす。Dongowskiら[32]は腸内発酵が高濃度の酪酸産生によって増加し，酪酸の増加によって腸内pHを低下させることを報告している。腸内でのpHの低下は，ヒトでの結腸がんリスクの低下に関連している[33]。総短鎖脂肪酸によるpHの低下は*E.coli*や*Clostridium*などの有害菌や腐敗の抑制，および*Lactobacillus*や*Bifidobacterium*のような乳酸生成菌の増加を促進することによって腸内疾病の感染を抑制している[34]。さらに，デンプン発酵による盲腸内pHの低下は胆汁酸の発がん誘導を抑制することが*in vivo*および*in vitro*で報告されている[32, 35]。

4．おわりに

食物繊維およびRSの生理機能について解説してきた。難消化性多糖類の研究では，健康維持および疾病リスク軽減に関する知識が飛躍的に進展した。現在食物繊維およびRSは，これまで認識されていたものに比べるとかなり広範囲の物質に及び，大腸機能の改善作用，血中コレステロール値の低下および食後血糖値やインスリン値の抑制，腸管免疫機能など従来考えられていた以上に，より大きな生理的意義を有していることが明らかになっている。今日，日本あるいは世界中で一般的に受け入れられている食物繊維および難消化性多糖類の定義はまだ完全に確立されているものではないが，生理的意義に基づく定義が必要であるという認識では一致している。

文　献

1) 和田　正：イヌリン．ルミナコイドの保健機能と応用—食物繊維を超えて（池田義雄編）．シーエムシー出版，2009，p.34．
2) Coudray C., Bellanger J., Castiglia-Delavaud C. et al.：Effect of soluble or partly soluble dietary fibres supplementation on absorption and balance of calcium, magnesium, iron and zinc in healthy young men. Eur J Clin Nutr, 1997；51；375-380.
3) Griffin I.J., Davila P.M. and Abrams S.A.：Non-digestible oligosacchartides and calcium absorption in girls with adequate calcium intakes. Br J Nutr, 2002；87；S187-191.
4) Abramset S.A., Griffin I.J., Hawthorme K.M. et al.：A combination of prebiotic short- and long chain inulin-type fructans enhances calcium absorption and bone mineraization in youg adolescents. Am J Nutr, 2005；82；471-476.
5) Fiordaliso M., Kok N., Desager J.P. et al.：Dietary oligofructose lowers triglycerides, phospholipids and cholesterol in serum and very low density lipoproteins of rats. Lipids, 1995；30；163-167.
6) Trautwein E.A., Rieckhoff D. and Erbersdobler H.F.：Dietary inulin lowers plasma cholesterol and triacylglycerol and alters billary bile acid profile in hamsters. J Nutr, 1998；128；1937-1943.
7) Kok N., Roberfroid M., Robert A. et al.：Involvement of lipogenesis in the lower VLDL secretion induced by oligofructose in rats. Br J Nutr, 1996；76；881-890.
8) Kok N., Morgan L.M., Williams C.M. et al.：Insulin, glucagon-like peptide 1, glucose-dependent insulinotropic and insulin-like growth factor I as putative mediators of the hypolipidemic effect of oligofructose in rats. J Nutr, 1998；128；1099-1103.
9) Davidson M.H. and Maki K.C.：Effects of dietary inulin on serum lipids. J Nutr, 1999；129；1474S-1477S.
10) Jackson K.G., Taylor G.R., Clohessy A.M. et al.：The effect of the daily intake of inulin on fasting lipid, insulin and glucose concentrations in middle-aged men and wemen. Br J Nutr, 1999；82；23-30.
11) Cani P.D., Dewever C., Deizenne N.M. et al.：Inulin-type fructans modulate gastrointestinal peptides involved in appetite regulation (glucagon-like peptide-1 and ghrelin) in rats. Br J Nutr, 2004；92；521-526.
12) Delzenne N.M., Cani P.D., Daubioul C. et al.：Impact of inulin and oligofructose on gastrointestinal peptides. Br J Nutr, 2005；93；S157-S161.

13) Delzenne N.M., Cani P.D. and Neyrinck A.M. : Modulation of glucagon-like peptide 1 and energy metabolism by inulin and oligofructose : experimental data. J Nutr, 2007 ; 137 ; 2547S–2551S.
14) Han K.H., Tsuchihira H., Fukushima M. et al. : Inulin-type fructans with different degrees of polymerization improve lipid metabolism but not glucose metabolism in rats fed a high-fat diet under energy restriction. Dig Dis Sci, 2013 ; 58 ; 2177-2186.
15) Han K.H., Kobayashi Y., Fukushima M. et al. : Comparison of the effects of longer chain inulins with different degrees of polymerization on colonic fermentation in a mixed culture of swine fecal bacteria. J Nutr, Sci Vitaminol, 2014 ; 60 ; 206–213.
16) Ito H., Takemura N., Sonoyama K. et al. : Degree of polymerization of inulin-type fructans differentially affects number of lactic acid bacteria, intestinal immune functions, and immunoglobulin A secretion in the rat cecum. J Agric Food Chem, 2011 ; 59 ; 5771–5778.
17) Roberfroid M.B. : Introducing inulin-type fructans. Br J Nutr, 2005 ; 93 ; S13–S25.
18) Guamer F. : Role of intestinal flora in health and disease. Nutr, Hosp, 2007 ; 22 ; 14–19.
19) Englyst H.N., Kingman S.M. and Cummings J.H. : Classification and measurement of nutritionally important starch fractions. Eur J Clin Nutr, 1992 ; 46 ; S33–S50.
20) Topping D.L., Fukushima M. and Brid A.R. : Resistsnt starches as a perbiotic and symbiotic : state of the art. Proc Nutr, Soc, 2003 ; 62 ; 171–176.
21) 福島道広，中村有美，李スルギ・他：機能性糖質の研究の動向について—とくに機能性糖質のプレバイオティクス効果について．消化と吸収，2010；33；202–214．
22) Fukushima M., Ohashi T., Kojima M. et al. : Low density lipoprotein receptor mRNA in rat liver is affected by resistant starch of beans. Lipids 2001 ; 36 ; 129–134.
23) Han K.H., Fukushima M., Shimizu K. et al. : Resistant starches of beans reduce the serum cholesterol concentration in rats. J Nutr, Sci Vitaminol, 2003 ; 49 ; 281–286.
24) Han K.H., Fukushima M., Kato T. et al. : Enzyme-resistant fractions of beans lowered serum cholesterol and increased sterol excretions and hepatic mRNA levels in rats. Lipids, 2003 ; 38 ; 919–924.

25) Han K.H., Sekikawa M., Fukushima M. et al. : Resistant starch fraction prepared from kintoki bean affects gene expression of genes associated with cholesterol metabolism in rats. Exp Biol Med, 2004 ; 229 ; 787-792.
26) Hizukuri S., Tabata S. and Nikimi Z. : Studies on starch posphate : Part 1. Estimation of glucose 6-phosphate residues in starch and the presence of tuber bound phosphate(s). Starch/Stärke, 1970 ; 22 ; 338-343.
27) Kamasaka H., Uchida M., Kusaka K. et al. : Inhibitory effect of phosphorylated oligosaccharides prepared from potato starch on the formation of calcium phosphate. Biosci Biotechnol Biochem, 1995 ; 8 ; 1412-1416.
28) Han K.H., Hayashi N., Fukushima M. et al. : Feeding potato flakes affects cecal short-chain fatty acids, microflora and fecal bile acids in rats. Ann Nutr, Metab, 2008 ; 52 ; 1-7.
29) Cummings J.H. and Macfarlane G.T. : The control and consequences of bacterial fermentation in human colon. J Appl Bacteriol, 1991 ; 70 ; 443-459.
30) Mathers J.C. and Dawson L.D. : Large bowel dermentation in rats eating processed potatoes. Br J Nutr, 1991 ; 66 ; 313-329.
31) Ferguson J.R., Tasman-Jones C., Englyst, H. et al. : Comparative effects of three resistant starch preparations on transit time and short-chain fatty acid production in rats. Nutr Cancer, 2000 ; 36 ; 230-237.
32) Dongowski G., Jacobasch G. and Schmiedl D. : Structural stability and prebiotic properties of resistant starch type 3 increase bile acid turnover and lower secondary bile acid formation. J Agric Food Chem, 2005 ; 53 ; 9257-9267.
33) Malhotra S.L. : Caecal urobilinogen levels and pH of stools in population groups with different incidence of cancer of the colon, and their possible role in its aetiology. J R Soc Med, 1982 ; 75 ; 709-714.
34) da S. Queroz-Monici K., Costa G.E., da Silva N. et al. : Bifidogenic effect of dietary fiber and resistant starch from leguminous on the intestinal microbiota of rats. Nutrition, 2005 ; 21 ; 602-608.
35) Christl S.U., Bartram H.P. and Ruckert A. : Influence of starch fermentation on bile acid metabolism by colonic bacteria. Nutr Cancer, 1995 ; 24 ; 67-75.

第2編

呈色・呈味・香気因子による栄養機能制御

第3章 脂肪・エネルギー代謝とβクリプトキサンチン
　　　　　　　　　…（河田照雄・高橋信之・後藤　剛）

第4章 褐藻由来フコキサンチンの抗肥満・抗糖尿病作用
　　　　　　　　　…（西川　翔・細川雅史・宮下和夫）

第5章 胆汁酸受容体TGR5を標的とした抗肥満・血糖降下
　　　作用をもつ機能性食品成分
　　　　　　　　　……………………………（佐藤隆一郎）

第6章 ネギ属植物の含硫成分の機能性
　　　　　　　　　………………（関　泰一郎・細野　崇）

第3章 脂肪・エネルギー代謝とβクリプトキサンチン

河田照雄*，高橋信之*,**，後藤　剛*

1．はじめに

　脂肪代謝やエネルギー代謝と食品の機能性については社会的な関心も高く，活発に研究が進められてきている。機能性の食品への活用にあたっては，作用機構のエビデンスとその明確性が求められている。例えば，温州ミカンやパパイヤ，カキ，赤ピーマンなどに含まれるβクリプトキサンチン（β-CRP）に関連した栄養疫学調査が，静岡県三ヶ日町やフィンランドで実施されてきた。そこではβ-CRPの血中濃度と生活習慣病発症との関連が詳細に調査され，β-CRPの新しい健康機能性が示唆されている。しかしながら，実際にβ-CRPが体内でどのような作用を及ぼしているのか，特に国民病ともいわれている糖尿病をはじめとする生活習慣病，さらにはメタボリックシンドロームとの関連やその作用メカニズムの詳細については明らかではなかった。本稿ではまず，肥満・エネルギー代謝の改善にかかわる食品素材について概観するとともに，肥満を発症基盤として糖尿病などの主要因となる脂肪・エネルギー代謝異常に対するβ-CRPの改善作用について紹介したい。

2．肥満・エネルギー代謝の改善と食品素材

　肥満が原因となり各種の疾患を発症するが，そのような肥満状態は肥満症として扱われ，医学的な治療対象となる。肥満症の発症においては食事摂取バラン

＊　京都大学大学院農学研究科，＊＊　現 東京農業大学応用生物科学部

スの乱れが主要な原因となっており,食生活の改善によって,肥満症の多くは予防・改善が期待できると考えられる。食品は単なる栄養素の供給源ではなく,さまざまな生体調節機能を有する成分が存在する。このことは食事量の制限を介した摂取カロリーのコントロールによる肥満症対策だけではなく,肥満症に対して有用成分を有する食品を積極的に摂取することにより,肥満症の予防・改善につながる可能性を示唆している。実際に肥満症に対して科学的エビデンスに基づいた有用性をもつ食品素材についても探索が行われ,いくつかの有効成分が見いだされている[1]。糖・脂質代謝不全を基盤とした肥満症・メタボリックシンドローム発症に対して有効な食品素材の機能や作用としては,以下のようなものが考えられる。①エネルギー基質となる糖質,脂質などの吸収抑制作用,②体熱産生亢進作用,③摂食抑制作用,④肥満状態,特に脂肪組織の質的改善作用,などである。①については膵リパーゼやαグルコシダーゼ阻害作用を有する食品成分などがあげられ,茶葉ポリフェノールなどがすでに商品化され普及している。②に関しては香辛料辛味成分など交感神経系などを介して体熱産生亢進作用を有する食品成分の存在が明らかにされ,関連商品も出されている。また③の作用を有する食品成分としては,αリポ酸が食品由来のサプリメントとして市販されている。αリポ酸は,視床下部においてAMP activated protein kinase (AMPK) を抑制することにより摂食抑制作用を有するとの報告がある[2]。①〜③とは異なり,④は体重の減少をきたすものではないが,内臓脂肪蓄積抑制作用などを介して,肥満状態の質的改善をもたらすものである。④についてもさまざまな食品成分を対象に有用物質の検索が行われている。本稿では著者らが行ってきた探索の一例として,β-CRPについて紹介する。

3. β-CRPの特性とヒトでの有用性

(1) カロテノイド

カロテノイドは,野菜や果物に多く含まれる天然色素であり,現在までに

750種類以上が知られている[3,4]。カロテノイドは，その化学構造が長鎖の共役二重結合であることを特徴とし，8個のイソプレン単位（炭素5個から成るユニット）が結合して構成された炭素数40の基本骨格をもつ化合物群の総称である。その構造は9個の共役二重結合から成るポリエン部分とその両端に付くエンドグループから構成されている。カロテノイドは，カロテン類とキサントフィル類に大別される。前者は炭素と水素原子のみで構成されるが，後者は分子内にアルコール，ケトン，エポキシなどの酸素原子を含む。

野菜や果物中のカロテノイドは食物繊維などに包まれた形態で存在しているので，生のままではその吸収率は低く10％未満といわれている。しかし加熱調理をすると上昇し，特に油で調理したものの吸収率は50％程度になるという[4,5]。ヒトは日常の食生活においても種々のカロテノイドを摂取しているが，血中に存在が認められる主要なものは，リコペン，αカロテン，βカロテン，ルテイン，ゼアキサンチン，β-CRPの6種類である[6]。それらのカロテノイドは，ヒト体内では肝臓，副腎，精巣，卵巣，皮膚，眼，脳，肺，脂肪組織などに広く存在している。カロテノイドの健康機能性で最も代表的なものはプロビタミンA活性である。この活性を有するのはαカロテン，βカロテン，β-CRPの3種類のみであり，βカロテンが最も強くβ-CRPはその約半分程度であるとされる。さらに近年，カロテノイドは抗酸化作用，発がん抑制作用などさまざまな生理機能を有することが明らかとなってきた[7]。

（2）β-CRPの健康機能性

カロテノイドのひとつであるβ-CRP（図3-1）は，温州ミカン，タンジェリン，パパイア，カキなどに含まれる（図3-2）[8]。β-CRPは，植物では特異的な水酸化酵素（βリングハイドロキシラーゼ）によりβカロテンから生成する点が興味深い（図3-3）。またβ-CRPは，ヒトでの吸収率は比較的高い。とりわけ日本人はミカンを食する習慣があることから，その摂取量に相関して血中濃度が高く[9]，ヒトの健康増進に貢献している成分ではないかと考えられている。それは，上述したカロテノイドの血中濃度が高いほど，がんや循環器系

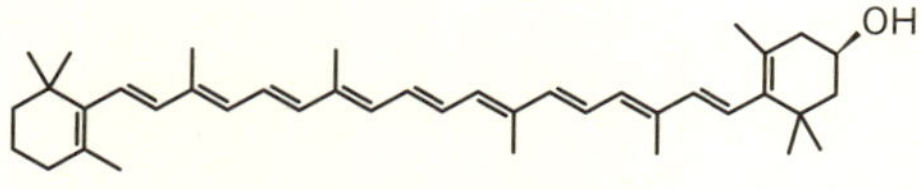

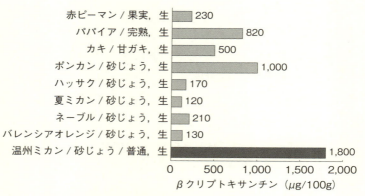

図3-1　βクリプトキサンチンの構造式

図3-2　野菜・果物中のβクリプトキサンチン含有量

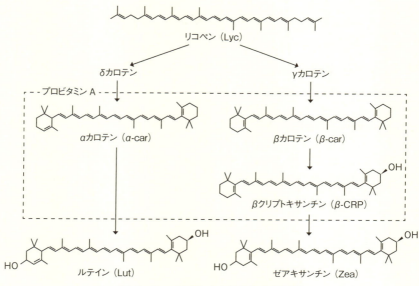

図3-3　カロテノイドの生合成経路

疾患に罹患するリスクが低いとする研究結果の報告からも示唆される[10-12]。しかしながら，βカロテン，リコペンなどに比べるとβ-CRPの生理機能に関する研究はかなり遅れているのが現状である。これまでにβ-CRPはマウスの皮膚や肺における発がん抑制作用を有すること[13,14]，骨組織中のカルシウム減少抑制作用を有すること[15]などが報告されている。最近，太田，小堀らは，β-CRPの摂取が非アルコール性脂肪肝炎（NASH）の進行を抑制することを報告した[16]。本研究では，高コレステロール負荷マウスに0.003％β-CRPを12週間混餌投与すると，肝臓の炎症反応と線維化の抑制を認めた。DNAチップを用いた遺伝子解析においても炎症を誘導する遺伝子の発現を抑制することが示された。NASHは過食や運動不足などの生活習慣が原因となり，肝臓に過剰の脂肪が蓄積して惹起される炎症であり，肝硬変や肝がんの原因となる。国内患者は約100万人ともいわれている疾病であり，β-CRPの本作用は日常の食生活で活用が期待できる。

（3）β-CRPの疫学調査

　杉浦，矢野らによりわが国の静岡県三ヶ日町の住民約1,000人を対象とした栄養疫学調査（三ヶ日町研究）が平成15（2013）年度より継続的に実施されている[17]。三ヶ日町は温州ミカンの産地であり，ミカンを多く摂取する人が多い。一方，まったく摂取しない人もいる。β-CRPの栄養疫学調査を行うには好適地である。これまでの横断解析の結果，肝機能障害，動脈硬化，インスリン抵抗性，骨粗鬆症，メタボリックシンドローム，酸化ストレスなどへの効果が認められるとともに，他のカロテノイドと比べ多くの優位性が示されている[18]（表3-1）。

　さらに，フィンランドの男性2,285名，女性2,019名（40～69歳）を対象とした大規模疫学調査においては，β-CRP高摂取群は低摂取群と比べ，糖尿病罹病リスクの相対危険率が有意に低く，他のカロテノイドでは認められていない[19]（表3-2）。この現象は，より多く摂取し抗酸化能，プロビタミンA活性がβ-CRPより強いβカロテンでは認められない。すなわち，糖尿病罹病リスクの低

表3-1 三ヶ日町研究から明らかになった血中カロテノイドと各疾患リスクとの関連性[17]

関連性の指標 カロテノイド	肝機能障害		動脈硬化	インスリン抵抗性	骨粗鬆症	メタボリックシンドローム	酸化ストレス
	アルコール性血中γ-GTP	非アルコール性血中ALT	上腕-下肢動脈間での脈派速度	HOMA-IR	橈骨遠位1/3での骨密度	喫煙者でのメタボリスク	喫煙・飲酒による酸化ストレス
リコペン	○	−	−	△	−	−	○
αカロテン	○	−	○	△	−	○	○
βカロテン	◎	○	◎	○	△	◎	◎
β-CRP	◎	◎	○	◎	◎	○	◎
ルテイン	−	−	−	−	−	−	−
ゼアキサンチン	−	−	−	△	−	−	−

◎：リスクとの顕著な負の関連性あり，○：有意な関連性あり，△：関連する傾向あり，−：関連性なし．

表3-2 カロテノイドの摂取量と2型糖尿病の発症のコホート研究[19]

	摂取量（μg/日）	p
αカロテン	78.7	0.24
βカロテン	1,695	0.17
γカロテン	39.7	0.58
リコペン	703	0.48
β-CRP	2.7	0.01
カロテノイド合計	3,466	0.1

減は抗酸化能では説明できず，β-CRPの抗糖尿病作用の分子メカニズムはいまだに明らかではない．そこで著者らは，β-CRPの新規の生理機能に着目し，糖尿病に対する有用性，特に肥満と脂肪細胞形成の鍵分子である，リガンド依存性核内受容体ペルオキシソーム増殖剤応答性受容体（peroxisome proliferator-activated receptor：PPAR）γに対する作用を中心に検討を行った．

4．β-CRPの肥満関連病態への作用

(1) 肥満と核内受容体PPARγ

　肥満を引き起こす脂肪組織の増大は，脂肪細胞数の増加と，個々の脂肪細胞の肥大化によって起こっていると考えられている。脂肪細胞が肥大化すると，アディポネクチン，レプチンなどの分泌が減少し，インスリン抵抗性を引き起こすことが知られている[20]。すなわち，脂肪細胞の肥大化と肥満が原因となる病態発症（このような状態は肥満症と定義づけられる）は密接に関係する。そのため脂肪細胞の肥大化を防ぎ機能を正常化することが，肥満から生じる病態，すなわち肥満症を予防するうえで極めて重要となる。さらに最近，肥大化した脂肪細胞を起点とした脂肪組織の炎症状態の発症が肥満病態の発症と深く関連することが明らかとなってきた。そのような状態の発生には脂肪組織に浸潤するT細胞やマクロファージなどの免疫系の細胞が関与していることも判明してきた[21]。したがって，それらの炎症を抑制することが肥満症の予防・治療には有効な手段となりうる。

　脂肪細胞の分化・肥大化およびその機能を制御する最も重要な細胞内因子がPPARγである[22]。PPARγは脂肪組織を中心に血管壁やマクロファージに発現し，糖・脂質代謝の調節に重要な役割を果たしている[23]。PPARγの活性を抑制することで，高脂肪食を摂取させることによって糖尿病を発症させたマウスの脂肪重量・体重が減少し，糖尿病の病態が改善される[24]。したがって，食品成分のなかからPPARγの活性を抑制しうる物質を探索・同定することは，肥満症およびメタボリックシンドロームの予防・改善に有効であると考えられる。

(2) β-CRPが肥満・糖尿病モデルマウスに与える影響[25]

　わが国の三ヶ日町研究やフィンランドの大規模疫学調査において，β-CRPの糖尿病発症リスクの低減化が明らかになっていたが，その作用機構はまった

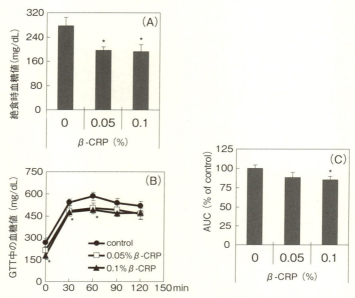

図3-4　β-CRP摂取による血糖値（A），経口糖負荷試験（B，C）の結果
AUC：area under the glucose curve during GTT（経口糖負荷試験中の血糖上昇分）。
GTT：glucose tolerance test（糖負荷試験）。

く不明であった。そこでβ-CRPの健康機能性，特に糖尿病発症との関係を検討するために，肥満・糖尿病モデルマウスであるKK-A^yマウスを用いて実験を行った。0.05％もしくは0.1％のβ-CRPを混餌したラードを主成分とする60％kcal高脂肪食を与え，28日間飼育した。その結果，β-CRP摂取群とコントロール群の体重・脂肪重量に有意な差は認められなかった。しかしながら，β-CRP摂取群において，絶食時血糖値の有意な低下が認められた（図3-4）。また，高脂肪食投与18日目に経口糖負荷試験を行ったところ，β-CRP摂取によって，血糖値の上昇が有意に抑制された。次に，β-CRPが血中パラメータに及ぼす影響を検討したところ，β-CRP摂取群において，コントロール群と比較してインスリン，遊離脂肪酸濃度かの有意な減少が認められた。一方，興味深いことにレプチン，アディポネクチンには有意な増加が認められた（図3-5）。

第3章 脂肪・エネルギー代謝とβクリプトキサンチン　51

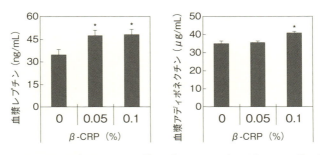

図3-5　β-CRP摂取による血漿レプチン，アディポネクチン値の増加

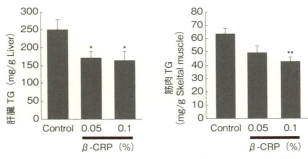

図3-6　β-CRP摂取による肝臓と骨格筋中の脂肪含量低下

　さらに，β-CRPが肝臓や骨格筋における脂質代謝に及ぼす影響を検討するために，肝臓や骨格筋におけるTG蓄積量を測定した。その結果，肝臓，骨格筋のいずれにおいても，β-CRP摂取によって，TG蓄積量の有意な減少が認められた（図3-6）。また，それぞれの臓器における脂肪酸β酸化関連遺伝子の発現量を測定したところ，β-CRP摂取による発現量の変化が認められた。これらの遺伝子変化とレプチン血中濃度の上昇を考え合わせると，レプチンがエネルギー代謝の鍵となっていることが考えられた。そこでレプチン欠損ob/obマウスを用いて実験を行った。その結果，レプチン欠損ob/obマウスでは正常マウスで観察されたβ-CRP摂取による肝臓，骨格筋TG蓄積量の減少がキャンセルされたことから，β-CRPは血中レプチン値を上昇させることで，非脂肪組織における脂質代謝を亢進させることが明らかとなった。また，β-CRPが

脂肪組織に及ぼす影響を検討するために，生殖周囲脂肪組織におけるmRNA発現量を測定した。その結果，β-CRP摂取群において脂肪細胞分化の指標であるaP2のmRNA発現量が有意に減少した。一方，レプチン，β3AR mRNA発現量の有意な増加を認めた。すなわち，β-CRP摂取群において，脂肪細胞機能の正常化が認められた。脂肪細胞の肥大化を抑制すると，糖・脂質代謝異常が改善されることが報告されている。そこで，β-CRP摂取が脂肪細胞の肥大化に影響を及ぼすか否かを検討するため，生殖周囲脂肪組織における脂肪細胞サイズを測定した。その結果，β-CRP摂取によって白色脂肪細胞のサイズが小さくなり，正常化することが認められた。たいへん興味深いことに，これらのβ-CRP摂取マウスでの観察結果は，山内，門脇らが報告したPPARγヘテロノックアウトマウス（原理的にPPARγの発現が半量になり，標的遺伝子の転写が抑制される）の種々の表現形と類似していた[26]。PPARγヘテロノックアウトマウスは，肥満から派生する高血糖やインスリン抵抗性などの各種の病態の改善を呈する。

（3）β-CRPが核内受容体PPARγ活性に及ぼす影響[25]

β-CRP摂取がマウス*in vivo*実験において脂肪細胞の肥大化を抑制していたことから，β-CRPは脂肪細胞のマスターレギュレーターであるPPARγ活性に影響を及ぼしている可能性が考えられた。そこでまず，β-CRPがPPARγのリガンドになるかどうかを調べるために，ルシフェラーゼリガンドアッセイによってβ-CRPのPPARγ活性化能を評価した。GAL4/PPARγのキメラタンパク質を用いたレポーターアッセイにおいて，β-CRPは合成PPARγアゴニストであるピオグリタゾンに比べると非常に弱いものの，有意にPPARγ活性を上昇させた。しかし，たいへん興味深いことにピオグリタゾンと共添加した際には，ピオグリタゾンによるPPARγ活性上昇を濃度依存的に，有意に減少させること明らかとなった。この現象を日常的な食生活のなかでの現象で当てはめると，次のような可能性が考えられる。すなわち，生体内では脂肪酸が内因性PPARγアゴニストとして働くことから，高脂肪食摂取時などで脂肪酸（ア

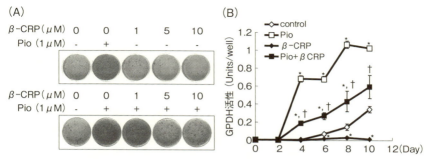

図3-7　β-CRPが3T3-L1脂肪細胞の分化に与える影響
A：PPARγアゴニスト（Pio：ピオグリタゾン）による分化促進に対するβ-CRPの抑制作用を脂肪染色（OilRed O）で評価。
B：脂肪細胞分化の指標であるGPDH活性で評価。

ゴニスト）存在量が多くなり，PPARγ活性が上昇する場合（脂肪細胞分化につながる）には，β-CRPはPPARγ活性の上昇を抑制，さらには脂肪細胞の肥大化を抑制することにより脂肪細胞の質の改善をもたらすことを示唆している。

　ルシフェラーゼレポーターアッセイの結果から，β-CRPはPPARγ活性上昇作用を有する物質と競合した際に，PPARγ活性を抑制することが示唆されたため，脂肪細胞における内因性のPPARγ活性に影響を及ぼすかどうかを検討することにした。そこで，3T3-L1前駆脂肪細胞の培養時にβ-CRPを分化誘導から10日間添加し，脂肪細胞分化マーカーであるaP2mRNA発現量と脂質蓄積量，およびグリセロール3-リン酸脱水素酵素（GPDH）活性を測定した。その結果，β-CRP添加によって，aP2mRNA発現量と脂質蓄量，GPDH活性の減少が認められた（図3-7）。また，β-CRPは成熟した脂肪細胞においてもPPARγ活性を抑制するかどうか検討するために，分化誘導後10日目まで培養した3T3-L1細胞にβ-CRPを添加し，PPARγの転写標的遺伝子の発現量を測定した。その結果，β-CRP添加は，PPARγの強力な合成アゴニストであるピオグリタゾンによるPPARγ標的遺伝子の発現量の上昇を抑制した。さらに，著者らは標的分子と低分子の結合状態を予測するドッキングシミュレーションにより，β-CRPが既存のPPARγアンタゴニストと同様の分子間相互作用を有することを見いだしている（図3-8）。すなわち，β-CRPはPPARγアゴニ

54　第2編　呈色・呈味・香気因子による栄養機能制御

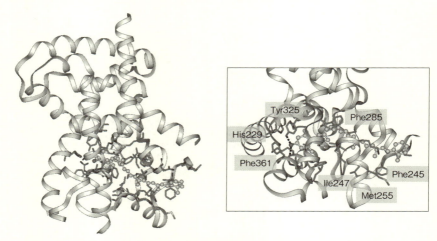

図3-8　β-CRPとPPARγの結合状態を予測するドッキングシミュレーション

スト存在下ではアンタゴニストとして作用し，その活性化を抑制することが明らかとなった。近年，創薬領域ではPPARγアンタゴニストが2型糖尿病，肥満，骨粗鬆症の治療薬として期待されており[27]，β-CRPは今後有望な糖・脂質代謝改善の食品素材となりうることが期待される。

5. おわりに

以上のように，β-CRPは肥満状態で機能が低下した脂肪細胞や骨格筋，肝臓に作用することにより生活習慣病を改善する食品由来の機能性成分であること，さらにその作用メカニズムには，直接的および間接的な経路があることが明らかとなった。

謝辞：本研究の実施にあたり，種々の助言をいただきました農研機構果樹研究所の矢野昌充先生（現 果樹試験研究推進協議会），杉浦　実先生，ならびにドッキングシミュレーションを実施していただきました新潟薬科大学の石黒正路副学長に深謝いたします。

文 献

1) Goto T., Kim YI., Takahashi N. et al.: Natural compounds regulate energy metabolism by the modulating the activity of lipid-sensing nuclear receptors. Mol Nutr Food Res, 2013；57；20-33.
2) Kim M.S., Park J.Y., Namkoong C. et al.: Anti-obesity effects of alpha-lipoic acid mediated by suppression of hypothalamic AMP-activated protein kinase. Nat Med, 2004；10；727-733.
3) Britton G., Liaaen-Jensen S. and Pfander H. (ed.): Carotenoids. Handbook. Brikhäuser, Verlag, Basel, 2004.
4) 高市真一（編）: カロテノイド—その多様性と生理活性. 裳華房, 2006.
5) 寺尾純二, 長尾明彦: カロテノイドの吸収代謝と生理活性. 日本油化学会誌, 1999；48；1075-1085.
6) Beecher G.R. and Khachik F.: Qualitative relationship of dietary and plasma carotenoids in human beings. Ann N Y Acad Sci, 1992；669；320-311.
7) Chew B.P. and Park J.S.: Carotenoid action on the immune response. J Nutr, 2004；134；257S-261S.
8) Goodner K.L., Rouseff R.L. and Hoffsommer H.J.: Orange, mandarin, and hybrid classification using multivariate statistics based on carotenoid profiles. J Agric Food Chem, 2001；49；1146-1150.
9) Sugiura M., Matsumoto H. and Kato M.: Multiple linear regression analysis of the seasonal changes in the serum concentration ofbeta-cryptoxanthin. J Nutr Sci Vitaminol, 2004；50；196-202.
10) Smith-Warner S.A., Elmer P.J., Tharp T.M. et al.: Increasing vegetable and fruit intake：randomized intervention and monitoring in an at-risk population. Cancer Epidemiol Biomarkers Prev, 2000；9；307-317.
11) Schiff M.A., Patterson R.E., Baumqartner R.N. et al.: Serum carotenoids and risk of cervical intraepithelial neoplasia in Southwestern American Indian women. Cancer Epidemiol Biomarkers Prev, 2001；10；1219-1222.
12) Holick C.N., Michaud D.S., Stolzenberg-Solomon R. et al.: Dietary carotenoids, serum beta-carotene, and retinol and risk of lung cancer in the alpha-tocopherol, beta-carotene cohort study. Am J Epidemiol, 2002；156；536-547.
13) Nishino H., Tokuda H., Murakoshi M. et al.: Cancer prevention by natural carotenoids. Biofactors, 2000；13；89-94.
14) Nishino H., Murakoshi M., Ii T. et al.: Carotenoids in cancer chemoprevention.

Cancer Metastasis Rev, 2002；21；257-264.
15) Uchiyama S. and Yamaguchi M.：Oral administration of beta-cryptoxanthin prevents bone loss in streptozotocin-diabetic rats *in vivo*. Biol Pharm Bull, 2005；28；1766-1769.
16) Kobori M., Ni Y., Takahashi Y. et al.：β-Cryptoxanthin alleviates diet-induced nonalcoholic steatohepatitis by suppressing inflammatory gene expression in mice. PLOS ONE, 2014；9；e98294.
17) 杉浦　実：日本国内におけるβ-クリプトキサンチンの疫学研究. Functional Food, 2012；5；205-210.
18) Sugiura M., Nakamura M., Ikoma Y. et al.：The homeostasis model assessment-insulin resistance index is inversely associated with serum carotenoids in non-diabetic subjects. J Epidemiol, 2006；16；71-78.
19) Montonen J., Knekt P. and Järvinen R.：Dietary antioxidant intake and risk of type 2 diabetes. Diabetes Care, 2004；27；362-366.
20) Matsuzawa Y.：White adipose tissue and cardiovascular disease. Best Pract Res Clin Endocrinol Metab, 2005；19：637-647.
21) Catalán V., Gómez-Ambrosi J., Rodríguez A. et al.：Adipose tissue immunity and cancer. Front Physiol, 2013 Oct 2；4：275 doi：10.3389/fphys. 2013. 00275
22) Mueller E.：Understanding the variegation of fat：novel regulators of adipocyte differentiation and fat tissue biology. Biochim Biophys Acta, 2014；1842；352-357.
23) Karak M., Bal N.C., Bal C. et al.：Targetin peroxisome proliferator-activated receptor gamma for generation of antidiabetic drug. Curr Diabetes Rev, 2013；9；275-285.
24) Kubota N., Terauchi Y., Miki H. et al.：PPAR gamma mediates high-fat diet-induced adipocyte hypertrophy and insulin resistance. Mol Cell, 1999；4；597-609.
25) Takahashi N., Goto T., Kawada T. et al.：（投稿中）.
26) Yamauchi T.：The mechanisms by which both heterozygous peroxisome proliferator-activated receptor gamma (PPARgamma) deficiency and PPARgamma agonist improve insulin resistance. J Biol Chem, 2001；276；41245-41254.
27) Motani A., Wang Z., Weismann J. et al.：INT131：A selective modulator of PPARγ. J Mol Biol, 2009；386；1301-1311.

第4章　褐藻由来フコキサンチンの抗肥満・抗糖尿病作用

西川　翔*，細川雅史*，宮下和夫*

1. はじめに

　肥満はエネルギー源として蓄える脂質が生体内で過剰になった状態であり，摂取エネルギー量に対して消費エネルギー量が少ないことが主たる要因と考えられる。このような肥満者の人口増加は世界中で大きな問題となっており，わが国においても特に成人男性の肥満者（BMI≧25）が増加の一途をたどっている。肥満は糖尿病や高脂血症，高血圧症の発症要因となり，それらを併発したメタボリックシンドロームが動脈硬化のリスクファクターであることから，その発症予防はメタボリックシンドロームや動脈硬化症の一次予防という点で重要といえる。

　肥満により誘導されるインスリン抵抗性は，生体全体のエネルギー代謝制御に影響を及ぼし，2型糖尿病をはじめさまざまな疾病の発症要因となる。国際糖尿病連合の報告では，糖尿病の有病者数は2013年で3億8,200万人に上り，2035年には5億9,200万人に達すると予想されており[1]，日本や中国を含む西太平洋地域の糖尿病有病者数は世界全体の30％を占めると推定されている[1]。また，近年のわが国においては，糖尿病患者と予備群とを合わせた糖尿病有病者数が，平成19（2007）年の2,210万人をピークに平成24（2012）年には2,050万人と減少に転じたものの，糖尿病患者数は890万人から950万人へと増加している[2]。特に糖尿病は自覚症状が少ないため，医療機関を受診していない人々の数を考慮すると，その数はさらに増加すると推定され，50歳以上の有病者数がいまだ

---

*　北海道大学大学院水産科学研究院

顕著であることも特徴である。そのため，超高齢社会を迎えたわが国おいて患者数はしばらく高い水準に留まると懸念される。また，糖尿病は網膜症による失明や腎症による腎不全，神経障害や動脈硬化に伴う循環不全や壊疽など深刻な合併症を引き起こすことからも，肥満予防のみをターゲットとするのではなく，インスリン抵抗性の改善を考慮した糖尿病予防への取り組みも重要と考える。

　肥満や糖尿病の治療では，食事療法や運動療法の導入が基本となっている。しかし，発症前の予備群や罹患率の高い就労者，高齢者にはこのような方策を取り入れることが，必ずしも容易ではない。そのため，予防や改善を期待して長期的に対応していくうえでは，機能性をもった食品成分を日常的に摂取することが有効な策であるといえる。

　著者らは，ワカメなどの褐藻中に含まれるフコキサンチンが糖尿病/肥満マウスに対して内臓脂肪の蓄積抑制効果や血糖値改善効果を示すことを見いだした。本稿では，フコキサンチンの抗肥満，抗糖尿病にかかわる機能特性について紹介する。

2．フコキサンチンの吸収と代謝

　フコキサンチン（図4-1）は，ワカメやヒジキ，モズクといった日常われわれが摂取する褐藻中に含まれるカロテノイドである。その構造は，カロテノイドに特徴的なイソプレノイド構造に加え，アレン結合や共役カルボニル基，エポキシ基を有しており，βカロテンやルテインとは大きく異なる。褐藻中のフコキサンチン含量は，採取する季節や場所によって変動するが，ワカメでは乾燥藻体当たりで0.5～1.0 mg/gである[3]。

　フコキサンチンをマウスに経口投与すると，血中ではフコキサンチンは検出されずアセチル基が脱離したフコキサンチノールとアマロウシアキサンチンAが検出される（図4-1）[4]。ヒトがフコキサンチンやそれを含むコンブ抽出物を摂取した場合においても，血漿中ではフコキサンチノールが検出され，投与

第4章　褐藻由来フコキサンチンの抗肥満・抗糖尿病作用　59

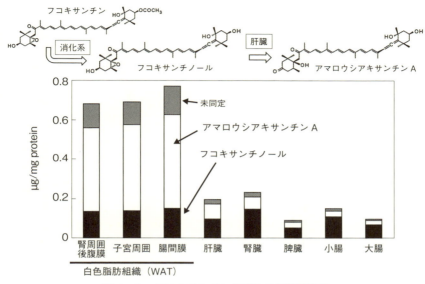

図4-1　フコキサンチン代謝物の組織蓄積量

後4時間で最大濃度に達し，24時間後には90％以上が消失することが報告されている[5]。さらに，フコキサンチンを投与したマウスでは，肝臓に加え，白色脂肪組織（WAT）にもフコキサンチン代謝物が蓄積しており[6]，生体内組織に移行することが示されている（図4-1）。

3．2型糖尿病/肥満KK-A^yマウスに対するフコキサンチンの抗肥満作用

（1）KK-A^yマウスの体重増加および白色脂肪組織の増大に対する抑制効果

2型糖尿病/肥満KK-A^yマウスにフコキサンチン0.2％を含む飼料を4週間経口投与した結果，体重増加とともに白色脂肪組織の増大が抑制された（図4-2-A）[7]。一方，健常マウス（C57BL/6J）に対する有意な影響はみられなかった。さらに，脂肪組織を構成する脂肪細胞のサイズを観察したところ，フコキサン

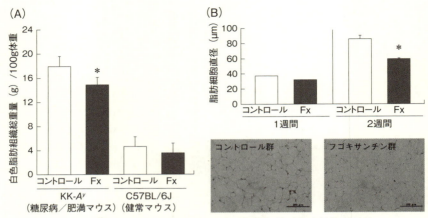

図4-2　フコキサンチンによる白色脂肪組織の肥大化抑制効果
A：フコキサンチン（Fx）0.2％含有飼料を4週間投与後のマウス白色脂肪組織の総重量[7]．＊：$p<0.05$ vs.コントロール．
B：Fx0.2％含有飼料を1～2週間投与後のKK-A^yマウスの子宮周囲白色脂肪組織（写真は2週間飼育後の白色脂肪組織）．

チン群ではコントロール群と比較して個々の細胞が小型であることが確認された（図4-2-B）。これらの結果は、フコキサンチンが脂肪細胞の肥大化を抑制することによって肥満の進行を抑えていることを示唆するものである。

（2）白色脂肪組織の慢性炎症誘導に対する予防効果

肥満の進行によるWATの肥大化に伴い、マクロファージが脂肪組織内に浸潤して腫瘍壊死因子 α（TNF-α）の分泌を介して脂肪細胞を刺激する。一方、脂肪細胞から放出されるパルミチン酸などの飽和脂肪酸は浸潤したマクロファージを刺激するばかりでなくMCP-1を産生し、さらなるマクロファージの浸潤を促進する[8]。このような細胞間の相互作用により、WATは慢性的な炎症状態に陥り、不可逆的な脂肪組織のリモデリングが引き起こされる。これによって、生体調節因子であるアディポカインの産生制御機構が破綻し、TNF-αやインターロイキン（IL）-6などの炎症性サイトカインの過剰産生が惹起される。それらの因子のなかには、生体内のインスリン抵抗性を惹起させ、糖尿

第4章 褐藻由来フコキサンチンの抗肥満・抗糖尿病作用 61

病の誘発にかかわるものがあるため,脂肪組織の慢性炎症を介した組織リモデリングを防ぐことは,糖尿病を予防するうえで重要といえる。フコキサンチン投与マウスのWATに活性化マクロファージのマーカーであるF4/80に対する抗体を用いて免疫化学染色を行った結果,その浸潤が明らかに抑制されていた[7]。さらに,フコキサンチン代謝物のフコキサンチノールは,TNF-αで刺激した3T3-F442A脂肪細胞におけるMCP-1の過剰発現を低下させるとともに,パルミチン酸によるマクロファージからのTNF-α産生を抑えた[7]。これらは,フコキサンチンが脂肪組織へのマクロファージの浸潤やマクロファージと脂肪細胞との相互作用を制御する結果と考える。そのため,フコキサンチンを投与したマウスのWATにおけるTNF-αやIL-6などのアディポカインのmRNA発現量を測定したところ,KK-A^yマウスのコントロール群における

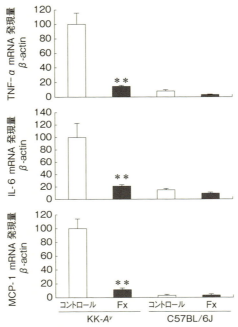

図4-3 フコキサンチン(Fx)の白色脂肪組織における炎症性サイトカイン遺伝子の発現抑制
 ＊＊:$p<0.01$ vs.コントロール。

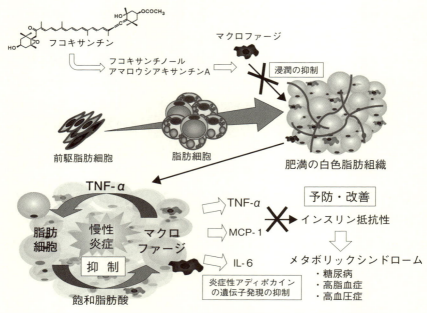

図4-4 フコキサンチンによる白色脂肪組織の慢性炎症抑制作用

mRNA発現量と比較して大きく低下していることが確認された（図4-3）[7]。一方で，C57BL/6JマウスのWATにおけるmRNA発現量には影響がみられなかったことから，フコキサンチンは肥満のWATでみられる慢性炎症を効果的に予防することが推察される（図4-4）。

一方，著者らは，フコキサンチンがWATでの脱共役タンパク質1（UCP1）の発現誘導を見いだしている[9]。UCP1は脂肪酸を熱へと変換する機能をもち，通常では褐色脂肪組織に高発現しているのに対し，WATでの発現量は極めて低いことが知られている。フコキサンチンは，WATにおいて異所性のUCP1発現を誘導し，生体でのエネルギー代謝の亢進にかかわっている可能性が考えられる。

（3）フコキサンチンのヒト試験

フコキサンチンの内臓脂肪蓄積に及ぼす影響についてヒト試験が行われてい

る。フコキサンチン 2.4 mg/dayをBMI 30以上のロシア人女性に16週間投与した結果，体脂肪が低減したことが報告[10]されている。一方，BMI 25～30の日本人男女に対しても，フコキサンチン3 mg/dayを1か月投与することによってBMIおよび内臓脂肪面積の減少がみられた[11]ことや40歳以上の日本人男性に対して3 mg/dayの28日間投与によりBMIが低下したことが報告[12]されている。フコキサンチンのヒトに対する抗肥満作用については，研究例が極めて少ないことから，その安全性を含めた詳細な検討が期待される。

4．フコキサンチンによる2型糖尿病/肥満KK-A^yマウスに対する高血糖改善効果

（1）KK-A^yマウスに対する血糖値改善効果

フコキサンチンは，インスリン抵抗性のため高インスリン血症を示す糖尿病/肥満KK-A^yマウスに対して，その血糖値を改善した[7, 13]。また，フコキサンチン0.2％含有飼料で4週間飼育後に絶食下で糖負荷試験を行ったところ，コントロール群と比較して速やかな血糖値の回復が認められた。一方，健常マウスであるC57BL/6Jに対しては，血糖値の低下作用を示さなかった。上記のように，フコキサンチンはインスリン抵抗性を惹起するTNF-$α$やIL-6などのアディポカイン遺伝子の発現を抑制する。このことから，フコキサンチンはWATでのアディポカインの産生制御を介したインスリン抵抗性の改善を作用機構のひとつとして，血糖値改善効果を発現するものと推察する。

（2）グルコーストランスポーター4（GLUT4）の細胞膜移行の亢進

骨格筋は体重の40％程度を占める最大の器官であり，インスリン存在下において血糖取り込みの80％を占めることから，その制御において最も重要な器官である。しかし，糖尿病では，骨格筋における血糖制御機能が破綻するため高血糖が引き起こされる。インスリンは，食後の血中グルコース濃度の上昇に伴い膵$β$細胞から分泌され，インスリン感受組織である骨格筋や脂肪組織で

の糖取り込みを活性化させるとともに、肝臓において糖新生を抑制することで血糖値を制御する。しかし、糖尿病患者ではインスリン抵抗性を発症することで本来のインスリンの作用が減弱し、骨格筋や脂肪組織での糖取り込みが低下するとともに、肝臓での糖新生の制御が機能せず高血糖状態に陥る。このような骨格筋における糖取り込みは、主にグルコーストランスポーター1（GLUT1）やGLUT4により制御される。GLUT1は脳や腎臓などさまざまな組織で発現がみられ、恒常的な糖取り込みにかかわる。それに対し、GLUT4は骨格筋や脂肪組織などインスリン感受組織で発現がみられ、インスリンにより細胞質から細胞膜へ移行することで糖取り込みが活性化する[14]。特に、肥満や糖尿病では骨格筋でのGLUT4発現量の低下が認められている[15]。よって、インスリン抵抗性を伴う骨格筋でのGLUT4の細胞膜移行やその発現量を高めることができれば、血糖値を低下させ糖尿病の予防や改善効果につながる。

上述のようにフコキサンチン投与によりKK-A^yマウスの血糖値改善効果がみられたことから、ひとつの機序として骨格筋組織での糖取り込みの活性化が考えられる。そこで、0.2％フコキサンチンを4週間経口投与したKK-A^yマウスの大腿筋を摘出しGLUT4の細胞膜移行を検討した。その結果、フコキサンチン投与群においてGLUT4の細胞膜移行が亢進していることがわかった。

一方、フコキサンチンを投与したマウスの骨格筋組織では、フコキサンチン

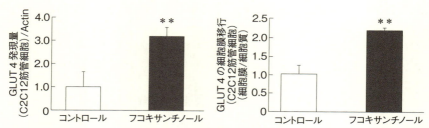

図4-5　フコキサンチノールの骨格筋細胞におけるGLUT4の発現増加と細胞膜移行の亢進作用
＊＊$p<0.01$ vs.コントロール。
　GLUT4の細胞膜移行は細胞膜画分のGLUT4のタンパク質発現量を細胞膜のGLUT4発現量で割って比として算出した。

代謝物のフコキサンチノールおよびアマロウシアキサンチンAの蓄積が認められた。このことから，フコキサンチンは，WATでのアディポカインの産生制御を介したインスリン抵抗性の改善に加え，フコキサンチン代謝物が直接骨格筋組織に作用して血糖値改善効果を示している可能性が考えられる。

骨格筋細胞を用いてフコキサンチン代謝物のフコキサンチノールによるGLUT4の細胞膜移行とタンパク質発現量について検討したところ，C2C12筋管細胞においてGLUT4の細胞膜移行の亢進に加え，タンパク質発現の有意な増加がみられた（図4-5）。また，フコキサンチノール10μMを培地に添加することにより糖取り込み量の増加が確認され，その効果はGLUT1の阻害剤であるフロレチン処理によって消失しなかった。これらの結果は，フコキサンチンによるKK-A^yマウスの高血糖改善の機序として，脂肪組織でのアディポカインの産生制御を介したインスリン抵抗性の改善とともに，フコキサンチン代謝物が骨格筋へ直接作用してGLUT4の活性化を誘導していることを示すものと考える。

（3）骨格筋の部位によるGLUT4の活性化作用

骨格筋は，構成する筋繊維とその働きによって分類される。代表的なものとして，ミトコンドリアを豊富にもち酸素を利用した持久的運動を担う遅筋と，ミトコンドリアは比較的少なく解糖系による瞬発的な運動を担う速筋があげられる。例えば，ヒラメ筋に代表される遅筋は，脂肪酸代謝など酸化能力の高いTypeⅠ繊維が特徴的にみられる。それに対し，長趾伸筋などにみられるTypeⅡ繊維は，酸化能力は低いが解糖系による糖代謝が活発である。近年，運動負荷や5-amino-1-β-D-ribofuranosyl-imidazole-4-carboxamide（AICAR）刺激において，これらの筋繊維のGLUT4の応答性が異なることが報告されている[16, 17]。これらの骨格筋ではインスリンによる糖取り込みの応答性やGLUT4の発現量が異なり，TypeⅠ繊維が豊富なヒラメ筋ではインスリンによる糖取り込み活性が高く，GLUT4の発現量も長趾伸筋と比較して高いことが知られている[18, 19]。一方，無酸素運動および有酸素運動ではヒラメ筋における

GLUT 4の発現量に変化がみられないものの,長趾伸筋では無酸素運動においてGLUT 4の発現増加が誘導されることが報告されている[16]。さらに,肥満や糖尿病においてもこれらの筋繊維の組成が変化し,特に肥満においてはTypeⅠ繊維の減少がみられ,インスリン抵抗性を伴うことによりこの減少がより顕著になることが知られている。また,肥満患者では,TypeⅠ繊維のみならずTypeⅡ繊維においてもGLUT 4の発現量が顕著に低下する[15]。したがって,フコキサンチン投与によるGLUT 4の応答を骨格筋の部位ごとに検討することで,高血糖改善効果の特徴がより明確になると考えた。そこで,0.2％フコキサンチンをKK-A^yマウスに2週間投与し,遅筋としてヒラメ筋,速筋として長趾伸筋を摘出し検討した。フコキサンチン投与群では,両骨格筋においてインスリンシグナルにかかわるインスリンレセプターのmRNA発現の増加(図4-6-A,B)とその下流にあるAktのリン酸化が亢進していた(図4-6-C,D)[20]。さらに,各骨格筋のGLUT 4の発現量および細胞膜移行について検討を行った結果,ヒラメ筋ではフコキサンチン投与によりGLUT 4の発現量に変化はみられないのに対し,細胞膜移行が有意に亢進していた(図4-7-A,B)。一方,長趾伸筋ではGLUT 4の発現量が有意に増加したのに対し細胞膜移行には増加傾向がみられるものの有意ではなかった(図4-7-C,D)。以上から,フコキサンチンはGLUT 4が豊富な遅筋において細胞膜移行を促進し,GLUT 4が乏しい速筋ではGLUT 4の発現量を高めることが示唆され,それによって効果的に血糖を改善していることが推察される(図4-8)。

Peroxisome proliferator-activated receptor gamma coactivator 1 (PGC-1)は,骨格筋組織をはじめ,褐色脂肪組織や心臓,脳などの組織においてエネルギー代謝因子の発現を制御し,ミトコンドリア増生にかかわる転写因子のコアクチベーターとして働く制御タンパク質である。2型糖尿病患者では,インスリン抵抗性とともに骨格筋におけるミトコンドリア量の低下とそれに伴う脂肪酸酸化能の低下が認められる。これによって,脂肪蓄積が起こりインスリンによる糖取り込みが低下することが報告されている[21]。さらに,PGC-1αを骨格筋組織に発現誘導すると,ミトコンドリア活性が高まるばかりでなく,イン

第4章　褐藻由来フコキサンチンの抗肥満・抗糖尿病作用　67

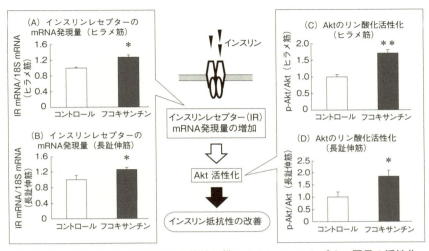

図4-6　フコキサンチンによる骨格筋組織でのインスリンシグナル因子の活性化
＊：$p<0.05$，＊＊：$p<0.01$ vs コントロール。

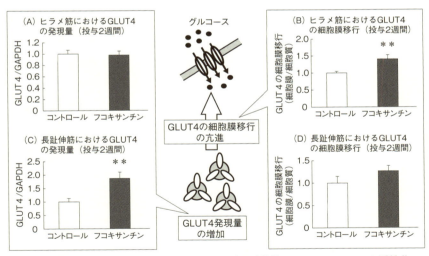

図4-7　フコキサンチンのヒラメ筋および長趾伸筋におけるGLUT4の活性化
＊＊：$p<0.01$ vs.コントロール。

スリン抵抗性の改善や筋繊維の性状が酸化的なType IやType IIaに変化することが報告されている[22]。また，インスリン非依存的なAMP-activated protein

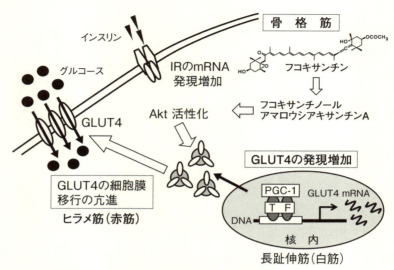

図4-8　フコキサンチンによる骨格筋組織でのGLUT 4 の活性化
GLUT 4：グルコーストランスポーター4，IR：インスリンレセプター。

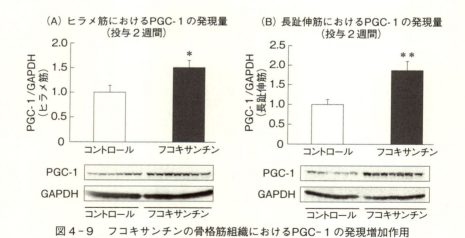

図4-9　フコキサンチンの骨格筋組織におけるPGC-1の発現増加作用
＊：$p<0.05$，＊＊：$p<0.01$ vs.コントロール。

kinase（AMPK）の下流においてGLUT 4 の発現制御にかかわることも報告[23]されており，骨格筋における糖および脂肪酸代謝において多彩な機能を示す。

0.2％フコキサンチンを2週間投与したKK-A^yマウスの骨格筋では，長趾伸筋に加えヒラメ筋においてもPGC-1のタンパク質発現量の増加がみられた（図4-9）。

 さらに，ミトコンドリアの活性化に関係する因子としてmitochondrial transcription factor A（TFAM）や，cytochrome c oxidase subunit 2（COX2）のmRNA発現量を検討したところ，TFAMはヒラメ筋でCOX2は両骨格筋で発現増加がみられた。それとともに，ヒラメ筋ではcarnitine palmitoyltransferase 1b（Cpt1b）のmRNA発現増加も認められたことから，フコキサンチンは，骨格筋組織において糖代謝のみならず脂肪酸代謝も促進し，エネルギー消費の活性化にかかわっている可能性が考えられる。

5．おわりに

 本稿では，ワカメやコンブ，モズクといった褐藻に特徴的に含まれるフコキサンチンの内臓脂肪蓄積に対する抑制効果と高血糖改善効果について紹介した。フコキサンチンによる抗肥満効果の特徴として，糖尿病/肥満マウスの内臓脂肪の肥大化抑制とともに，脂肪組織で進行する慢性炎症の抑制効果があげられる。これによって，アディポカインの産生制御を介したインスリン抵抗性の予防または改善が期待できる。さらに，フコキサンチンはアディポカインの産生制御に加え，骨格筋組織への直接的な作用によってもGLUT4の細胞膜移行の亢進やタンパク質発現を誘導し，糖取り込みを活性化することを明らかにした。特に，ヒラメ筋でのGLUT4の細胞膜移行の亢進に加え，その発現量が低いTypeⅡ繊維をもつ長趾伸筋での発現増加作用は，糖取り込みの効果的な改善を考えるうえで興味深い結果である。近年，ヒト試験においてもフコキサンチンの抗肥満作用が報告[10-12]され始めているが，その研究例は少ない。今後，ヒトにおける血糖値改善効果を含めた詳細な検証と効果的な利用法の開発が期待される。

文　献

1) Cho N.H., Whiting D., Guariguata L. et al.：Diabetes atlas 6th edition. International Diabetes Federation 2013（http://www.idf.org/diabetesatlas/data-downloads.）
2) 厚生労働省：平成24年国民健康・栄養調査．2013（http://www.mhlw.go.jp/bunya/kenkou/eiyou/h24-houkoku.html.）
3) Terasaki M., Hirose A., Bhaskar N. et al.：Evaluation of recoverable functional lipid components of several brown seaweeds (*Phaeophyta*) from Japan with special reference to fucoxanthin and fucosterol contents. J Phycol, 2009；45；974-980.
4) Asai A., Sugawara T., Ono H. et al.：Biotransformation of fucoxanthinol into amarouciaxanthin A in mice and HepG2 cells：formation and cytotoxicity of fucoxanthin metabolites. Drug Metab Dispos, 2004；32；205-211.
5) Hashimoto T., Ozaki Y., Mizuno M. et al.：Pharmacokinetics of fucoxanthinol in human plasma after the oral administration of kombu extract. Br J Nutr, 2009；102；1566-1569.
6) Airanthi M.K., Sasaki N., Iwasaki S. et al.：Effect of brown seaweed lipids on fatty acid composition and lipid hydroperoxide levels of mouse liver. J Agric Food Chem, 2011；59；4156-4163.
7) Hosokawa M., Miyashita T., Nishikawa S. et al.：Fucoxanthin regulates adipocytokine mRNA expression in white adipose tissue of diabetic/obese KK-A^y mice. Arch Biochem Biophys, 2010；504；17-25.
8) Suganami T., Nishida J. and Ogawa Y.：A paracrine loop between adipocytes and macrophages aggravates inflammatory changes：role of free fatty acids and tumor necrosis factor alpha. Arterioscler Thromb Vasc Biol, 2005；25；2062-2068.
9) Maeda M., Hosokawa M., Sashima T. et al.：Fucoxanthin from edible seaweed, Undaria pinnatifida, shows antiobesity effect through UCP1 expression in white adipose tissues. Biochem Biophys Res Commun, 2005；332；392-397.
10) Abidov M., Ramazanov Z., Seifulla R. et al.：The effects of Xanthigen in the weight management of obese premenopausal women with non-alcoholic fatty liver disease and normal liver fat. Diabetes Obes Metab, 2010；12；72-81.
11) 単　少傑：フコキサンチン．カロテノイドの科学と最新応用技術（宮下和夫監）．シーエムシー出版，2009, pp.272-279.

12) 神谷仁支, 秋田浩幸, 坂井愛子：成人男性におけるフコキサンチンの抗内臓脂肪型肥満に対する有用性の検討. 第68回日本栄養・食糧学会大会講演要旨集. 2014, p.183.
13) Maeda H., Hosokawa M., Sashima T. et al.：Dietary combination of fucoxanthin and fish oil attenuates the weight gain of white adipose tissue and decreases blood glucose in obese/diabetic KK-A^y mice. J Agric Food Chem, 2007；55；7701−7706.
14) Leto D. and Saltiel A. R.：Regulation of glucose transport insulin：traffic control of GLUT4. Nat Rev Mol Cell Bol, 2012；23；383−396.
15) Gaster M., Staehr P., Beck-Nielsen H. et al.：GLUT4 is reduced in slow muscle fibers of type 2 diabetic patients. Diabetes, 2001；50；1324−1329.
16) Oh Y.S., Kim H.J., Ryu1 S.J. et al.：Exercise type and muscle fiber specific induction of caveolin-1 expression for insulin sensitivity of skeletal muscle. Exp Mol Med, 2007；39；395−401.
17) Buhl E.S., Jessen N., Schmitz O. et al.：Chronic treatment with 5-aminoimidazole-4-carboxamide-1-β-D-ribofuranoside increases insulin-stimulated glucose uptake and GLUT4 translocation in rat skeletal muscles in a fiber type-specific manner. Diabetes, 2001；50；12−17.
18) Daugaard J.R., Nielsen J.N. and Kristiansen S.：Fiber type-specific expression of GLUT4 in human skeletal muscle. Diabetes, 2000；49；1092−1095.
19) Henriksen E.J., Bourey R.E. and Rodnick K.J.：Glucose transporter protein content and glucose transport in rat skeletal muscles. Am J Physiol, 1990；259；593−598.
20) Nishikawa S., Hosokawa M. and Miyashita K.：Fucoxanthin promotes translocation and induction of glucose transporter 4 in skeletal muscles of diabetic/obese KK-A^y mice. Phytomedicine, 2012；19；389−394.
21) Samuell V.T. and Shulman1 G.I.：Mechanisms for insulin resistance：common threads and missing links. Cell, 2012；148；852−871.
22) Lin J., Wu H. and Tarr P.T.：Transcriptional co-activator PGC-1α drives the formation of slow-twitch muscle fibres. Nature, 2002；418；797−801.
23) Edward O.O., Veeraj G. and James A.H.S.：The role of CaMKⅡ in regulating GLUT4 expression in skeletal muscle. Am J Physiol Endocrinol Metab, 2012；303；322−331.

第5章　胆汁酸受容体 TGR5 を標的とした抗肥満・血糖降下作用をもつ機能性食品成分

佐藤隆一郎*

1. 胆汁酸の機能

　胆汁酸は肝臓でコレステロールの異化により生成する。肝臓はコレステロール合成が最も盛んな臓器で，毎日およそ1g程度のコレステロールを合成する。この量は，食事由来コレステロールの吸収量の数倍から10倍程度に相当し，*de novo*合成がコレステロール代謝制御を考える時に重要であることがうかがえる。コレステロール（炭素数27）は炭素数2のアセチルCoAを初発分子として，30段階以上の酵素反応を介して合成される[1]。こうして合成されたコレステロールは，VLDL（very low-density lipoprotein）として血中に分泌され，血液中でLDL（low-density lipoprotein）にまで変換され，やがて各組織の細胞表面のLDL受容体により取り込まれる。一方，各組織で余剰になった，もしくは代謝回転して不要になったコレステロールは，LDLもしくはHDL（high-density lipoprotein）の形で肝臓に輸送される。こうして肝臓に戻ったコレステロールは，数段階の酵素反応を介して胆汁酸へと異化される。胆汁酸は炭素を24含む化合物であり，われわれは複雑なステロイド骨格を完全には分解できず，わずか数個の炭素を取り除き胆汁酸の形に変換して，やがて体外へと排泄する。これが，体内からコレステロールの分解・排泄の唯一の経路である[2]。

　肝臓で合成された胆汁酸は胆汁成分としていったん胆嚢に貯留された後に，摂食刺激に応答し，小腸上部に分泌される。小腸管腔内において食事由来の脂溶性成分を乳化し，ミセル形成をすることにより，脂質の消化・吸収を助け

---

*　東京大学大学院農学生命科学研究科

る。小腸下部まで移動した胆汁酸は，特異的な胆汁酸トランスポーター（ileum bile acid transporter：IBAT）の働きでその95％程度が吸収され，門脈を経て肝臓へと戻る。いわゆる腸肝循環を10～12回程度繰り返した後に，胆汁酸は大腸を経て糞中へと排泄される。小腸管腔内においてミセル形成に寄与するものの，胆汁酸は基本的には体外排泄物としての評価を長い間受けてきた。

しかし2000年代に入り，様相は急展開した。脂溶性リガンドを結合して種々の遺伝子発現を調節する核内受容体のひとつであるFXR（farnesoid x receptor）の内因性リガンドが胆汁酸であり，胆汁酸は小腸，肝臓においてFXR機能を制御する生理活性物質であることが判明したからである[3-5]。著者らは小腸，肝臓における胆汁酸，FXRの働きに興味をもち，これらの臓器でFXRの新たな機能を明らかにしてきた[6,7]。胆汁酸は小腸で吸収され肝臓へと戻るものの，その100％が肝臓に取り込まれるわけではなく，全身血流中に5～15μM程度の濃度で存在する。血中胆汁酸の役割はFXRと胆汁酸の新たな関係が明らかになった後でも依然として不明であった。

2．胆汁酸結合受容体 TGR5

こうしたなか，2002年，2003年に相次いで血中の胆汁酸を特異的に結合する7回膜貫通型のGタンパク質共役受容体 TGR5 が同定された[8,9]。TGR5 は抱合型胆汁酸（タウリンまたはグリシン），脱抱合型胆汁酸のいずれをも結合し，体内の各組織に発現する。胆汁酸分子としては，タウリン抱合LCA（lithocholic acid），LCA，DCA（deoxycholic acid），CDCA（chenodeoxycholic acid）の順でアゴニスト活性を発揮する。その後の研究により，血液中の胆汁酸がげっ歯類では褐色脂肪組織のTGR5に，ヒトでは骨格筋細胞のTGR5に結合し，それらの細胞でcAMP濃度を上昇させ，複数の遺伝子発現上昇を経由し，ミトコンドリア活性を変動させ，脂肪酸β酸化，熱産生亢進を引き起こし，エネルギー消費増大をもたらすことが示された[10]（図5-1）。TGR5の下流で上昇する遺伝子のひとつであるDIO$_2$（type 2 deiodinase）は細胞内で甲状腺ホルモンT$_4$を

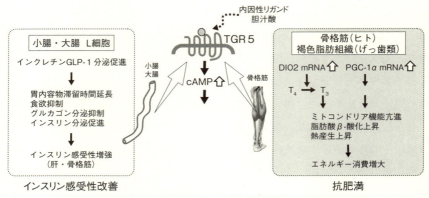

図 5-1　胆汁酸受容体TGR5の各種臓器での機能

活性型のT_3に変換する酵素で，T_3のエネルギー代謝亢進を引き起こす[11]。もうひとつ上昇する遺伝子であるPGC-1α（peroxisome proliferator-activated receptor γ coactivator-1α）は複数の核内受容体に結合し，転写活性化を促進し，その結果としてミトコンドリア産生を促し，脂肪酸β酸化，熱産生関連遺伝子発現を亢進する。一方，TGR5は小腸下部に存在するL細胞にも発現していることが確認され，腸管内の胆汁酸がTGR5に結合すると，L細胞からインクレチンのひとつであるGLP-1（glucagon-like peptide-1）の分泌を上昇させることが明らかになった[12, 13]。GLP-1は30〜31アミノ酸から成るポリペプチドホルモンであり，胃内容物の滞留時間を延長させ急激な血糖値上昇を抑制し，脳に作用し食欲を低下させ，グルカゴン分泌を低下，インスリン分泌を促進し，肝臓，骨格筋でのインスリン感受性を増加させることが報告されている。血中でのGLP-1の半減期はおよそ数分間程度と短く，セリンプロテアーゼの一種であるDPP-4により早い分解を受ける。そこで現在ではDPP-4阻害剤が開発され，新しいタイプの2型糖尿病治療薬として臨床の場で利用されている。以上の知見によれば，胆汁酸と同様なTGR5アゴニスト活性をもつ食品成分は，小腸でGLP-1分泌を促進させインスリン感受性を増強し，体内ではエネルギー産生亢進により抗肥満効果を発揮すると期待される。

3. TGR5アゴニスト活性評価系の構築と食品成分探索

　TGR5にアゴニストが結合すると細胞内cAMPが上昇することを利用して，高感度なアゴニスト活性評価系の構築を試みた（図5-2）。はじめにヒトTGR5遺伝子をクローニングし，これを発現ベクターに挿入し，内因性発現がほとんどみられないHEK293細胞に遺伝子導入し，TGR5タンパク質を発現させた。同時に，同細胞に転写因子-CREB（cAMP response element-binding protein）結合部位をルシフェラーゼ遺伝子のプロモーター領域に4つもつレポーター遺伝子を導入した。培地に内因性アゴニストであるタウロリソコール酸（TLCA）を添加すると，TGR5を介してcAMPが上昇し，Aキナーゼが活性化され，CREBのリン酸化・活性化が亢進し，ルシフェラーゼ活性の上昇が確認

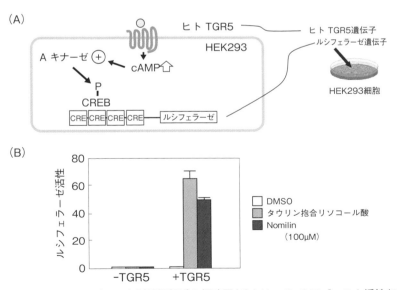

図5-2　TGR5アゴニスト活性評価系の概略図(A)とNomilinのアゴニスト活性(B)
B：HEK293細胞にTGR5を発現させない条件（-TGR5）と発現させた条件（+TGR5）で，培地にタウリン抱合リソコール酸もしくはNomilinを100μM添加し，5時間培養後に細胞を回収し，ルシフェラーゼ活性を定量した。

された。各種精製食品成分(市販試薬で食品に含まれる成分約160種類)を培地に添加し(終濃度100μM)、ルシフェラーゼアッセイを行った。複数の化合物に弱いながら活性が認められたが、なかでも柑橘成分のNomilinにTLCAと同程度の活性が認められた[14](図5-2)。本アッセイ系を用いると、数μM程度のNomilinでもアゴニスト活性が検出されることを確認している。

4. 柑橘成分リモノイドについて

リモノイドは柑橘類に含まれる苦味成分のひとつで、300種類以上の異なる構造を有するトリテルペノイドである[15, 16]。リモノイドの苦味は果実ならびにその加工品の商品価値を著しく低下させることから、これまではその含有量を減少・除去することを目的とした研究が行われてきた。しかし近年になり、抗菌活性、抗HIV活性、発がん予防効果、コレステロール低下機能などが報告されるにつれて、機能性食品成分としての評価を受けるようになった[17-20]。

リモノイドのうち柑橘類に見いだされるNomilinならびにその代謝産物(ObacunoneとLimonin)は、いずれもD環のラクトン構造が閉じているアグリコンで、苦味を呈する(図5-3)。D環が閉じていないアグリコンは無味であり、さらに各種配糖体も苦味はない。Nomilinは茎で合成されて果実などに輸送さ

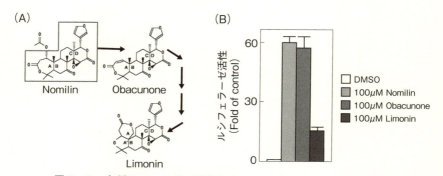

図5-3　各種リモノイドの構造とそれぞれのTGR5アゴニスト活性
A：アゴニスト活性評価の結果(B)より、重要と考えられる構造部分を四角で囲った。
B：図5-2と同様の条件(TGR5発現条件下)で、アゴニスト活性を評価した。

れ,そこで一部はLimoninまで変換され,さらに配糖化が成熟の過程で行われる[21]。一方,種子にはアグリコン,配糖体が同程度量存在し,その含量は湿重量の10％にまで及ぶ。これら3種類のリモノイドについてTGR5アゴニスト活性を評価すると,興味深いことにLimoninは著しく低い活性しかもたなかった(図5-3)。これらの化合物の構造の違いは,7員環構造を呈するA環の有無による。したがって,A環を含むNomilin,Obacunoneの共通構造を受容体は認識していることが推測される。なお,胆汁酸とは異なり,Nomilin,ObacunoneはTGR5アゴニスト活性を有しているものの,FXRリガンド活性はまったく有していなかった。

5. 実験動物を用いたNomilin投与実験

培養細胞を用いて見いだされたNomilinのTGR5アゴニスト活性を*in vivo*で確認するために,マウスを用いた経口投与実験を行った[14]。はじめに短期投与により褐色脂肪組織で想定される遺伝子発現の応答がみられるかについて検討を行った。雄のC57BL/6Jマウスにゾンデを用いて,250 mg/kgのNomilin経口投与を3日間行った。3回目の投与の6時間後,褐色脂肪組織を採集し,総RNAを回収し,定量PCR法にて各種遺伝子の発現量を定量した。その結果,複数の遺伝子で発現上昇傾向,さらにPGC-1α mRNAは有意差をもって,Nomilin投与群で上昇が確認された。

続いて行った長期投与実験では,雄のC57BL/6Jマウスに高脂肪食(60 kcal％脂肪)を9週間自由摂取させ,マウスを肥満状態にさせた。その後,高脂肪食に0.2％Nomilinを添加したNomilin食と添加しない高脂肪食をさらに77日間投与した。Nomilin食は苦味のため摂食量が少ないことから,pair-feeding(同量給餌)により両群の摂食量を同等にした。pair-feeding開始後,一時的な体重減少が両群で認められたが,高脂肪食ではその後体重は順調に増加した(図5-4)。一方,Nomilin添加食では77日間,顕著な体重上昇は認められず,60日以降,高脂肪食群と比較して有意な体重差が観察された。飼育期間66日目に

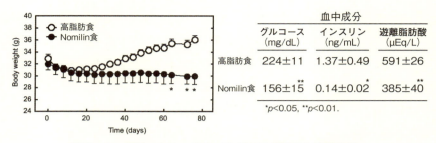

図5-4　肥満マウスへのNomilin添加食長期投与実験結果
(体重，血清成分濃度)

は，両群のマウスにグルコースを経口投与し，その後の経時的な血中グルコース濃度の減少を追跡する，経口糖負荷試験を行った。その結果，経口投与後一時的な血中グルコースの濃度上昇が両群で認められるものの，その後Nomilin添加食群で血糖値は低値を示し，投与後2時間以降には有意な血糖低下作用が確認され，Nomilin添加食により血中グルコースの速やかなクリアランスが認められた。77日間の投与期間終了時に血液成分の測定を行ったところ，高脂肪食を通算20週間摂取した高脂肪食群では高血糖値を示したのに対し，Nomilin食群では有意な血糖低下が認められた（図5-4）。同様に，高血糖に誘導されたと考えられる高脂肪食群でみられた高インスリン濃度も，Nomilin添加食群で劇的な減少が認められた。さらに脂肪組織から分泌される血中遊離脂肪酸もNomilin添加食群で激減していた。これを反映して，副睾丸脂肪組織の湿重量はNomilin摂取マウスで有意に低下していた。以上の知見は，NomilinがTGR5アゴニスト活性を介してGLP-1分泌を亢進させ，高血糖改善作用を発揮し，さらに褐色細胞組織などでのエネルギー産生増大により抗肥満作用を発揮した結果と理解することができる[22]。今後は，同様の長期投与実験をTGR5ノックアウトマウスで行い[23]，血糖低下作用，抗肥満効果がTGR5依存的であることを証明する必要がある。

6．TGR5 アゴニスト成分

　古くよりオリーブ葉は，抗糖尿病，抗高血圧効果を有するハーブとして用いられている。この事実に基づき，オリーブ葉の成分よりTGR5 アゴニスト活性を有する成分を抽出した報告がある[24]。これはトリテルペノイドの一種のオレアノール酸と同定された。オレアノール酸を含む高脂肪食をマウスに投与すると，Nomilin同様に血糖値の低下，肥満の解消が観察される。さらに，テルペノイドのベツリン酸にもTGR5 アゴニスト活性が確認されている[25]。このように，広くトリテルペノイド類にTGR5 アゴニスト活性が見いだされている。実際，柑橘類，野菜類の抽出物を用いてTGR5 アゴニスト活性を評価すると，複数の画分に相当のアゴニスト活性を見いだすことができる（未発表データ）。

　さらに著者らは，当初のアッセイに用いた食品成分160種類とは構造の異なる，植物由来の精製化合物に関して解析を進めた。その結果，トリテルペノイド類とはまったく構造の異なる，そして構造がトリテルペノイド類に比較して単純な（6員環の数が少ない）化合物にも強いアゴニスト活性のあることを見いだしている（未発表データ）。この事実は，TGR5 は広範な構造の化合物をアゴニストとして受容しうることを意味している。小腸，大腸におけるTGR5 の役割を考えると，基質特異性は低くても，食事（そこには当然糖質は含まれるので）を摂取したことを認識し，そこに含まれる複数の成分を受容し，GLP-1分泌を亢進させ，血糖値の上昇に先駆けてインスリン分泌を促す態勢を整えることに意味があると考えられる。

　マウスへのNomilin投与実験で抗糖尿病，抗肥満効果が認められたことより，著者らはマウスTGR5 もクローニングし，培養細胞を用いたアゴニスト活性評価系でヒトとマウスのTGR5 活性の比較検討を行った。非常に興味深いことに，両TGR5 は内因性アゴニストであるTLCAにはほぼ同等の応答を示したのに対し，マウスTGR5 はNomilinに対して低い応答性を示した（未発表データ）。この事実は，マウスへの長期実験で0.2 %の添加が効果発現に必要とされたが，

ヒトへの投与では,それより低含量で効果が現れる可能性を示唆している。このような種差による応答性の違いは興味深いとともに,ヒト介入試験で十分な効果が発揮されることを期待させ,今後の解析結果を待ちたい。

7. 機能性食品成分の活用

　胆汁酸機能を模倣する活性を評価するアッセイ系を用いて見いだしたTGR5アゴニスト活性を有する食品成分は,上述したように抗糖尿病・抗肥満効果を発揮する可能性を秘めている。これまで機能が熱心に解析されてこなかったリモノイド類など新たな活性成分の有効利用により,メタボリックシンドロームを初めとする種々の生活習慣病の発症を食品の力で未然に予防・遅延させることは,超高齢社会を迎えた日本において,医療費軽減の観点からも強く望まれる。

文　献

1) Goldstein J.L., DeBose-Boyd R.A. and Brown M.S.: Protein sensors for membrane sterols. Cell, 2006; 124; 35-46.
2) Chiang J.Y.: Bile acids: regulation of synthesis. J Lipid Res, 2009; 50; 1955-1966.
3) Makishima M., Okamoto A.Y., Repa J.J. et al.: Identification of a nuclear receptor for bile acids. Science, 1999; 284; 1362-1365.
4) Parks D.J., Blanchar S.G., Bledsoe R.K. et al.: Bile acids: natural ligands for an orphan nuclear receptor. Science, 1999; 284; 1365-1368.
5) Wang H., Chen J., Hollister K. et al.: Endogenous bile acids are ligands for the nuclear receptor FXR/BAR. Mol Cell, 1999; 3; 543-553.
6) Hirokane H., Nakahara M., Tachibana S. et al.: Bile acid reduces the secretion of very low density lipoprotein by repressing microsomal triglyceride transfer protein gene expression mediated by hepatocyte nuclear factor-4. J Biol Chem, 2004; 279; 45685-45692.
7) Nakahara M., Furuya N., Takagaki K. et al.: Ileal bile acid-binding protein, functionally associated with the farnesoid X receptor or the ileal bile acid transporter, regulates bile acid activity in the small intestine. J Biol Chem,

2005 ; 280 ; 42283-42289.
8) Maruyama T., Miyamoto Y., Nakamura T. et al. : Identification of membrane-type receptor for bile acids (M-BAR). Biochem Biophys Res Commun, 2002 ; 298 ; 714-719.
9) Kawamata Y., Fujii R., Hosoya M. et al. : A G protein-coupled receptor responsive to bile acids. J Biol Chem, 2003 ; 278 ; 9435-9440.
10) Watanabe M., Houten S.M., Mataki C. et al. : Bile acids induce energy expenditure by promoting intracellular thyroid hormone activation. Nature, 2006 ; 439 ; 484-489.
11) Bianco A.C. and Kim B.W. : Deiodinases : implications of the local control of thyroid hormone action. J Clin Invest, 2006 ; 116 ; 2571-2579.
12) Katsuma S., Hirasawa A. and Tsujimoto G. : Bile acids promote glucagon-like peptide-1 secretion through TGR5 in a murine enteroendocrine cell line STC-1. Biochem Biophys Res Commun, 2005 ; 329 ; 386-390.
13) Tiwari A. and Maiti P. : TGR5 : an emerging bile acid G-protein coupled receptor target for the potential treatment of metabolic disorders. Drug Discov Today, 2009 ; 14 ; 523-530.
14) Ono E., Inoue J., Hashidume T. et al. : Anti-obesity and anti-hyperglycemic effects of the dietary citrus limonoid nomilin in mice fed a high-fat diet. Biochem Biophys Res Commun, 2011 ; 410 ; 677-681.
15) Roy A. and Saraf S. : Limonoids : overview of significant bioactive triterpenes Distributed in plants kingdom. Biol Pharm Bull, 2006 ; 29 ; 191-201.
16) Manners G.D. : Citrus limonoids : analysis, bioactivity, and biomedical prospects. J. Agric Food Chem, 2007 ; 55 ; 8285-8294.
17) Abdelgaleil S.A.M., Iwagawa T., Doe M. et al. : Antifungal limonoids from the fruits of *Khaya senegalensis*. Fitoterapia, 2004 ; 75 ; 566-572.
18) Abdelgaleil S.A.M., Hashinaga F. and Nakatani M. : Antifungal activity of limonoids from *Khaya ivorensis*. Pest Manag Sci, 2005 ; 61 ; 186-190.
19) Battinelli L., Mengoni F., Lichtner M. et al. : Effect of limonin and nomilin on HIV-1 replication on infected human mononuclear cells. Planta Med, 2003 ; 69 ; 910-913.
20) Guthrie N., Morley K., Hasegawa S. et al. : Inhibition of Human Breast Cancer Cells by Citrus Limonoids. *In* : Citrus Limonoids : Functional Chemicals in Agriculture and Foods, Vol.758 (ed. by Berhow M.A., Hasegawa S., and

Manners G.D.). American Chemical Society, Washington, DC., 2000, pp.164 – 174.
21) Endo T., Kita M., Shimada T. et al. : Modification of limonoid metabolism in suspension cell culture of citrus. Plant Biotechnol, 2002 ; 19 ; 397 – 403.
22) Sato R. : Nomilin as an anti-obesity and anti-hyperglycemic agent. Vitam Horm, 2013 ; 91 ; 425 – 439.
23) Maruyama T., Tanaka K., Suzuki J. et al. : Targeted disruption of G protein-coupled bile acid receptor 1 (Gpbar1/M-Bar) in mice. J Endocrinol, 2006 ; 191 ; 197 – 205.
24) Sato H., Genet C., Strehle A. et al. : Anti-hyperglycemic activity of a TGR5 agonist isolated from Olea europaea. Biochem Biophys Res Commun, 2007 ; 362 ; 793 – 798.
25) Ahmad H., Li J., Polson M. et al. : Citrus Limonoids and Flavanoids : Enhancement of Phase II Detoxification Enzymes and Their Potential in Chemoprevention. *In* : Potential Health Benefits of Citrus Vol.936 (ed. by Patil B.S., Turner N.D., Miller E.D. et al.). American Chemical Society, Washington, DC., 2006, pp.130 – 143.

第6章　ネギ属植物の含硫成分の機能性

関　泰一郎[*]，細野　崇[*]

1. はじめに

われわれは日常の生活において，ネギ属植物のニンニクやタマネギ，アブラナ属のブロッコリー，キャベツ，カリフラワー，ダイコン属のダイコン，ワサビ属のワサビなどの植物を介して多くの含硫化合物を摂取している。これらの硫黄を含むフィトケミカルは，通常植物体内では含硫アミノ酸や含硫配糖体などの前駆体として貯蔵されている。調理などによる植物組織の破壊は，酵素反応を始動させ，これらの前駆体を基質として特有の香気や香味を有する化合物を二次代謝産物として生成する。ネギ属植物ではアリイナーゼがアリインに作用してアリシンを経て安定なスルフィド類を生成する。本稿では，ニンニク由来のスルフィドに着目し，これらの分子の生成や生理機能について概説する。

2. ニンニクの香気成分の生成機構

ニンニク（学名：*Allium sativum* L.）はユリ科の多年草で，球根（鱗茎）を磨砕，スライス，細切などして香辛料（ガーリック）として用いられている。無傷のニンニクにはほとんど臭いはないが，調理によって鱗茎組織が破壊されると，酵素反応とその後の非酵素的な化学反応によりニンニク特有の臭いをもった含硫化合物が生成される。本稿では，まず，ニンニクの臭いの生成機構について解説する[1,2]。

---

[*] 日本大学生物資源科学部

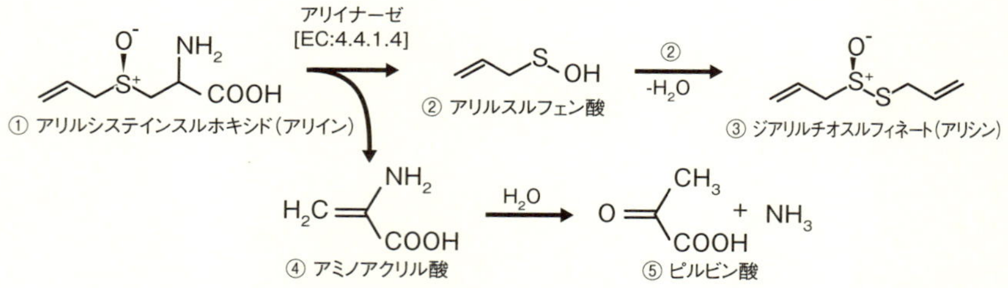

84　第2編　呈色・呈味・香気因子による栄養機能制御

図6-1　アリイナーゼによるアリインの分解とアリシンの生成

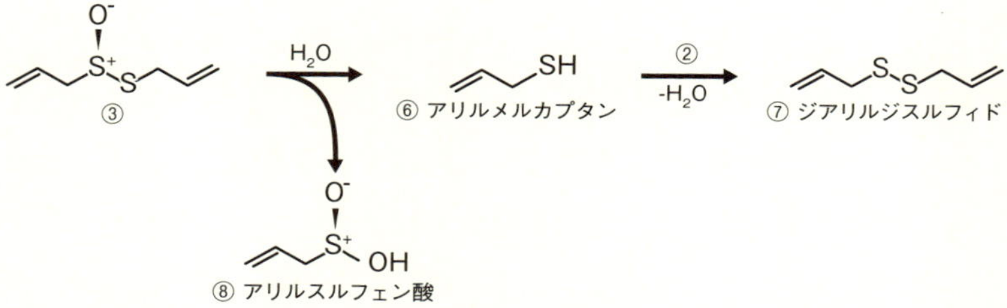

① アリルシステインスルホキシド（アリイン）
アリイナーゼ [EC:4.4.1.4]
② アリルスルフェン酸
③ ジアリルチオスルフィネート（アリシン）
④ アミノアクリル酸
⑤ ピルビン酸

図6-2　アリシンの分解によるジアリルジスルフィドの生成

③
⑥ アリルメルカプタン
⑦ ジアリルジスルフィド
⑧ アリルスルフェン酸

　ニンニクの臭いの前駆体は，おもにS-アリル-$_L$-システインスルホキシド（アリイン，図6-1①）と呼ばれるシステイン誘導体で，ニンニクに約1％含まれている。アリインは無臭で，水に極めてよく溶け，鱗茎の葉肉貯蔵細胞の細胞質に貯蔵されている。一方，ニンニクの臭い生成過程において重要な酵素のアリイナーゼは，維管束鞘細胞の液胞に貯蔵されている。無傷のニンニク鱗片では，酵素と基質が異なる部位に存在するため，臭いは検出されない。しかし，鱗茎組織が損傷を受けると，酵素のアリイナーゼと基質のアリインが反応し，直ちにニンニク特有の匂いが生じる。生のニンニクをかじると痛みにも似た強い刺激と臭いを感じるが，この刺激はアリシン（図6-1③）によるものである。アリシンによる刺激は，動物や昆虫，微生物の攻撃から鱗片を守るために生成すると考えられるが，反応性が高い化合物であるため鱗茎中に長時間保持することはできない。また，強い抗菌作用や酵素阻害作用をもつため，常に鱗茎細胞中に存在するとニンニク自体にとっても有害である。したがって，ニ

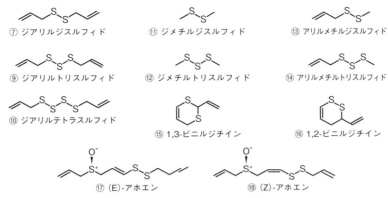

図6-3 アリシンの分解により生成するさまざまな含硫化合物

ニンニクの鱗片が外敵から傷つけられた時に直ちに生成できるように，酵素と基質が別々の場所に局在している。

鱗茎組織が損傷を受けると，酵素のアリイナーゼと基質のアリインが反応し，アリルスルフェン酸（図6-1②）やアミノアクリル酸（図6-1④）などを生成する。その後，化学反応により，さまざまなニンニクの臭いをもった含硫化合物が生成する。アリルスルフェン酸は反応性が高く，分子間の脱水反応によってジアリルチオスルフィネート（アリシン，図6-1③）へと変換される。アミノアクリル酸もピルビン酸（図6-1⑤）とアンモニアに変換される。アリイナーゼにより生成したアリシンもアリルスルフェン酸と同様，反応性が高く，他の化合物や自分自身と反応し，ニンニク特有の臭いをもったさまざまな含硫化合物が生成する。

スルフィド類のなかで代表的な化合物のジアリルジスルフィド（図6-2⑦，DADS）は，アリシン分解物のアリルメルカプタン（図6-2⑥）とアリルスルフェン酸が化学反応することによって生成する（図6-2）。さらにジアリルジスルフィドは，硫黄の数の異なるスルフィド類のジアリルトリスルフィド（図6-3⑨，DATS），ジアリルテトラスルフィド（図6-3⑩）へと変化する。また，ニンニクの臭いの前駆体にはメチル基をもったS-メチル-L-システインス

ルホキシド（メチイン）もわずかに含まれており，アリインと同様の化学反応を経てジメチルジスルフィド（図6-3⑪）やジメチルトリスルフィド（図6-3⑫）などのメチル基をもつ含硫化合物やアリルメチルジスルフィド（図6-3⑬）やアリルメチルトリスルフィド（図6-3⑭，MATS）などのアリル基とメチル基を両方もつスルフィド類も生成する。さらに，アリシンの分解により生じるチオアクロレインが2分子反応することで環状のビニルジチイン（図6-3⑮，⑯），アリシンとアリルスルフェン酸が反応することでアホエン（ajoene，図6-3⑰，⑱）が生成する。このように生成したニンニク特有の臭いをもった含硫化合物はアリシンとは異なり，比較的安定である。

3．ネギ属植物由来含硫化合物の機能

ネギ属植物由来の含硫化合物は，さまざまな機能を有することが知られている。ここでは，メタボリックシンドローム，抗動脈硬化作用，抗血栓作用，抗がん作用など，いわゆる生活習慣病との関連について概説する。

（1）メタボリックシンドロームとネギ属植物の摂取

肥満による内臓脂肪の蓄積は，インスリン抵抗性と密接に関係している。腸管周囲の白色脂肪組織の肥大・蓄積は，これらの脂肪組織におけるアディポネクチン（抗動脈硬化作用を有する）の産生を低下させ，TNF-α（インスリン抵抗性惹起作用を有する），PAI-1（血栓形成促進作用を有する）などの産生を増加させる。肥満によるこれらの変化はインスリン抵抗性，高血圧症，高血糖状態を引き起こして動脈硬化症を進展させる状態であり，メタボリックシンドローム（内臓脂肪症候群）と呼称される。メタボリックシンドロームは，内臓脂肪の蓄積の指標として腹囲周囲長を測定することに加えて，血圧，血中脂質，血糖の3つの指標のうち2つに異常がある場合に診断される。メタボリックシンドロームにより動脈硬化が促進され，最終的には虚血性心疾患や脳血管疾患などの血管系の重篤な合併症を発症する[3]。したがって，これらの疾患を予防す

るためには,食生活を見直し,肥満や高血圧症,脂質異常症,耐糖能異常などを改善する必要がある。

一般的にニンニクの摂取は,血液中のコレステロール濃度を低下させ,コレステロール合成を抑制することが広く知られている[3]。一方,ニンニクの摂取が脂質代謝に及ぼす影響を検討した29報の論文のメタアナリシスによると,ニンニクの摂取は血中総コレステロール濃度,トリグリセリド濃度に影響を及ぼしたが,LDLコレステロール・HDLコレステロール濃度には影響を及ぼさなかった[4]。血清総コレステロール濃度が200 mg/dL以上の被験者にニンニク関連製品を2カ月以上摂取させた試験に関する最近のメタアナリシスでは,血清総コレステロール濃度とLDLコレステロール濃度がニンニクの摂取により低下することが示された。総コレステロール濃度を8％減少させると,50歳での冠動脈イベントを38％減少させることができる。この分析では,HDLコレステロールはわずかに改善され,トリグリセリドレベルに有意な変化はみられなかった[5]。

(2) ニンニクの心血管保護効果

赤血球はニンニク由来スルフィドを硫化水素（H_2S）へと代謝する[6]。H_2Sは強力な心保護作用を有する内因性血管細胞シグナル分子であり,抗酸化作用,抗アポトーシス作用,抗炎症作用を介して心保護作用を発揮する[7]。H_2Sの産生は,赤血球内のグルタチオン濃度と赤血球膜表面の還元チオール基,スルフィドのアリル基の存在と硫黄原子の数に依存し,求核置換反応によりH_2S産生の中間体であるヒドロポリスルフィド（RSnH）とH_2Sを生成する。摘出した動脈リングを用いた実験では,ニンニク由来のポリスルフィドの添加によりH_2Sが生成することが確認され,ニンニク由来の含硫化合物の添加による動脈の弛緩反応とH_2Sの産生とはよく一致していた[6]。

内皮細胞に発現する一酸化窒素合成酵素（endothelial nitric oxide synthase：eNOS）が産生するnitric oxide（NO）は血管機能の維持に重要な役割を果たしている。NO産生の調節不全は,本態性高血圧症,虚血再灌流障害に加えて,

心筋機能の低下などの心血管不全に関連する病理や動脈硬化の進展と関連している。

酸化LDLは内皮の機能不全を誘導し，NO産生を低下させて動脈硬化を進展させる。酸化LDLはeNOSの活性を低下させ，NOの産生を抑制する。eNOSは，プロテインキナーゼB（protein kinase B：PKB）によるSer$_{1177}$のリン酸化とカベオリン（caveolin）-1，heat shock protein 90との複合体形成により活性化されるが，酸化LDLはPKBによるeNOSのリン酸化を阻害し，NO産生を減少させる。ニンニク香気成分のDADSとDATSは酸化LDLによるeNOSの活性低下を抑制する[8]。これは，DADSとDATSが細胞膜におけるeNOSとカベオリン1の結合を増強し，酸化LDLによるPKB活性の阻害によるeNOSのSer$_{1177}$のリン酸化抑制を解除することによる。さらに，DADSとDATSは，酸化LDLによるeNOSタンパク質の分解を抑制する。さらにDATSは，ミトコンドリアにおける酸化ストレスを減少させることにより，血管内皮細胞を高血糖による障害から保護すること[7]，内因性のH_2SとNOの生体内での利用効率を向上させ，虚血心筋を保護する可能性も明らかにされている[9]。

（3）抗酸化・抗糖化作用

糖尿病や高血糖状態では，フリーラジカルの増加，抗酸化システムの機能低下により，酸化ストレスが増加している。このような酸化ストレスの増加は，糖尿病性腎症等の血管合併症に密接に関連している。培養細胞を高濃度のグルコースを添加した培地で培養すると，細胞内の酸化ストレスが増加する。DATSは高濃度のグルコース存在下で培養した心筋細胞の酸化ストレスを低減させる[10]。この心筋細胞培養系での酸化ストレスの低減メカニズムは，DATSによりPI3K/Aktシグナルが活性化され，Nrf2の核内移行とともにヘムオキシゲナーゼ1（heme oxygenase 1：HO-1）の増加がみられる。PI3K/Akt依存性のNrf2の活性化とHO-1増加はストレプトゾトシン誘導1型糖尿病モデルラットでも観察される。

DASとDADSはLDLの酸化と糖化を抑制する。2型糖尿病患者から調製し

た，部分的に酸化と糖化を受けたLDLと血漿の酸化を測定したところ，DASとDADSは両者のさらなる酸化・糖化を有意に抑制した。これらの結果は，DASやDADSが高血糖状態で部分的に酸化や糖化を受けたLDLや血漿のさらなる酸化や糖化を阻止できることを示しており，糖尿病合併症を予防する可能性を示唆している[11]。

（4）動脈硬化抑制作用と抗血栓作用

動脈硬化の進展により生体は易血栓性を呈し，血栓準備状態となる。動脈硬化によって肥厚した内皮が血流や収縮のストレスにより破綻し，コラーゲン繊維などの結合組織が露呈されるとその部位に血栓が形成され，狭窄を起こして血流を止め心筋梗塞（冠動脈疾患とも総称される）などのさまざまな血栓性疾患を起こす。上述のように，ニンニクやニンニクの抽出物の摂取により血清コレステロールやトリグリセリド濃度の低下，HDLコレステロール濃度，線溶活性の増加などが数多く報告された。in vitro実験系においてもニンニクの成分がコレステロールの生合成やLDLの酸化を抑制すること，内皮細胞における酸化LDLによる接着因子の発現を抑制することなどから，ニンニクの摂取は冠動脈疾患のリスクを低減させることが考えられた。

ニンニクの摂取により，血小板凝集や動脈硬化が抑制されることが報告されている[12]。また，ニンニクオイルを投与したラットでは，トロンビン活性を阻害するアンチトロンビンⅢや，VIIIaおよびVa因子を不活性化するプロテインC活性が上昇する[13]。著者らは，ニンニク由来の血小板凝集抑制成分としてMATSを同定した。MATSは，in vitroの実験系においてコラーゲン，アラキドン酸をはじめとするほとんどすべての凝集惹起物質による血小板凝集を抑制する。これは，MATSがプロスタグランジンヒドロペルオキシダーゼの関与する反応を阻害し，強力な血小板凝集作用を有するトロンボキサンA_2の産生を抑制することによる[14]。さらに，血管内における血栓の形成に及ぼすMATSの影響についてHe-Neレーザー惹起血栓形成モデルを用いてin vivoで検討したところ，MATSは血栓形成を顕著に抑制した。ニンニクのオイルマセレー

トより単離されたアホエンは血小板のアラキドン酸代謝とGタンパク質によるシグナル伝達を阻害することにより血小板凝集を抑制する[15]。

含硫化合物は血小板凝集の阻害に加えて血漿フィブリノーゲン濃度の減少による血液凝固能の低下，線溶機能の亢進など，動脈硬化に起因する血栓性疾患をさまざまなメカニズムで総合的に予防することが考えられる[12]。上述のようにDADS，DATSは赤血球により代謝されてH_2Sを生成する。H_2SはNOやCOと同様の細胞情報伝達因子として機能し，DATSやDADSはH_2Sをメディエーターとして大動脈の弛緩反応をはじめ冠動脈疾患の予防にかかわるさまざまな細胞内情報伝達機構を調節する因子として，動脈硬化や心臓血管疾患の予防に関与することが考えられる。

(5) 含硫化合物の発がん予防作用

ニンニクやタマネギなどの*Allium*属植物やアブラナ科植物のがん予防効果について疫学研究が実施されており，これらの植物の摂取はある種のがんの罹患率を低下させると評価されている[16]。また，多くの動物モデル，*in vitro*での研究結果から生体内での発がん物質の代謝活性化の抑制，解毒・排泄促進による遺伝子毒性の低減，突然変異の予防，がん細胞の細胞周期の停止とアポトーシス誘導などが含硫成分の抗がん作用メカニズムであると考えられる[16]。水溶性含硫化合物，脂溶性含硫化合物はそれぞれ異なるメカニズムで抗がん作用を示す。S-アリルシステインなどの水溶性含硫化合物は動物モデルにおける化学発がんを抑制するが，株化がん細胞などに対する作用は弱い。一方，脂溶性のスルフィドは，株化がん細胞に対して強力な増殖抑制効果，アポトーシス誘導能を示す。

一般的に発がん性物質（生体外異物）は，それ自体で発がん作用を示すものは少ない。生体外異物は体内に取り込まれた後，第1相解毒酵素により代謝され発がん性を有する活性型へと変換される。通常，この活性型中間体は速やかに第2相解毒酵素により代謝・解毒され，無毒な排泄体へと変換されて体外に排泄される。したがって第1相解毒酵素の活性阻害や第2相酵素の活性増強は

体内での発がん物質の存在時間を短縮し，発がんの予防につながると考えられる。

　DADS，DATSは第1相酵素チトクローム（cytochrome）P-450の活性を抑制し，グルタチオンS-トランスフェラーゼやキノンリダクターゼなどの第2相解毒酵素を誘導する[17,18]。アリルスルフィド類による第2相酵素の誘導能は硫黄原子の数に比例する（DATS＞DADS＞DAS）。タマネギ由来のジプロピル，ジプロペニルスルフィド類に関しては，DATSやDADSに比べてジプロペニルジスルフィドの第2相解毒酵素誘導活性は弱く，ジプロピルジスルフィドにはほとんど効果がない[17]。第2相解毒酵素の発現誘導には，転写因子Nrf2が関与している。通常Nrf2は，細胞質内ではユビキチンリガーゼであるKeap-1と結合して不活性化されている。最近，DATSがKeap-1のCys$_{288}$をS-アリル修飾することにより不活性化し，Nrf2の核へのトランスロケーションと活性化に関与することが明らかにされた[19]。

（6）含硫化合物によるがん細胞の増殖抑制とアポトーシスの誘導

　ニンニクオイルを各種株化がん細胞に添加して培養すると細胞増殖は抑制され，未熟な血液腫瘍細胞では成熟細胞への分化やアポトーシスが誘導される[20-22]。ヒト大腸がん細胞を用いて各種アリルスルフィドとその類縁化合物の細胞増殖抑制効果について調べたところ，DATSの効果が最も強力で，分子中に硫黄を3つ有することに加えアリル基が重要な構造であった[23,24,26]。詳細な分子細胞生物学的解析によりDATSは大腸がん細胞の細胞周期をM期で停止させ，カスパーゼ3の活性化を介してアポトーシスを誘導することが明らかになった[23,25]。DATSは細胞骨格タンパク質βチューブリン分子中の特定の2つのシステイン残基（Cys$_{12}$とCys$_{354}$）のチオール基を酸化的にS-アリル修飾し，チューブリンの機能を阻害することが考えられた[23]。これは，上述のKeap-1のCys$_{288}$の修飾と同様，S-アリル基に相当する72.1Daの増加が質量分析により観察されている。ヒト大腸がん細胞を移植したヌードマウスにDATSを投与すると，腫瘍のサイズは顕著に減少し，その腫瘍内には広汎な壊死像が観察さ

れ，DATSは*in vivo*においても抗腫瘍作用を示した[23]。

4．おわりに

　食用植物由来の含硫化合物は多彩な機能性を示す。本稿では特に脂溶性化合物の抗血栓作用や抗がん作用について述べたが，水溶性，脂溶性のさまざまな含硫化合物がそれぞれ異なる機能性を発揮するものと考えられる。これらの分子の生体内での代謝など明らかにされていない点も多い。調理や加工法と機能性含硫化合物の生成分子種，生成量，加工食品中の含有量との関係，さらには含硫化合物の体内動態を含め機能性を評価することが重要である。

文　献

1) Ariga T. and Seki T.：Functional Foods from Garlic and Onion, *In*：Asian Functional Foods（ed. by Shi J., Ho C.-T. and Shahidi F.）. CRC Press, New York, 2005, pp.433–490.
2) Lawson L.：The composition and chemistry of garlic cloves and processed garlic. *In*：Garlic（ed. by Koch H.P. and Lawson L.D.）. Willams & Wilkins, Baltimore, 1996, pp.37–107.
3) 関　泰一郎：メタボリックシンドロームと栄養．健康栄養学（小田裕昭，加藤久典，関泰一郎編）．共立出版，2014, pp.187–193.
4) Reinhart K.M., Talati R., White C.M. et al.：The impact of garlic on lipid parameters：a systematic review and meta-analysis. Nutr Res Rev, 2009；22（1）；39–48.
5) Ried K., Toben C. and Fakler P.：Effect of garlic on serum lipids：an updated meta-analysis. Nutr Rev, 2013；71（5）；282–299.
6) Benavides G.A., Squadrito G.L., Mills R.W. et al.：Hydrogen sulfide mediates the vasoactivity of garlic. Proc Natl Acad Sci USA, 2007；104（46）；17977–17982.
7) Liu L.L., Yan L., Chen Y.H. et al.：A role for diallyl trisulfide in mitochondrial antioxidative stress contributes to its protective effects against vascular endothelial impairment. Eur J Pharmacol, 2014；725；23–31.
8) Lei Y.P., Liu C.T., Sheen L.Y. et al.：Diallyl disulfide and diallyl trisulfide protect endothelial nitric oxide synthase against damage by oxidized low-

第 6 章　ネギ属植物の含硫成分の機能性　93

　　　density lipoprotein. Mol Nutr Food Res, 2010；54（Suppl. 1）；S42-S52.
9 ）Predmore B.L., Kondo K., Bhushan S. et al.：The polysulfide diallyl trisulfide protects the ischemic myocardium by preservation of endogenous hydrogen sulfide and increasing nitric oxide bioavailability. Am J Physiol Heart Circ Physiol, 2012；302（11）；H2410-H2418.
10）Tsai C.Y., Wang C.C., Lai T.Y. et al.：Antioxidant effects of diallyl trisulfide on high glucose-induced apoptosis are mediated by the PI3K/Akt-dependent activation of Nrf2 in cardiomyocytes. Int J Cardiol, 2013；168（2）；1286-1297.
11）Huang C.N., Horng J.S. and Yin M.C.：Antioxidative and antiglycative effects of six organosulfur compounds in low-density lipoprotein and plasma. J Agric Food Chem, 2004；52（11）；3674-3678.
12）Vilahur G. and Badimon L.：Antiplatelet properties of natural products. Vascul Pharmacol, 2013；59（3-4）；67-75.
13）Chan K.C., Yin M.C. and Chao W.J.：Effect of diallyl trisulfide-rich garlic oil on blood coagulation and plasma activity of anticoagulation factors in rats. Food Chem Toxicol, 2007；45（3）；502-507.
14）Ariga T. and Seki T.：Antithrombotic and anticancer effects of garlic-derived sulfur compounds：a review. Biofactors, 2006；26（2）；93-103.
15）Apitz-Castro R., Cabrera S., Cruz M.R. et al.：Effects of garlic extract and of three pure components isolated from it on human platelet aggregation, arachidonate metabolism, release reaction and platelet ultrastructure. Thromb Res, 1983；32（2）；155-169.
16）Yun H.M., Ban J.O., Park K.R. et al.：Potential therapeutic effects of functionally active compounds isolated from garlic. 　Pharmacol Ther, 2014；142（2）；183-195.
17）Hosono-Fukao T., Hosono T., Seki T. et al.：Diallyl trisulfide protects rats from carbon tetrachloride-induced liver injury. J Nutr, 2009；139（12）；2252-2256.
18）Fukao T., Hosono T., Misawa S. et al.：The effects of allyl sulfides on the induction of phase II detoxification enzymes and liver injury by carbon tetrachloride. Food Chem Toxicol, 2004；42（5）；743-749.
19）Kim S., Lee H.G., Park S.A. et al.：Keap1 cysteine 288 as a potential target for diallyl trisulfide-induced Nrf2 activation. PLOS ONE, 2014；9（1）；e85984.
20）Seki T., Tsuji K., Hayato Y. et al.：Garlic and onion oils inhibit proliferation and induce differentiation of HL-60 cells. Cancer Lett, 2000；160（1）；29-35.

21) Suda S., Watanabe K., Tanaka Y. et al. : Identification of molecular target of diallyl trisulfide in leukemic cells. Biosci Biotechnol Biochem, 2014 ; 78 (8) ; 1415-1417.
22) Watanabe K., Hosono T., Watanabe K. et al. : Diallyl trisulfide induces apoptosis in Jurkat cells by the modification of cysteine residues in thioredoxin. Biosci Biotechnol Biochem, 2014 ; 78 (8) ; 1418-1420.
23) Hosono T., Fukao T., Ogihara J. et al. : Diallyl trisulfide suppresses the proliferation and induces apoptosis of human colon cancer cells through oxidative modification of beta-tubulin. J Biol Chem, 2005 ; 280 (50) ; 41487-41493.
24) Iitsuka Y., Tanaka Y., Hosono-Fukao T. et al. : Relationship between lipophilicity and inhibitory activity against cancer cell growth of nine kinds of alk (en) yl trisulfides with different side chains. Oncol Res, 2010 ; 18 (11-12) ; 575-582.
25) Seki T., Hosono T., Hosono-Fukao T. et al. : Anticancer effects of diallyl trisulfide derived from garlic. Asia Pac J Clin Nutr, 2008 ; 17 (Suppl. 1) ; 249-252.
26) Hosono T., Hosono-Fukao T., Inada K. et al. : Alkenyl group is responsible for the disruption of microtubule network formation in human colon cancer cell line HT-29 cells. Carcinogenesis, 2008 ; 29 (7) ; 1400-1406.

第3編

ポリフェノールによる栄養機能制御

第7章 クルクミンをはじめとする食事由来因子と消化管ホルモン分泌，糖尿病予防
　　　　　　　　　　　　　……………（加藤正樹・津田孝範）
第8章 クルクミンの吸収・代謝および培養細胞への取り込み
　　　　――生理作用発現機構との関係性
　　　　　　　　　　　　　……………（仲川清隆・宮澤陽夫）
第9章 北海道で命名されたレスベラトロールのPPAR活性化を介した機能性
　　　　　　　　　　　…（井上裕康・滝澤祥恵・中田理恵子）
第10章 機能性食品成分の腸管上皮吸収機構およびトランスポーター制御
　　　　　　　　　　　　　………………………（薩　秀夫）
第11章 ポリフェノール類による転写制御を介した代謝改善効果
　　　　　　　　　　　　　………………………（井上　順）
第12章 プロシアニジンによる血糖ならびに脂質代謝調節
　　　　　　　　　　　　　……………（山下陽子・芦田　均）
第13章 筋萎縮予防因子としての食事性ポリフェノール
　　　　　　　　　　　　　……………（向井理恵・寺尾純二）
第14章 骨・脂質・糖代謝を制御するポリフェノール
　　　　　　　　　　　　　………………………（上原万里子）
第15章 大豆イソフラボンの有用性と安全性
　　　　　　　　　　　　　………………………（石見佳子）
第16章 緑茶カテキンを生体が感知するしくみ
　　　　　　　　　　　　　………………………（立花宏文）

第7章　クルクミンをはじめとする食事由来因子と消化管ホルモン分泌，糖尿病予防

加藤正樹*，津田孝範*

1．はじめに

　カレーの黄色色素として知られている「クルクミン」は，ターメリック（ウコン）に含まれる成分で，カレーのみならず種々の食品の着色に用いられている。ウコンの原産地はインドで，東南アジアを中心に栽培され，生薬の素材としても利用されている。本稿では取り上げていないが，これまでにクルクミンの健康機能や薬理作用についてたいへん数多くの研究がなされている。

　著者らは，食品由来因子の糖尿病予防・抑制作用とその分子メカニズムの解明に携わり，多様な視点から研究を行っている。最近，インクレチンの制御を介した糖尿病予防・抑制の点からの食品由来因子の研究を行っており，一部の食品中の因子はインクレチンの制御にかかわることを明らかにしつつある。本稿では，クルクミンと食用サツマイモ若葉抽出物のGLP-1分泌促進作用に関する著者らの研究成果を紹介する。

2．消化管ホルモン「インクレチン」とその作用

　インスリン分泌能力が低いとされる日本人は，食事内容や生活様式の欧米化による比較的軽度の肥満が加わると容易に糖尿病を発症する。2型糖尿病においては，インスリン抵抗性に加えてインスリンの分泌障害を改善することが重要となる。2型糖尿病の新たな治療戦略としての「インクレチン」関連薬は，

---

*　中部大学応用生物学部

大きな恩恵をもたらすものと期待されている。「インクレチン」とは，食事摂取に伴い消化管から分泌され，膵β細胞に作用してインスリン分泌を促進するペプチドホルモンの総称である。現在，GIP（glucose-dependent insulinotropic polypeptide）とGLP-1（glucagon-like peptide-1）が知られている。2型糖尿病患者においては，膵β細胞におけるGLP-1の感受性は低下していないことから，GLP-1が2型糖尿病の予防・治療に有効と考えられている[1]。

GLP-1は小腸下部〜大腸に存在する腸管内分泌L細胞から分泌される。GLP-1は，血中グルコース濃度に依存してインスリン分泌を促す。そのため従来のインスリン分泌促進剤による膵β細胞の疲弊や低血糖誘導，体重増加のリスクが少ない。さらに糖尿病予防・治療上重要となる膵β細胞の保護・増殖促進やグルカゴン分泌抑制作用を示す。さらに膵外作用として，食欲抑制や体重増加抑制，胃排出運動の抑制，心保護作用，骨代謝制御などの多彩な作用が報告されている[2]。この背景から最近GLP-1関連薬が開発され，実際に臨床現場で使用されている。GLP-1は，血中に存在する分解酵素DPP-4（dipeptidyl peptidase-4）により分解されて不活性化される。その血中での半減期は短く（約2分程度），DPP-4活性を阻害することで血中の活性型GLP-1濃度を上昇させるDPP-4阻害薬が開発されている。一方，GLP-1誘導体薬は，分解抵抗性の構造をもつものであるが，皮下注射による投与を必要とする[3]。

3．食事由来因子とインクレチン作用，インクレチン関連薬

インクレチンは食事摂取に伴い消化管から分泌されるため，食事の内容や栄養素，あるいは非栄養素などの食品由来因子によって大きく影響されると考えられる。さらに糖尿病の治療においては，インクレチン関連薬の使用時，食事の内容によりその治療効果が影響を受けることが想定される。摂取された食事・食品由来因子は，消化管においてインクレチンの分泌の促進にかかわる。また吸収された食品由来因子によるDPP-4の阻害はインクレチン濃度の上昇を促す。一方，食品由来因子は，なんらかの機序を介してインクレチンの感受

性を高める,あるいはインクレチンの受容体に直接作用する,なども考えられる。

食事とインクレチン作用,あるいはインクレチン関連薬の効果に対して種々の研究が行われている。以下にその事例を示す。例えば,2型糖尿病患者へのリパーゼ阻害剤(オルリスタット)は,グルコースとオイル摂取時のGLP-1,GIP分泌を低下させ,耐糖能を悪化させる[4]。また,2型糖尿病患者においてホエータンパク質の前摂取はマッシュポテト摂取時のGLP-1分泌を促し,食後高血糖を是正する[5]。健常人を対象とした研究では,乾燥肉のみ,バターのみの食事と比較して,パン,バター,乾燥肉の混合食(サンドイッチ)の摂取はGIPの分泌を強く促し,最もインクレチン効果が高いとの報告がある[6]。さらに国内の2型糖尿病患者においてDPP-4阻害剤投与による糖化ヘモグロビンの低下は魚類の摂取が多いほどその効果が高く,この相関は魚類に含まれるドコサヘキサエン酸やエイコサペンタエン酸などの高度不飽和脂肪酸の摂取量と関係していると報告されている[7]。

これらの報告から考えると,何を食べるか(食事の内容),あるいは食べる順番でインクレチン作用が影響を受ける可能性,さらに食事の内容やサプリメントなどを通じて摂取された食品由来因子がインクレチン関連薬の治療効果に影響を与える可能性が強く示唆される。したがって,食品栄養学の立場から,食品由来因子によるGLP-1分泌促進作用やその分泌経路・機序の解明,インクレチン作用の修飾に関する研究が必要となっている。さらに臨床栄養において糖尿病患者に対して,例えば食事の前にインクレチン分泌を促す食品を摂取することでインクレチン効果を高めたり,インクレチン関連薬の効果を高めたり保持できる食事療法を検討する必要がある。

4.GLP-1分泌の促進作用と食品由来因子

これまでに栄養素,非栄養素などの食品由来因子によるGLP-1の分泌促進作用がグルコース以外に報告されている。経口摂取された食品由来因子は消化

管内で消化管内分泌細胞を刺激し，GLP-1の分泌を促進させる。したがって，GLP-1分泌促進成分を取り入れた食事はGLP-1分泌量を増加させると考えられる。以下に事例を示す。

(1) アミノ酸，タンパク質加水分解物

種々のアミノ酸のGLP-1分泌促進作用が調べられており，グルタミンやアルギニンにGLP-1分泌促進作用が報告されている[8-12]。L細胞モデルにおいて，グルタミンの投与は細胞内カルシウムを上昇させGLP-1の分泌にかかわる。オルニチンはGPCR（Gタンパク質共役受容体）ファミリーCグループ6サブタイプAを介してGLP-1の分泌を刺激することが報告されている[12]。さらにグルタミンはヒトにおいてもGLP-1，GIP，インスリン濃度を上昇させることが報告されている[9,11]。

一方，タンパク質加水分解物については，北海道大学の比良，原らの研究グループがこの分野で先駆的な研究を行っており，トウモロコシ由来タンパク質であるツェインの加水分解物のGLP-1分泌促進作用と血糖値制御に関する報告がなされている[13,14]。その他にもオリゴペプチド[15,16]，さらに肉タンパク質加水分解物のMAPキナーゼを介したGLP-1分泌促進作用が報告されている[17]。

(2) 脂　　質

脂質，特に脂肪酸がGLP-1分泌を促進することはよく知られている。遊離脂肪酸はGPCRのリガンドとなり，GPR40やGPR120は中鎖から長鎖脂肪酸により活性化される。GPR120は腸管K細胞やL細胞に発現しており，αリノレン酸やリノール酸，ドコサヘキサエン酸などがGPR120を介してGLP-1分泌を促進する[18]。さらにGPR40も脂肪酸により活性化され，GLP-1の分泌にかかわる[19]。これらのGPR活性化はGqファミリータンパク質と共役しIP$_3$R（inositol 1,4,5-trisphosphate receptor）を介した小胞体からのカルシウム放出が促され，GLP-1の開口分泌が促進される。オレイン酸もGLP-1の分泌を促進するが，

この分泌促進には，プロテインキナーゼζが関与することが報告されている[20]。さらに胆汁酸もGPCRであるTGR5を介してGLP-1分泌を促進させる[21]。

（3）糖　　　質

糖質によるGLP-1分泌促進に関しては，グルコースはもちろんであるが，パラチノース[22]や，SGLT1（sodium dependent glucose cotransporter-1）を介して取り込まれるが代謝を受けないメチルグルコースもGLP-1分泌を促す[23]。食物繊維については，レジスタントスターチがGLP-1分泌を促進することが報告されていたが，最近食物繊維が消化管内の微生物による発酵で短鎖脂肪酸に変化し，これがGPR43を刺激してGLP-1分泌を促進することが報告されている[24]。

（4）栄養素以外の食品由来因子

著者らによるクルクミン，食用サツマイモ若葉のGLP-1分泌促進作用については，次項の5と6で詳細に述べるが，栄養素以外の食品由来因子のGLP-1分泌促進作用についても報告がある。キハダなどに含まれるベルベリン[25]やレスベラトロール[26]，ニガウリ由来のトリテルペノイド[27]がGLP-1分泌を促進することが報告されている。なお食品由来因子ではないが，DPP-4阻害剤であるシタグリプチンがGLP-1分泌を促進することも報告されている[28]。

5．クルクミンのGLP-1分泌促進作用とその機序

これまで述べてきたように，食事の内容や食べる順番はインクレチン作用に影響を与えるとともに，インクレチン関連薬の治療効果に影響を及ぼす。また多様な栄養素や非栄養素の食品由来因子はGLP-1分泌に影響を与える。これらのことから，食品由来因子によるGLP-1分泌の促進作用やその分泌経路の解明，インクレチン作用の修飾について明らかにすることは，食事や食品由来

因子を活用した糖尿病予防・治療の観点から大きな意味をもつ。

著者らのグループは細胞レベルでのGLP-1分泌促進作用をもつ食品因子を検討し,「クルクミン」をはじめとする数種の化合物のGLP-1分泌促進作用を見いだしている[29]。クルクミンによる糖尿病予防・抑制作用に関しての研究については, 最近ヒト介入試験においても, その効果が報告されている[30]。ここでは, 著者らによるクルクミンのGLP-1分泌促進作用の研究成果を示す。

GLP-1分泌細胞を用いてクルクミンとその誘導体（図7-1）を検討した結果, クルクミンは強いGLP-1分泌促進作用を示し, $10\mu M$程度で有意な分泌促進作用を示した（図7-2）。ターメリック中には, クルクミンの構造と比較してメトキシ基を1つ消失したDMC（demethoxycurcumin）, メトキシ基をもたないBDMC（bisdemethoxycurcumin）がある。また, β-ジケトン構造を消失したものはTHC（tetrahydrocurcumin）であるが, これらのクルクミン誘導体の構造・活性相関を検討した。その結果, クルクミン誘導体によるGLP-1分泌促進作用には, β-ジケトン構造と少なくとも1つのメトキシ基が必要であり, β-ジケトン構造に加えて2つのメトキシ基をもつクルクミンが最も強力であった。一方, メトキシ基が消失したBMC, また, β-ジケトン構造が消失したTHCはGLP-1の分泌を有意に促進しなかった（図7-3）。クルクミンのバイオアベイラビリティーは高くなく, 血中においては抱合体が検出される。しかし腸管内分泌細胞との関係からは, クルクミン自体が腸管内において内分

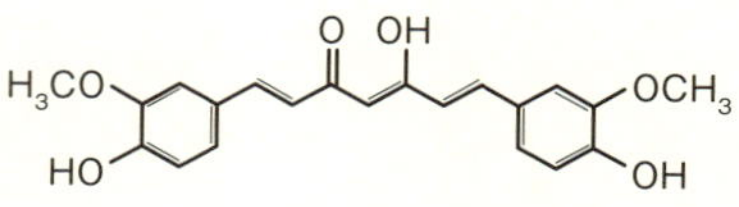

クルクミン 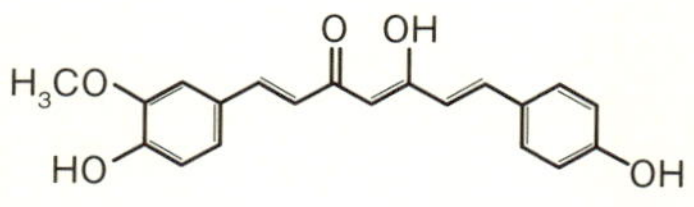　　　　　　　　　デメトキシクルクミン（DMC）

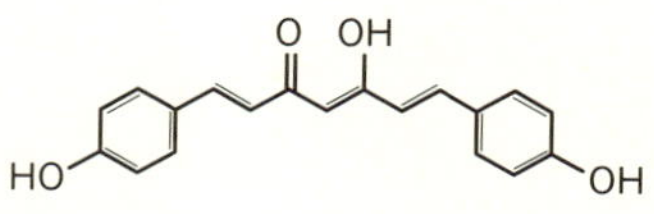

ビスデメトキシクルクミン（BDMC） 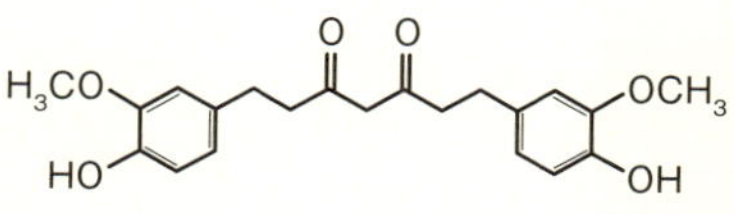　　テトラヒドロクルクミン（THC）

図7-1　クルクミンおよびその誘導体の化学構造

第7章　クルクミンをはじめとする食事由来因子と消化管ホルモン分泌,尿病予防　103

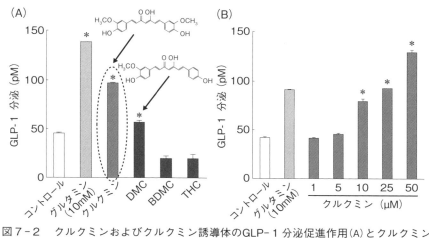

図7-2　クルクミンおよびクルクミン誘導体のGLP-1分泌促進作用(A)とクルクミンのGLP-1分泌促進作用における濃度依存性(B)
＊：コントロールとの間に有意差あり（$p<0.05$）。

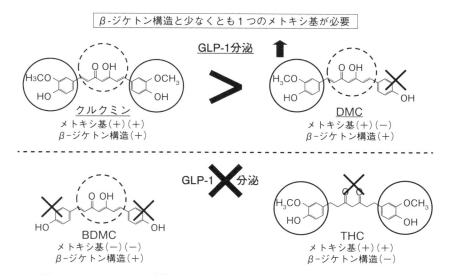

図7-3　クルクミン誘導体とGLP-1分泌促進作用における構造-活性相関

泌細胞表層でのGLP-1の分泌を刺激すると考えると，その吸収・代謝や血中濃度を考慮する必要はなく，むしろ腸管内での溶解性などのファクターが重要になる。

次にクルクミンによるGLP-1の分泌促進経路を検討した。GLP-1の分泌には細胞内Ca^{2+}レベルの上昇が関与すると考えられる。この時の細胞内Ca^{2+}レベルの上昇はCa^{2+}チャネルを介した外因性Ca^{2+}の取り込み，または，小胞体に存在するIP_3RおよびRYR（ryanodine receptor）を介した内因性Ca^{2+}の動員によると考えられる。著者らの検討結果から，クルクミンの投与は細胞内Ca^{2+}レベルを上昇させた。この時，Ca^{2+}チャネルブロッカーや内因性Ca^{2+}ストアの放出を抑制することで，クルクミンによるGLP-1の分泌促進は有意に抑制された（図7-4，7-5）。

膵β細胞からのグルコース刺激によるインスリン分泌促進については解明が進んでいるが，腸管内分泌細胞におけるGLP-1分泌については，β細胞からのインスリン分泌とは異なる点もあり，例えばK_{ATP}チャネルの意義などは明らかではない。一方，インスリン分泌機序において細胞内Ca^{2+}レベルの上昇とこれに伴うCaMKⅡ（Ca^{2+}/calmodulin-dependent kinaseⅡ）の活性化が関与するとの報告がなされている[31-33]。これまでにGLP-1の分泌に関しては，CaMKⅡの関与についての報告はないが，同様の関与も考えられる。そこでクルクミンによるGLP-1分泌促進作用におけるCaMKⅡの関与を検討した。その結果，CaMKⅡ阻害剤の処理は，クルクミンによるGLP-1の分泌促進を完全に消失させた。この時のCaMKⅡタンパク質を解析すると，クルクミンの投与は時間依存的および濃度依存的に，CaMKⅡのリン酸化（活性化）を著しく増加させた（図7-6）。これらの結果から，クルクミンは細胞内Ca^{2+}レベルを上昇させ，CaMKⅡの活性化を介してGLP-1分泌を促進すると考えられる。

GLP-1分泌の促進作用は細胞内Ca^{2+}レベルの上昇を伴わず，PKAやPKCが関与していることも知られている[20]。この場合，細胞内のcAMPレベルの上昇を伴う。また，MAPキナーゼであるERK1/2の関与も報告されている[17, 28]。そこでクルクミンによるGLP-1分泌促進作用に関して，PKA，PKCおよび

第7章　クルクミンをはじめとする食事由来因子と消化管ホルモン分泌,尿病予防　105

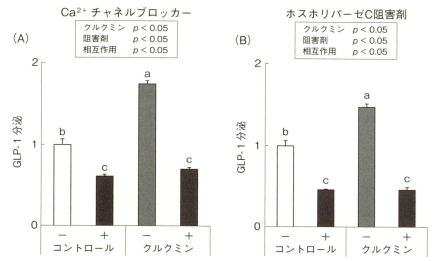

図7-4　クルクミンによるGLP-1分泌促進作用におけるカルシウムチャネル(A)およびホスホリパーゼC阻害(B)の影響
グラフ中の異なるアルファベット文字間は有意差（$p<0.05$）があることを示す。

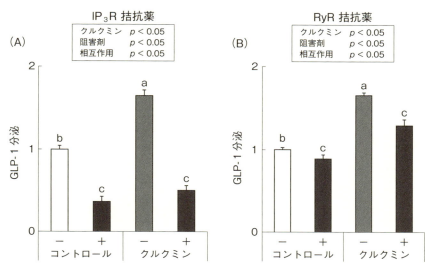

図7-5　クルクミンによるGLP-1分泌促進作用に対する内因性カルシウムストア阻害（A：IP$_3$R，B：RyR）の影響
グラフ中の異なるアルファベット文字間は有意差（$p<0.05$）があることを示す。

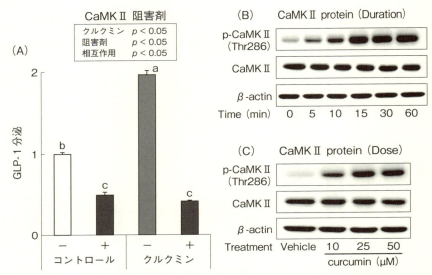

図7-6 クルクミンによるGLP-1分泌促進作用に対するCaMKⅡ阻害の影響(A)とクルクミン投与によるCaMKⅡ活性化作用 (B:経時変化, C:濃度変化)
グラフ中の異なるアルファベット文字間は有意差 ($p<0.05$) があることを示す。

ERKの関与を検討した。はじめにクルクミンによる細胞内cAMPレベルの変化について検討したが, クルクミンの投与は細胞内cAMPレベルに影響を与えなかった。またPKA, PKCやERK1/2は, いずれもクルクミンによるGLP-1の分泌促進に影響を与えなかった。したがって, クルクミンによるGLP-1分泌促進作用にこれらの経路は関与していないものと考えられる。

なお, 予備的検討ながら, マウスにおいてクルクミンの投与は, 耐糖能を改善し, GLP-1アンタゴニストの前投与は耐糖能改善作用を消失させることから, クルクミンは生体内においてもGLP-1分泌促進作用を介して血糖値制御に関与すると考えられる。これらの点については, 現在慎重に検討を進めている。

6. 食用サツマイモ若葉のGLP-1分泌促進作用

農林水産省で開発したサツマイモの1品種である「すいおう(*Ipomoea*

第7章　クルクミンをはじめとする食事由来因子と消化管ホルモン分泌,尿病予防　107

batatas L.)」は，その葉茎を野菜として食用にするために品種改良されたものである。すいおうの葉はCQA（カフェオイルキナ酸）誘導体を含み（図7-7），これまでに種々の健康機能が報告されている[34, 35]。

すいおうの新たな機能性開発のために種々の検討が行われているが，著者らは北海道大学，東洋新薬と共同研究を進め，すいおう葉抽出物（SP）の摂取が，2型糖尿病モデルマウスにおいて血糖値上昇の有意な低下をもたらすことを明らかにしている。この作用メカニズムとしては，腸管でのαグルコシダーゼ阻害作用やアディポネクチンの発現上昇などが考えられる。しかし，SPのαグルコシダーゼ阻害作用は極めて弱く，アディポネクチンの発現も誘導しないことから，これらとは別の作用メカニズムとして，SPのGLP-1分泌促進作用が予想された。SPは腸管内分泌細胞への投与によりGLP-1の分泌を強く刺激する。さらにSPに含まれる3,4-diCQAや3,4,5-triCQAもGLP-1の分泌を有意に刺激した。ラット個体において，SPの投与後にグルコースを腹腔内投与して血中グルコース濃度の推移を測定すると，コントロール群（SP非投与＋グルコース腹腔内投与）と比較して，有意な血中インスリン濃度の上昇とともに血中グルコース濃度の有意な低下が観察された（図7-8）。この時，血中

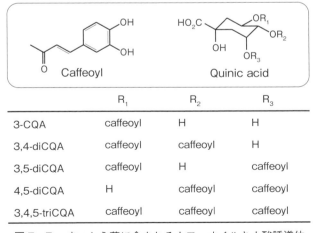

図7-7　すいおう葉に含まれるカフェオイルキナ酸誘導体

GLP-1濃度は，SP投与後で活性型，総量のいずれもコントロール群と比較して有意に上昇した（図7-9）。さらにインスリン分泌促進剤であるスルホニル尿素薬あるいはSPをラットへ投与した時の血中インスリン濃度とグルコース濃度の推移を観察した。その結果，スルホニル尿素薬の投与は，グルコースの非投与時でもインスリン分泌を強く誘導し，低血糖状態になるが，SPの単独投与は低血糖を起こさなかった。以上の結果から，SPの摂取による糖尿病予

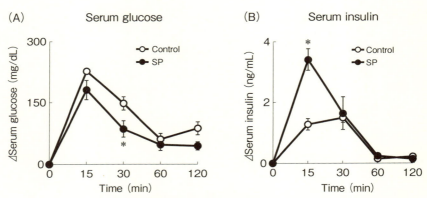

図7-8　ラットにおけるSP経口前投与後の腹腔内投与グルコース負荷試験（A：血清グルコース濃度，B：血清インスリン濃度）
＊：各時間において，コントロールとの間に有意差あり（$p<0.05$）。

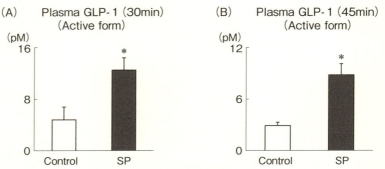

図7-9　ラットにおけるSP経口前投与後の腹腔内投与グルコース負荷試験における門脈血活性型GLP-1濃度
（A：SP投与後30分，B：SP投与後45分，＊：コントロールとの間に有意差あり（$p<0.05$）。

第7章 クルクミンをはじめとする食事由来因子と消化管ホルモン分泌,尿病予防　109

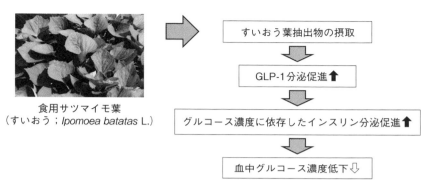

図7-10　すいおう葉抽出物の摂取による血糖値上昇抑制作用機序[36]

防・抑制作用のメカニズムは,SPの摂取がGLP-1の分泌を刺激し,血糖値が高い場合は,インスリン分泌を促進して,その結果血糖値が正常化する(図7-10)[36]。この血糖値低下作用は,SPを介したGLP-1分泌促進作用によるものであるから,インスリン分泌促進剤とは異なり,低血糖を誘導しない。

7.おわりに

本研究を基盤として種々の健康機能・薬理作用が知られているクルクミンの活用の幅がおおいに広がることが期待でき,クルクミンのGLP-1分泌促進作用による糖尿病予防・抑制食品の開発が推進できる。さらにその分泌経路を明らかにすることで,他の食品由来因子の研究の進展を後押しできる。食用サツマイモ葉のGLP-1分泌促進作用を介する血糖値上昇抑制作用については,すいおうが元々は野菜としての活用目的により開発されたものであり,その粉末はすでに青汁等で商品化されていることから,さらにその利用の幅が広がるものと期待される。

食品由来因子によるGLP-1分泌促進作用の活用については,今後の進展に向けていくつかの課題がある。基礎的な研究ではGLP-1のエキソサイトーシスとCaMKⅡをつなぐ因子は不明である。最近,小胞結合タンパク質であるVAMP2(vesicle-associated membrane protein 2)のGLP-1分泌への関与に

関する報告もあり[37]．これらの点がさらに明らかになれば，GLP-1の分泌促進経路，作用機序の全貌解明にもつながる．

インクレチンと食事との間には密接な関係があると考えられる．食品機能学の視点から食品由来因子によるGLP-1の分泌制御が糖尿病予防に有効かどうかは，今後もさらにエビデンスを必要とするが，大きな期待が寄せられている．糖尿病治療の点から考えると，GLP-1関連薬の効果は食事内容や食べる順番により影響を受ける可能性は高い．したがって，糖尿病治療において，このような食品由来因子によるGLP-1分泌作用の研究と食事療法の点から，種々の食品の活用は，GLP-1関連薬の効果を高めるために重要である．一方，ネガティブな作用の有無も十分に検証しなければならない．糖尿病治療中の食事という点から考えると，GLP-1分泌を促進する食品を活用した食事メニューの提案やサプリメントとしてクルクミンを使用することも可能であろう．ただし，医薬品との相互作用は十分に注意すべきであり，GLP-1関連薬以外にも他の糖尿病治療薬が処方されている場合も想定して慎重かつ実践的な活用を探っていく必要がある．

文　献

1) Lovshin J.A. and Drucker D.J.：Incretin-based therapies for type 2 diabetes mellitus. Nat Rev Endocrinol, 2009；5；262-269.
2) Baggio L.L. and Drucker D.J.：Biology of incretins：GLP-1 and GIP. Gastroenterology, 2007；132；2131-2157.
3) Herman G.A., Bergman A., Stevens C. et al.：Effect of single oral doses of sitagliptin, a dipeptidyl peptidase-4 inhibitor, on incretin and plasma glucose levels after an oral glucose tolerance test in patients with type 2 diabetes. J Clin Endocrinol Metab, 2006；91；4612-4619.
4) Herman G.A., Bergman A., Stevens C. et al.：Effect of lipase inhibition on gastric emptying of, and the glycemic and incretin responses to, an oil/aqueous drink in type 2 diabetes mellitus. J Clin Endocrinol Metab, 2003；88；3829-3834.
5) Ma J., Stevens J.E., Cukier K. et al.：Effects of a protein preload on gastric emptying, glycemia, and gut hormones after a carbohydrate meal in diet-

controlled type 2 diabetes. Diabetes Care, 2009 ; 32 ; 1600 – 1602.
6) Carrel G., Egli L., Tran C. et al. : Contributions of fat and protein to the incretin effect of a mixed meal. Am J Clin Nutr, 2011 ; 94 ; 997 – 1003.
7) Iwasaki M., Hoshian F., Tsuji T. et al. : Predicting efficacy of dipeptidyl peptidase-4 inhibitors in patients with type 2 diabetes : Association of glycated hemoglobin reduction with serum eicosapentaenoic acid and docosahexaenoic acid levels. J Diabetes Invest, 2012 ; 3 ; 464 – 467.
8) Tolhurst G., Zheng Y., Parker H.E. et al. : Glutamine triggers and potentiates glucagon-like peptide-1 secretion by raising cytosolic Ca^{2+} and cAMP. Endocrinology, 2011 ; 152 ; 405 – 413.
9) Samocha-Bonet D., Wong O., Synnott E.L. et al. : Glutamine reduces postprandial glycemia and augments the glucagon-like peptide-1 response in type 2 diabetes patients. J Nutr, 2011 ; 141 ; 1233 – 1238.
10) Clemmensen C., Smajilovic S., Smith E.P. et al. : Oral L-arginine stimulates GLP-1 secretion to improve glucose tolerance in male mice. Endocrinology, 2013 ; 154 ; 3978 – 3983.
11) Greenfield J.R., Farooqi I.S., Keogh J.M. et al. : Oral glutamine increases circulating glucagon-like peptide 1, glucagon, and insulin concentrations in lean, obese, and type 2 diabetic subjects. Am J Clin Nutr, 2009 ; 89 ; 106 – 113.
12) Oya M., Kitaguchi T., Pais R. et al. : The G protein-coupled receptor family C group 6 subtype A (GPRC6A) receptor is involved in amino acid-induced glucagon-like peptide-1 secretion from GLUTag cells. J Biol Chem, 2013 ; 288 ; 4513 – 4521.
13) Mochida T., Hira T. and Hara H. : The corn protein, zein hydrolysate, administered into the ileum attenuates hyperglycemia via its dual action on glucagon-like peptide-1 secretion and dipeptidyl peptidase-IV activity in rats. Endocrinology, 2010 ; 151 ; 3095 – 3104.
14) Higuchi N., Hira T., Yamada N. et al. : Oral administration of corn zein hydrolysate stimulates GLP-1 and GIP secretion and improves glucose tolerance in male normal rats and Goto-Kakizaki rats. Endocrinology, 2013 ; 154 ; 3089 – 3098.
15) Diakogiannaki E., Pais R., Tolhurst G. et al. : Oligopeptides stimulate glucagon-like peptide-1 secretion in mice through proton-coupled uptake and the calcium-sensing receptor. Diabetologia, 2013 ; 56 ; 2688 – 2696.
16) Zhang J., Xue C., Zhu T. et al. : A tripeptide Diapin effectively lowers blood

glucose levels in male type 2 diabetes mice by increasing blood levels of insulin and GLP-1. PLOS ONE, 2013 ; 8 ; e83509.

17) Reimer R.A. : Meat hydrolysate and essential amino acid-induced glucagon-like peptide-1 secretion, in the human NCI-H716 enteroendocrine cell line, is regulated by extracellular signal-regulated kinase1/2 and p38 mitogen-activated protein kinases. J Endocrinol, 2006 ; 191 ; 159-170.

18) Hirasawa A., Tsumaya K., Awaji T. et al. : Free fatty acids regulate gut incretin glucagon-like peptide-1 secretion through GPR120. Nat Med, 2005 ; 11 ; 90-94.

19) Edfalk S., Steneberg P. and Edlund H. : Gpr40 is expressed in enteroendocrine cells and mediates free fatty acid stimulation of incretin secretion. Diabetes, 2008 ; 57 ; 2280-2287.

20) Iakoubov R., Izzo A., Yeung A. et al. : Protein kinase Czeta is required for oleic acid-induced secretion of glucagon-like peptide-1 by intestinal endocrine L cells. Endocrinology, 2007 ; 148 ; 1089-1098.

21) Katsuma S., Hirasawa A. and Tsujimoto G. : Bile acids promote glucagon-like peptide-1 secretion through TGR5 in a murine enteroendocrine cell line STC-1. Biochem Biophys Res Commun, 2005 ; 329 ; 386-390.

22) Hira T., Muramatsu M., Okuno M. et al. : GLP-1 secretion in response to oral and luminal palatinose (isomaltulose) in rats. J Nutr Sci Vitaminol, 2011 ; 57 ; 30-35.

23) Wu T., Zhao B.R. and Bound M.J. : Effects of different sweet preloads on incretin hormone secretion, gastric emptying, and postprandial glycemia in healthy humans. Am J Clin Nutr, 2012 ; 95 ; 78-83.

24) Tolhurst G., Heffron H., Lam Y.S. et al. : Short-chain fatty acids stimulate glucagon-like peptide-1 secretion via the G-protein-coupled receptor FFAR2. Diabetes, 2012 ; 61 ; 364-371.

25) Yu Y., Liu L., Wang X. et al. : Modulation of glucagon-like peptide-1 release by berberine : *in vivo* and *in vitro* studies. Biochem Pharmacol, 2010 ; 79 ; 1000-1006.

26) Dao T.M., Waget A., Klopp P. et al. : Resveratrol increases glucose induced GLP-1 secretion in mice : a mechanism which contributes to the glycemic control. PLOS ONE, 2011 ; 6 ; e20700.

27) Huang T.N., Lu K.N., Pai Y.P. et al. : Role of GLP-1 in the hypoglycemic effects of wild bitter gourd. Evid Based Complement Altermat Med, 2013 ; 625892.

28) Sangle G.V., Lauffer L.M., Grieco A. et al. : Novel biological action of the dipeptidylpeptidase-IV inhibitor, sitagliptin, as a glucagon-like peptide-1 secretagogue. Endocrinology, 2012 ; 153 ; 564-573.
29) Takikawa M., Kurimoto Y. and Tsuda T. : Curcumin stimulates glucagon-like peptide-1 secretion in GLUTag cells via Ca^{2+}/calmodulin-dependent kinase II activation. Biochem Biophys Res Commun, 2013 ; 435 ; 165-170.
30) Chuengsamarn S., Rattanamongkolgul S.R., Luechapudiporn R. et al. : Curcumin extract for prevention of type 2 diabetes Diabetes Care, 2012 ; 35 ; 2121-2127.
31) Choi S.E., Shin H.C., Kim H.E. et al. : Involvement of Ca^{2+}, CaMK II and PKA in EGb 761-induced insulin secretion in INS-1 cells. J Ethnopharmacol, 2007 ; 110 ; 49-55.
32) Lee S.J., Kim H.E., Choi S.E. et al. : Involvement of Ca^{2+}/calmodulin kinase II (CaMK II) in genistein-induced potentiation of leucine/glutamine-stimulated insulin secretion. Mol Cells, 2009 ; 28 ; 167-174.
33) Dixit S.S., Wang T., Manzano E.J. et al. : Effects of CaMK II -mediated phosphorylation of ryanodine receptor type 2 on islet calcium handling, insulin secretion, and glucose tolerance. PLOS ONE, 2013 ; 8 ; e58655.
34) Kurata, R., Adachi, M., Yamakawa, O. et al. : Growth suppression of human cancer cells by polyphenolics from sweetpotato (*Ipomoea batatas* L.) leaves. J Agric Food Chem, 2007 ; 55 ; 185-190.
35) Nagai, M., Tani, M., Kishimoto, Y. et al. : Sweet potato (*Ipomoea batatas* L.) leaves suppressed oxidation of low density lipoprotein (LDL) *in vitro* and in human subjects. J Clin Biochem Nutr, 2011 ; 48 ; 203-208.
36) Nagamine R., Ueno S., Tsubata M. et al. : Dietary sweet potato (*Ipomoea batatas* L.) leaf extract attenuates hyperglycaemia by enhancing the secretion of glucagon-like peptide-1 (GLP-1). Food Funct, 2014 ; 5 ; 2309-2316.
37) Li S.K., Zhu D., Gaisano H.Y. et al. : Role of vesicle-associated membrane protein 2 in exocytosis of glucagon-like peptide-1 from the murine intestinal L cell. Diabetologia, 2014 ; 57 ; 809-818.

第8章 クルクミンの吸収・代謝および培養細胞への取り込み──生理作用発現機構との関係性

仲川清隆*，宮澤陽夫*

1. はじめに

クルクミノイドは大別するとポリフェノールに分類され，香辛料ターメリックの黄色成分で，カレー粉などに多く使用されている[1,2]。ターメリックの主なクルクミノイドはクルクミン〔(1E,6E)-1,7-bis(4-hydroxy-3-methoxyphenyl)-1,6-heptadiene-3,5-dione，分子式$C_{21}H_{20}O_6$，分子量368〕で，他はデメトキシクルクミンやビスデメトキシクルクミンである。これらの化学

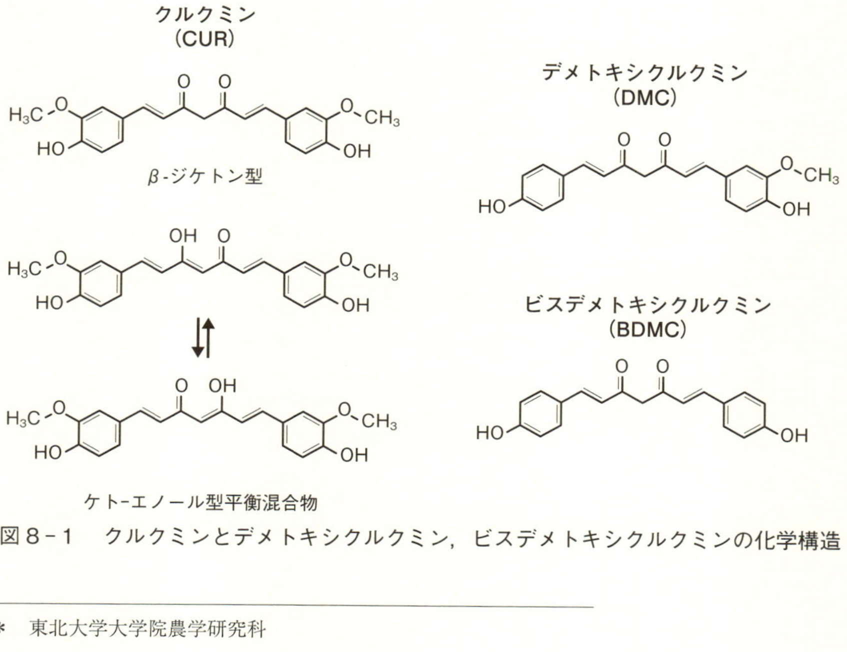

クルクミン
(CUR)

β-ジケトン型

⇅

ケト-エノール型平衡混合物

デメトキシクルクミン
(DMC)

ビスデメトキシクルクミン
(BDMC)

図8-1 クルクミンとデメトキシクルクミン，ビスデメトキシクルクミンの化学構造

---

* 東北大学大学院農学研究科

構造は，β-ジケトン型とケト-エノール型の互変異性体が考えられ（図8-1），固体および溶液中ではエネルギー的に安定なケト-エノール型平衡混合物として存在する[3]。

近年，クルクミノイド，とくにクルクミンには脂質代謝改善や抗炎症，がん予防などのさまざまな生理作用が明らかにされ，健康志向の高まりとともに，その潜在的な生理作用の発見を含めて，大きな関心が寄せられている。これに伴い，食品成分として摂取されたクルクミンがヒトや動物の体内で，どのように消化吸収され代謝を受けて，血液そして末梢の組織細胞にまで運ばれ，生理作用を示すのかについての研究が進展している。

本稿では，クルクミンの吸収代謝，細胞内移行，これらの分析法，さらには生理作用発現機構に焦点を当てて紹介する。

2．クルクミノイドなどの食品ポリフェノールの吸収・代謝

クルクミンの吸収と代謝を知るには，クルクミノイドやフラボノイドなどの食品ポリフェノールの消化管からの吸収と体内循環のメカニズムを理解することが肝要である。そこで本稿では，（特に言及しないかぎり）クルクミンやフラボノイドを代表的な食品ポリフェノールとして捉え，この体内動態をはじめに概説する。

著者らの先の総説[4]でも詳しく記したように，食品ポリフェノールのヒトや動物における消化管からの吸収とその後の体内循環は，食品の他の栄養成分のそれと大きな差はないといえる。基本的には，ヒトや動物に経口摂取されたポリフェノールの大部分は，胃，小腸などの消化管粘膜に分布する。ポリフェノールの構造によっては，消化管内で腸内細菌により分解を受ける場合もある。ただし，その多くは食事のたびに起きる消化管粘膜の脱離とともに，ほとんどは糞中に排泄されると考えられている。そのうちの一部が消化管から吸収され，主に門脈を経て肝臓に運ばれる。

肝臓でポリフェノールは，フェーズⅡ代謝と呼ばれるグルクロン酸や硫酸と

の抱合化反応を受ける。また，ポリフェノールの構造によっては，メチル化反応（メチル抱合）を受ける場合もある。フェーズⅠ代謝と呼ばれるミクロソームのチトクロームP450酵素（モノオキシゲナーゼなど）による水酸化反応を受けることもある。ポリフェノールが有する二重結合が還元される場合もある。肝臓のほかに，消化管粘膜細胞や腎臓などの末梢組織においても，ポリフェノールは抱合化などの代謝反応を受ける。

　主に肝臓などで抱合化をはじめとする代謝反応を受けたポリフェノールは，代謝を免れた一部の未変化体（遊離型）ポリフェノールとともに，その後に血流に入り，末梢組織に移行する。最終的には腎臓を経て，比較的短時間のうちに尿中に排泄される。一部は肝臓から分泌される胆汁液に含まれて，十二指腸内に注入され，糞中に排泄される。ごく一部は腸肝循環をするといわれるが，これも最後には尿や糞中に排泄されることになる。なお，食品ポリフェノールの吸収代謝については，文献[5-8]も参照していただきたい。

3．クルクミンの吸収と体内動態

　初期の研究において，トリチウム標識したクルクミン（0.6 mg）をラットに経口投与すると，72時間で放射活性の89％が糞中に，6％は尿中に排泄されたと報告されている[9]。したがって，クルクミンの体内への吸収率はあまり高くはない。一方，著者らのグループは，ラットに75 mg/kgのクルクミンを経口投与し，血中（血漿）のクルクミンと代謝物を経時的に調べた。その結果，クルクミン自体（遊離型）は血漿からほとんど検出されず，代謝物であるクルクミングルクロン酸抱合体とクルクミングルクロン酸硫酸抱合体の存在を確認した（図8-2）[4, 10]。投与1時間後の血漿濃度は，クルクミングルクロン酸抱合体が0.3 μM，クルクミングルクロン酸硫酸抱合体が0.4 μMであり，その後漸減して，24時間後には大部分が血中から消失した。Iresonらは，ラットに500 mg/kgのクルクミンを経口投与し，30分から6時間後に得た血漿から1.5～1.7 μMのクルクミングルクロン酸抱合体と0.2～0.4 μMのクルクミン硫酸抱合

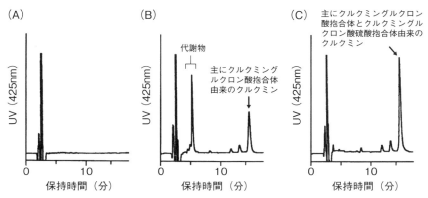

図8-2 クルクミンをラットに経口投与（75 mg/kg）し，投与前（A）と投与1時間後（B，C）の血漿のLC-UVクロマトグラム

血漿をβグルクロニダーゼで処理（B），あるいはβグルクロニダーゼとサルファターゼで処理し（C），LC-UVで分析した。これらの解析から，ラットがクルクミンを摂取しても，クルクミン自体（遊離型）は血漿からほとんど検出されず，代謝物であるクルクミングルクロン酸抱合体およびクルクミングルクロン酸硫酸抱合体として存在することが示唆された。

体を検出している[11]。このIresonらの報告では定量値は示されていないが，クルクミングルクロン酸硫酸抱合体と考えられる代謝物も検出されている。Vareedらは10 gのクルクミンを健常人に経口摂取させ，その血漿から4 μMのクルクミングルクロン酸抱合体と2 μMのクルクミン硫酸抱合体を検出している[12]。

こうしたクルクミンの代謝（抱合化）に加え，体内でクルクミンの分子内の二重結合が還元される可能性が示唆されている。このことは後半で詳しく述べる。また，体内（主として消化管で）で分解され，フェルラ酸などの分解物を生じている可能性も示唆されている。分解物は体内に吸収され，抱合化されることも予想されている。ただし，クルクミン分解物の研究はあまり多くはなく，今後にさらなる検証が必要である。

まとめると，他の多くのポリフェノールの吸収代謝[4-8]と同様に，クルクミンの体内移行についても，その体内への吸収量はあまり高くはなく[13]，吸収されたクルクミンの大部分は体内（血中）で抱合体（主にクルクミングルクロン

酸抱合体）として存在し，短時間のうちに体外へ排出されるといえる。さらにいえば，クルクミンを摂取した時に認められる脂質代謝改善や抗炎症，がん予防などのさまざまな生理作用[14-20]をもたらす「機能構造」については，クルクミン自体か，あるいは代謝物なのかはいまだ明確ではなく，さらなる研究が必要である。次に，このことを明らかにするために著者らが行っている最近の取り組みを，分析法も含めて紹介する。

4．クルクミンと抱合体の分析法，その吸収・代謝研究への活用

　クルクミンの吸収と代謝を理解するには，当然のことながら，クルクミンとともに代謝物も分析する必要がある。通常，クルクミングルクロン酸抱合体やクルクミン硫酸抱合体などの抱合体の定量には，あらかじめ脱抱合化酵素である β グルクロニダーゼやサルファターゼを用いて抱合体をクルクミンに加水分解する。加水分解したサンプルと，していないサンプルをそれぞれ酢酸エチルなどで液液抽出し，クルクミンの定量値の差を抱合体の量とする方法がよく用いられている[10,12]。しかし，この方法は抱合体をクルクミンに加水分解するので，抱合体を直接定量できず，操作にも時間がかかる。

　クルクミン抱合体を加水分解せずに，血漿から直接酢酸エチルで抽出する例もあるが[11]，抱合体はグルクロン酸や硫酸の付加により水溶性が増しているため，酢酸エチルへの移行率はクルクミンに比べ低くなり，回収率は幾分低下する。そこで著者らは，これまでに一般的であった酢酸エチルによる液液抽出法に代わり，固相抽出を用いることで，血漿中のクルクミンおよびクルクミングルクロン酸抱合体をはじめとする代謝物を加水分解を行わずに高回収率で抽出する方法を構築した。この方法を用いて，ラットにクルクミン（100 mg/kg）を経口投与し，血漿のクルクミンと代謝物を液体クロマトグラフィー・タンデム質量分析法（LC-MS/MS）で定量した[21]。なお，LC-MS/MSの分析条件は，過去の文献[22-25]を参考にして分析条件を最適化し，クルクミンや種々の代謝物を検出評価できるようにした。

第8章 クルクミンの吸収・代謝および培養細胞への取り込み 119

その結果,クルクミンを与えたいずれのラット血漿からも,クルクミンとクルクミングルクロン酸抱合体が検出され,クルクミンはやはりクルクミングルクロン酸抱合体に比べ微量であった(図8-3)[21]。また,クルクミングルクロン酸硫酸抱合体とクルクミン硫酸抱合体も微量であった。ほぼ同様の条件でラットにクルクミンを与えた前述の以前の研究では,クルクミングルクロン酸抱合体とともにクルクミングルクロン酸硫酸抱合体も血漿から多く検出されていた[10]。この違いについては,血漿の抽出方法の違いによるクルクミングルクロン酸硫酸抱合体の回収率の違いや,動物の飼育環境の違いによる代謝酵素活性

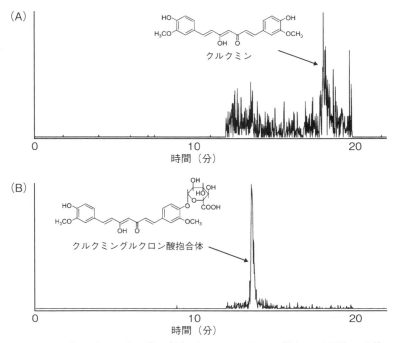

図8-3 クルクミンをラットに経口投与(100 mg/kg)し,投与1時間後の血漿のLC-MS/MSクロマトグラム
　クルクミン(A)およびクルクミングルクロン酸抱合体(B)を特異的に検出できるマルチプルリアクションモニタリング(MRM)で分析。ラット血漿からクルクミンとクルクミングルクロン酸抱合体が検出され,クルクミンはクルクミングルクロン酸抱合体に比べ微量であることがわかる。

の違いなどが予想され，今後の検討が必要である。いずれにせよ，本結果からも，体内に吸収されたクルクミンは，血中においてその大部分がクルクミングルクロン酸抱合体として存在していることがより確実となった。

5．クルクミンを摂取した時に認められる生理活性をもたらす機能構造

クルクミンを動物に経口投与して，有益な生理作用が示された報告はこれまでに数多く存在する。上記で紹介した文献[14, 15, 17, 19, 20]以外にも，例えば著者らは，1％のクルクミン（ターメリック）を含む飼料でマウスを1週間飼育したところ，摂取していないマウスに対して，肝臓のトリグリセリドとコレステロール量の低下を認めている（表8-1）[26]。また，0.2～1.0％のクルクミンを含む高脂肪食でラットを2週間飼育した結果，肝臓のトリグリセリドとコレステロール量の低下，肝臓のアシルCoAオキシダーゼ活性の増加を観察している（表8-2，図8-4）[27]。クルクミンの抗炎症効果に関して，抗動脈硬化作用を示唆する知見として，ZhaoらはapoE$^{-/-}$マウスに20 mg/kgのクルクミンを4週間経口投与し，アテローム形成の緩和や，血清の炎症性サイトカイン，総コレステロール，トリグリセリドの減少，そして血清HDLコレステロールの増加などを報告している[28]。アルツハイマー病予防作用を示唆する知見も報告されており，Yangらは0.05％のクルクミンを含む飼料でTg2576マウス（アミロイ

表8-1　1％の香辛料抽出物を含む飼料でマウスを1週間飼育した時の血漿および肝臓の脂質組成

マウス群	血漿			肝臓		
	リン脂質 (mg/dL)	トリグリセリド (mg/dL)	コレステロール (mg/dL)	リン脂質 (mg/g)	トリグリセリド (mg/g)	コレステロール (mg/g)
コントロール	301 ± 33	176 ± 7	181 ± 6	17.0 ± 1.3	39.9 ± 2.5	3.8 ± 0.2
ターメリック	323 ± 57	165 ± 20	224 ± 62	20.9 ± 1.0*	18.1 ± 4.0*	3.1 ± 0.3*
ローズマリー	327 ± 28	198 ± 32	180 ± 25	17.9 ± 1.0	28.7 ± 11.5	3.5 ± 0.2
唐辛子	364 ± 24	153 ± 27	208 ± 29	17.7 ± 0.8	28.4 ± 7.1	3.7 ± 0.4

平均±標準偏差，$n=3$，＊：$p<0.05$（vs.コントロール）。

表8-2 コントロール食（CONT），0.2％クルクミン含有食（CUR0.2），1.0％クルクミン含有食（CUR1）を2週間摂取したラットの肝臓と血漿の脂質組成

	CONT	CUR0.2	CUR1
肝臓（μmol/g）			
リン脂質	32.0±1.52	31.7±1.80	31.7±1.31
トリグリセリド	47.8±4.12[b]	36.2±3.10[a,b]	30.7±4.56[a]
総コレステロール	9.02±0.58[a]	7.31±0.45[a,b]	6.39±0.80[a]
血漿（mmol/L）			
リン脂質	2.71±0.15	2.24±0.14	2.31±0.18
総トリグリセリド	3.49±0.50	3.18±0.30	2.62±0.39
カイロミクロン-トリグリセリド	2.05±0.28	2.09±0.26	1.57±0.36
VLDLトリグリセリド	1.05±0.19[a]	0.78±0.07[a,b]	0.56±0.06[a]
総コレステロール	2.23±0.16	1.98±0.10	2.02±0.16

平均±標準誤差，$n=6$，a,b：$p<0.05$。

ド前駆体タンパク質を過剰発現するマウス）を5カ月間飼育したところ，老人斑の形成が減少したとしている[29]。このように，クルクミンを経口摂取することで確かに生理作用が現れると考えられるが，その一方で，上述してきたように，クルクミンの生物学的利用率は決して高くはない[13]。クルクミンを経口摂取後，消化管から吸収されたクルクミンはそのほとんどが代謝を受けるため，生体内に存在する遊離型クルクミンは微量であり，そのため，クルクミンは生体内で代謝物となって生理作用を示すとの説もあるが，いまだ解明されていない。

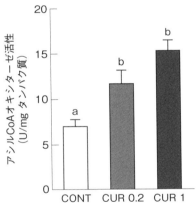

図8-4 コントロール食（CONT），0.2％クルクミン含有食（CUR0.2），1.0％クルクミン含有食（CUR1）を2週間摂取したラット肝臓のアシルCoAオキシダーゼ活性

平均±標準誤差，$n=6$，a，b：$p<0.05$。

　唯一，クルクミンの還元代謝物のひとつと予想されているテトラヒドロクルクミンの生理作用については，比較的多くの報告がある。テトラヒドロクルク

ミンはクルクミンよりも強力な抗酸化や血管新生阻害作用を示し，またクルクミンには劣るもののCOX 2活性化阻害やがん細胞増殖抑制，NF-κB活性化阻害作用も示すと言われている[30-32]。ただし，テトラヒドロクルクミンは，高濃度のクルクミンを腹腔内投与や静脈内投与した時に体内に検出されるものの[33]，経口投与の場合はほとんど体内から検出されていないので，クルクミンが腸管吸収される際に還元されて多くのテトラヒドロクルクミンが生成し，これが生理作用を発揮しているとは考えにくい面がある。

　他方，テトラヒドロクルクミン以外の抱合体の生理作用に関する報告はほとんどない。Iresonらはヒト大腸内皮細胞を用い，プロスタグランジンE_2産生量に与える影響をクルクミン，クルクミン還元代謝物，およびクルクミン硫酸抱合体で比較した[11]。この結果，プロスタグランジンE_2産生阻害作用はクルクミンが最も強力であったが，クルクミン硫酸抱合体などのいくつかの代謝物もわずかながら作用を示した。このようにクルクミン硫酸抱合体にも生理活性が認められたため，クルクミン硫酸抱合体と同様に，クルクミンの2つのフェノール性水酸基のうち1つが抱合化されたクルクミングルクロン酸抱合体についてもクルクミンの生理機能をある程度維持している可能性が示唆される。

　これらのことから，クルクミンを摂取した時に認められる生理活性をもたらす機能構造は，クルクミンの投与時に血中の主要代謝産物であるクルクミングルクロン酸抱合体ではないかと考え，著者らは最近クルクミングルクロン酸抱合体を調製し，手始めにヒト肝臓がん細胞HepG2への影響を調べた。しかし，クルクミンが25μMで顕著なHepG2増殖抑制作用を示したのに対し，予想に反して，クルクミングルクロン酸抱合体はほとんど作用を示さなかった[21]。HepG2の遺伝子発現に対しても，クルクミンではGSTT1などのいくつかの遺伝子の発現に変動が認められたものの，クルクミングルクロン酸抱合体による遺伝子発現への影響はほとんどないか，弱いものであった。この時，クルクミングルクロン酸抱合体のHepG2細胞内への移行量はクルクミンと比較してかなり少ないようであり，この差が増殖抑制作用や遺伝子発現の違いに影響していると思われた。前述のIresonらの細胞実験ではクルクミン硫酸抱合体の生理作

用がクルクミンと比較して低いことが示されているが[11]，これは硫酸抱合によるフェノール性水酸基の数の減少のほかに，細胞内移行量の低さも生理作用の違いに影響を与えたのではないかと予想された。これらの結果と，クルクミンをヒトや動物が摂取した時の血中濃度を考えると，「体内に多く存在するクルクミングルクロン酸抱合体が弱いながらも作用を示すのか，あるいは微量ながら残存するクルクミン自体が活性体なのか」は，さらなる検討が必要と感じられた。そこで著者らは，さらに細胞実験を進めることとした。特に，上述した「クルクミングルクロン酸抱合体のHepG2細胞内への移行量はクルクミンと比較してかなり少ないようであり…」という結果が非常に興味深く感じられ，クルクミノイドの細胞内移行を詳しく調べることとした。

6．クルクミンおよび類縁体の培養細胞への取り込み量の違い

　幸いなことに，クルクミン研究の権威であるMohsen Meydani教授，酸化ストレス研究の権威であるAngelo Azzi教授のもとで実験をする機会に恵まれ，アメリカタフツ大学Jean-Mayerヒトの老化と栄養に関する研究所にて，クルクミノイドの細胞内移行の研究を進めた。種々の細胞を用いて詳細に検討を進めていた時に，クルクミンとともに類縁体デメトキシクルクミンやビスデメトキシクルクミンをヒト白血球単球細胞THP-1に加えると，細胞からはもっぱらクルクミンが検出されることに著者は気がついた。したがって，クルクミンは何らかの機構で積極的に細胞内に取り込まれ，生理機能を示すのかもしれない。過去にクルクミンの細胞実験はいくつか行われているが[34-38]，こうしたことはまったく提唱されていない。そこでこの証明に向けて，クルクミンやクルクミングルクロン酸抱合体，還元代謝物（テトラヒドロクルクミン），類縁体（デメトキシクルクミン，ビスデメトキシクルクミン）をHepG2やTHP-1に加え，取り込み量や代謝を比較し，クルクミンの選択的な取り込みと生理作用の発現機構を明らかにしようとした。

　10μMのクルクミンやクルクミングルクロン酸抱合体，テトラヒドロクル

ミンを細胞に10分および2時間, 24時間処理し, 細胞抽出物をLC-MS/MS分析すると, HepG2やTHP-1からはやはりもっぱらクルクミンが多く検出され, クルクミングルクロン酸抱合体は少なく, テトラヒドロクルクミンもほとんど認められなかった (図8-5)[39]。続いて, クルクミンとさらに構造の類似した化合物の取り込みを調べた。類縁体デメトキシクルクミン, ビスデメトキシクルクミンを細胞に処理した結果, いずれも細胞からは極めて微量しか検出されなかった。現在, クルクミン合成類縁体を調製し, さらなる検証を進めている[40]。このように, これまでに得られた結果はいずれも, クルクミンは代謝物および類縁体と区別されて選択的に細胞に取り込まれることを示唆している。そこで, クルクミンを特異的に認識できるタンパク質 (レセプター) の存在を

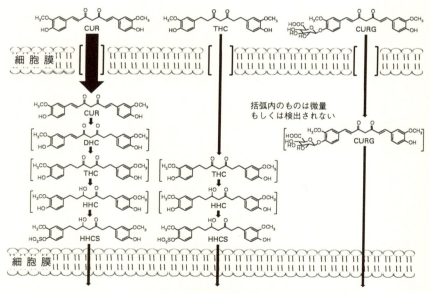

図8-5 クルクミンや還元代謝物, 類縁体の細胞内への取り込みと代謝

培養細胞実験において, 細胞内からはクルクミンがもっぱら多く検出され, クルクミングルクロン酸抱合体は少なく, テトラヒドロクルクミンもほとんど認められなかったことから, 本図に示す取り込みと代謝の機構が示唆される。
CUR:クルクミン, THC:テトラヒドロクルクミン, CURG:クルクミングルクロニド, DHC:ジヒドロクルクミン, HHC:ヘキサヒドロクルクミン, HHCS:ヘキサヒドロクルクミンサルフェート。

想定して，種々の阻害剤を用いた実験を今後に進める予定である。

　本結果を踏まえると，上述の「体内に多く存在するクルクミングルクロン酸抱合体が弱いながらも作用を示すのか，あるいは微量ながら残存するクルクミン自体が活性体なのか」は，体内に微量ながら残存するクルクミン自体が活性体のようにも思われる。また，もしクルクミンの多彩な生理作用がレセプターへの結合を介したものであり，クルクミンレセプターの発現を増強できるようになれば，クルクミンの生理作用をより効果的に享受できる方法を構築できると考えられ，期待される。

7．おわりに

　クルクミノイドの吸収代謝，細胞内移行，生理作用発現機構の大要を，クルクミンを中心にしてまとめた。著者らのこれまでの総説・解説[4, 41]や最近の総説[42-45]も参考にしてまとめており，これらも参照していただきたい。食品成分として摂取されたクルクミンがヒトや動物の体内で，どのように消化吸収され代謝を受けて，血液そして末梢の組織細胞にまで運ばれるのかについての研究が近年進む一方で，クルクミンを摂取した時に認められる生理活性をもたらす機能構造が真に何であるのかについては，上述したように，いまだほとんど明らかにされていない。また，実験動物の知見に比べ，ヒトのデータは少ない。今後，さらにこの分野の研究の進展が期待される。

文　献

1) Sharma R.A., Gescher A.J. and Steward W.P.: Curcumin: the story so far. Eur J Cancer, 2005; 41; 1955-1968.
2) Gupta S.C., Sung B., Kim J.H. et al.: Aggarwal, Multitargeting by turmeric, the golden spice: From kitchen to clinic. Mol. Nutr. Food. Res, 2013; 57; 1510-1528.
3) 秋久俊博：NMRスペクトル法によるウコン成分クルクミンの構造解析．講座：測定の考え方と実際の装置．化学と教育，2009; 57; 476-479.

4) 宮澤陽夫,仲川清隆,浅井　明:天然抗酸化物質の吸収と代謝.化学と生物,2000;38;104-114.
5) Miyazawa T.: Absorption, metabolism and antioxidative effects of tea catechin in humans. Biofactors, 2000;13;55-59.
6) 宮澤陽夫,五十嵐　脩:2章 食品微量成分の化学と機能.天然色素.新訂 食品の機能化学.アイ・ケイ コーポレーション,2010;pp.72-84.
7) Crozier A., Del Rio D. and Clifford M.N.: Bioavailability of dietary flavonoids and phenolic compounds. Mol Aspects Med, 2010;31;446-467.
8) Landete J.M.: Updated knowledge about polyphenols: functions, bioavailability, metabolism, and health. Crit Rev Food Sci Nutr, 2012;52;936-948.
9) Holder G.M., Plummer J.L. and Ryan A.J.: The metabolism and excretion of curcumin (1,7-bis- (4-hydroxy-3-methoxyphenyl) -1,6-heptadiene-3,5-dione) in the rat. Xenobiotica, 1978;8;761-768.
10) Asai A. and Miyazawa T.: Occurrence of orally administered curcuminoid as glucuronide and glucuronide/sulfate conjugates in rat plasma. Life Sci, 2000;67;2785-2793.
11) Ireson C., Orr S., Jones D.J. et al.: Characterization of metabolites of the chemopreventive agent curcumin in human and rat hepatocytes and in the rat in vivo, and evaluation of their ability to inhibit phorbol ester-induced prostaglandin E_2 production. Cancer Res, 2001;61;1058-1064.
12) Vareed S.K., Kakarala M., Ruffin M.T. et al.: Pharmacokinetics of curcumin conjugate metabolites in healthy human subjects. Cancer Epidemiol Biomarkers Prev, 2008;17;1411-1417.
13) Anand P., Kunnumakkara A.B., Newman R.A. et al.: Bioavailability of curcumin: problems and promises. Mol Pharm, 2007;4;807-818.
14) Ejaz A., Wu D., Kwan P. et al.: Curcumin inhibits adipogenesis in 3T3-L1 adipocytes and angiogenesis and obesity in C57/BL mice. J Nutr, 2009;139;919-925.
15) Zingg J.M., Hasan S.T. and Meydani M.: Molecular mechanisms of hypolipidemic effects of curcumin. Biofactors, 2013;39;101-121.
16) Zingg J.M., Hasan S.T., Cowan D. et al.: Regulatory effects of curcumin on lipid accumulation in monocytes/macrophages. J Cell Biochem, 2012;113;833-840.
17) Sawada H., Saito Y. and Noguchi N.: Enhanced CD36 expression changes the role of Nrf2 activation from anti-atherogenic to pro-atherogenic in apoE-deficient mice. Atherosclerosis, 2012;225;83-90.

18) Kou M.C., Chiou S.Y., Weng C.Y. et al. : Curcuminoids distinctly exhibit antioxidant activities and regulate expression of scavenger receptors and heme oxygenase-1. Mol Nutr Food Res, 2013 ; 57 ; 1598−1610.
19) Lee W.H., Loo C.Y., Young P.M. et al. : Recent advances in curcumin nanoformulation for cancer therapy. Expert Opin Drug Deliv, 2014 ; 11 ; 1183−1201.
20) Naksuriya O., Okonogi S., Schiffelers R.M. et al. : Curcumin nanoformulations : a review of pharmaceutical properties and preclinical studies and clinical data related to cancer treatment. Biomaterials, 2014 ; 35 ; 3365−3383.
21) Shoji M., Nakagawa K., Watanabe A. et al. : Comparison of the effects of curcumin and curcumin glucuronide in human hepatocellular carcinoma HepG2 cells. Food Chem, 2014 ; 151 ; 126−132.
22) Zhongfa L., Chiu M., Wang J. et al. : Enhancement of curcumin oral absorption and pharmacokinetics of curcuminoids and curcumin metabolites in mice. Cancer Chemother. Pharmacol, 2012 ; 69 ; 679−689.
23) Verma M.K., Najar I.A., Tikoo M.K. et al. : Development of a validated UPLC-qTOF-MS Method for the determination of curcuminoids and their pharmacokinetic study in mice. DARU J Pharm Sc, 2013 ; 21 ; 11.
24) Tamvakopoulos C., Sofianos Z.D., Garbis S.D. et al. : Analysis of the in vitro metabolites of diferuloylmethane (curcumin) by liquid chromatography-tandem mass spectrometry on a hybrid quadrupole linear ion trap system : newly identified metabolites. Eur J Drug Metab Pharmacokinet, 2007 ; 32 ; 51−57.
25) Jiang H., Timmermann B.N. and Gang D.R. : Use of liquid chromatography-electrospray ionization tandem mass spectrometry to identify diarylheptanoids in turmeric (*Curcuma longa* L.) rhizome. J Chromatogr A, 2006 ; 1111 ; 21−31.
26) Asai A., Nakagawa K. and Miyazawa T. : Antioxidative effects of turmeric, rosemary and capsicum extracts on membrane phospholipid peroxidation and liver lipid metabolism in mice. Biosci Biotechnol Biochem, 1999 ; 63 ; 2118−2122.
27) Asai A. and Miyazawa T. : Dietary curcuminoids prevent high-fat diet-induced lipid accumulation in rat liver and epididymal adipose tissue. J Nutr, 2001 ; 131 ; 2932−2935.
28) Zhao J.F., Ching L.C., Huang Y.C. et al. : Molecular mechanism of curcumin on

the suppression of cholesterol accumulation in macrophage foam cells and atherosclerosis. Mol Nutr Food Res, 2012 ; 56 ; 691 − 701.
29) Yang F., Lim G.P., Begum A.N. et al. : Curcumin inhibits formation of amyloid beta oligomers and fibrils, binds plaques, and reduces amyloid *in vivo*. J Biol Chem, 2005 ; 280 ; 5892 − 5901.
30) Osawa T., Sugiyama Y., Inayoshi M. et al. : Antioxidative activity of tetrahydrocurcuminoids. Biosci Biotech Biochem, 1995 ; 59 ; 1609 − 1612.
31) Yoysungnoen P., Wirachwong P., Changtam C. et al. : Anti-cancer and anti-angiogenic effects of curcumin and tetrahydrocurcumin on implanted hepatocellular carcinoma in nude mice. World J Gastroenterol, 2008 ; 14 ; 2003 − 2009.
32) Sandur S.K., Pandey M.K., Sung B. et al. : Curcumin, demethoxycurcumin, bisdemethoxycurcumin, tetrahydrocurcumin and turmerones differentially regulate anti-inflammatory and anti-proliferative responses through a ROS-independent mechanism. Carcinogenesis, 2007 ; 28 ; 1765 − 1773.
33) Pan M.H., Huang T.M. and Lin J.K. : Biotransformation of curcumin through reduction and glucuronidation in mice. Drug Metab Dispos, 1999 ; 27 ; 486 − 494.
34) Jaruga E., Salvioli S., Dobrucki J. et al. : Apoptosis-like, reversible changes in plasma membrane asymmetry and permeability, and transient modifications in mitochondrial membrane potential induced by curcumin in rat thymocytes. FEBS Lett, 1998 ; 433 ; 287 − 293.
35) Usta M., Wortelboer H.M., Vervoort J. et al. : Human glutathione S-transferase-mediated glutathione conjugation of curcumin and efflux of these conjugates in Caco-2 cells. Chem Res Toxicol, 2007 ; 20 ; 1895 − 1902.
36) Dempe J.S., Pfeiffer E., Grimm A.S. et al. : Metabolism of curcumin and induction of mitotic catastrophe in human cancer cells. Mol Nutr Food Res, 2008 ; 52 ; 1074 − 1081.
37) Kumar A., Li L., Chaturvedi A. et al. : Two-photon fluorescence properties of curcumin as a biocompatible marker for confocal imaging. Appl Phys Lett, 2012 ; 100 ; 203701.
38) Dempe J.S., Scheerle R.K., Pfeiffer E. et al. : Metabolism and permeability of curcumin in cultured Caco-2 cells. Mol Nutr Food Res, 2013 ; 57 ; 1543 − 1549.
39) Nakagawa K., Zingg J.M., Kim S.H. et al. : Differential cellular uptake and metabolism of curcuminoids in monocytes/macrophages : regulatory effects on

lipid accumulation. Br J Nutr, 2014 ; 112 ; 8－14.
40) 仲川清隆, 林　真貴子, 庄司　求・他：クルクミンおよび類縁体の培養細胞への取込み：細胞内移行と生理作用発現機構の関係性. 日本ビタミン学会第66回大会プログラム・講演要旨. 2014, p.232.
41) 仲川清隆：フラボノイドやクルクミンなどのポリフェノールの吸収と代謝　とくにクルクミンを例にして. 食品機能性成分の吸収・代謝機構. シーエムシー出版, 2013 ; pp.208－213.
42) Gupta S.C., Kismali G. and Aggarwal B.B. : Curcumin, a component of turmeric : from farm to pharmacy. Biofactors, 2013 ; 39 ; 2－13.
43) Wang K. and Qiu F. : Curcuminoid metabolism and its contribution to the pharmacological effects. Curr Drug Metab, 2013 ; 14 ; 791－806.
44) Heger M., van Golen R.F., Broekgaarden M. et al. : The molecular basis for the pharmacokinetics and pharmacodynamics of curcumin and its metabolites in relation to cancer. Pharmacol Rev, 2013 ; 66 ; 222－307.
45) Prasad S., Tyagi A.K. and Aggarwal B.B. : Recent developments in delivery, bioavailability, absorption and metabolism of curcumin : the golden pigment from golden spice. Cancer Res Treat, 2014 ; 46 ; 2－18.

第9章 北海道で命名されたレスベラトロールのPPAR活性化を介した機能性

井上裕康[*], 滝澤祥恵[*], 中田理恵子[*]

1. はじめに

　食生活の改善や医学の発展により, 日本は世界有数の長寿国である一方で, ライフスタイルの変化による生活習慣病罹患者の急増, 医療費の増大などが社会問題となっている。このような社会的背景から, 日常の食生活を通して健康の維持に努めることは, 健康長寿社会を実現するために重要である。食品機能成分の生活習慣病予防効果が注目され, さまざまな効果が報告されている。しかしながら, その効果について分子栄養学の視点での作用機構の解明は必ずしも十分ではない。その理由のひとつは, 食品機能成分が薬剤に比較して作用が弱いことに起因している。このことが, 副作用が少ないという長所とともに, 効果が現れるために長い時間を必要とし, 科学的検証を難しくしていると考えられる。しかし, 東洋医学の思想「薬食同源」の視点から, その分子機構を解明することは重要である。著者らは, 食品機能成分は, ①薬剤と同じ標的タンパク質に作用して効果を示す, ②薬剤より活性は弱いものの, 長期間摂取することで機能性を発揮する, と考えて研究を進めている。本稿では, 多くの研究が展開されている植物ポリフェノールのひとつ, レスベラトロールがもつ生理作用の分子作用機構について, 著者らの最近の研究成果を紹介する。

---

[*] 奈良女子大学生活環境学部

第 9 章　北海道で命名されたレスベラトロールのPPAR活性化を介した機能性　131

2．レスベラトロール研究の歴史的背景

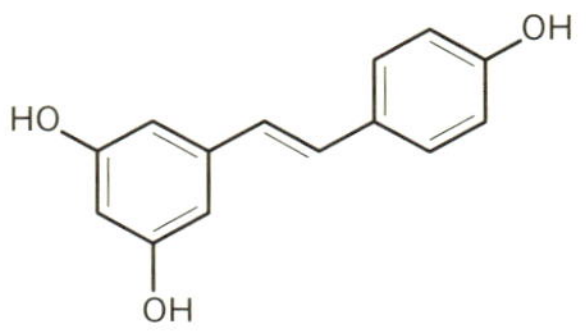

　レスベラトロール（3,5,4′-trihydroxy-trans-stilbene）（図9-1）は，適度な赤ワイン摂取と心血管疾患の発症率が負の相関関係を示す，いわゆる「フレンチパラドックス」にかかわる分子として注目されてきた[1-3]が，最初にこの物質が単離・命名されたのは北海道である。

図9-1　レスベラトロール

1940年に，高岡道夫博士（北海道帝国大学）によってバイケイソウ（*Veratrum grandiflorum* Loes. Fil.）の根から分離・精製と構造決定が行われ，レスベラトロールと命名された，日本発のフィトアレキシン（抗菌性物質）である[4]。その後の1963年に薬学雑誌に，生薬の虎杖根（イタドリの根）からレスベラトロールを抽出したことが報告されている[5]。高岡道夫博士は，天然物有機化学で著名な眞島利行博士（東北帝国大学）のもとで研鑽を積まれている。眞島博士は，日本で使われていた生薬成分の化学構造決定をされている。その目的は，生薬がどのような機構でその効果を発揮するのかを科学的に調べる第一歩とするためであった。そして，日本の有機化学の基礎を築いた眞島博士の門下からは，多くの有名な有機化学者を輩出している。そのなかの一人である赤堀四郎博士（大阪大学）は，アミノ酸に由来する醬油の香り成分研究などで業績を残し，大阪大学に蛋白質研究所を創設し，日本のタンパク質研究の流れを作られている。また，女性初の帝国大学（東北大学）入学者で，ケルセチン（タマネギ），シコニン（紫根），カーサミン（紅花）等の研究で有名な黒田チカ博士も門下生である。

　最も古い薬物学の書で，後漢（西暦22～250年）に書かれた『神農本草経』には，ブドウは「上薬」として記載されている。この書では，薬を「上薬，中薬，下薬」の3つに分類している。「上薬」は命を養うもので，無毒のため多く摂取しても毎日食べてもよいが，「下薬」は病を治すことを主とするもので，

多毒のため毎日摂取してはいけないとある。つまり、「下薬」が現在の「薬」に相当すると考えられる。上薬と下薬の中間にあたるのが「中薬」である。この3つの分類は当時の薬の考え方を表しており、上薬あるいは中薬が現在の機能性食品と捉えることができるかもしれない。ブドウについては「味は甘く、平。筋骨の湿痺を主とし、気を益し、力を倍し、志を強くす。人をして肥健耐飢、風雪に忍えしむ。久しく食せば身を軽くし、不老延年」との記載がある。つまり「筋骨に作用し、脳に働く。そして、毎日食べていれば、身が軽くなって、寿命が延びる」と書かれているのである。同様に、レスベラトロールを含む生薬の虎杖根（イタドリ）は、1500年前の西暦500年に陶弘景によって書かれた『神農本草経集注』に、炎症、がん、循環器疾患に処方されると記載されている。これらの作用は、驚くべきことにレスベラトロールの作用として報告されているものと一致しており、現在はその分子機構を研究する段階にあると考えられる。

3．レスベラトロールの分子標的——PPAR活性化とCOX-2発現抑制

レスベラトロールの生活習慣病予防効果については多くの報告がなされている[6-8]。特に、レスベラトロールがNAD^+依存性脱アセチル化酵素SIRT 1活性化を介してカロリー制限を模倣し、寿命延長やインスリン抵抗性の改善など生活習慣病予防に関与することが注目されている[9-13]。SIRT 1は、細胞内のエネルギー恒常性において重要な役割を担っているため、レスベラトロールによる生活習慣病予防効果にSIRT 1活性化が関与していると考えられているが、レスベラトロールが直接SIRT 1を活性化するかについては議論がなされており[14-16]、上記の作用に関してSIRT 1以外の分子作用機構も寄与している可能性が高い。また新しい標的として、レスベラトロールによるcAMP依存性ホスホジエステラーゼ（PDE）活性阻害が報告されている[17]。

著者らのレスベラトロールに関する研究は、誘導型シクロオキシゲナーゼ（COX-2）のがん細胞選択性発現抑制[18]と、COX-2発現抑制にペルオキシソ

第9章　北海道で命名されたレスベラトロールのPPAR活性化を介した機能性　133

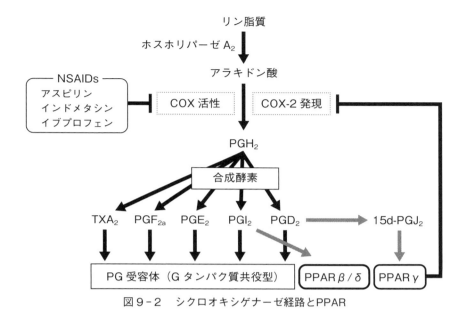

図9-2　シクロオキシゲナーゼ経路とPPAR

ーム増殖剤応答性受容体（peroxisome proliferator-activated receptor：PPAR）γ活性化が関与する[19]という報告から始まった。COXはプロスタグランジン（PG）産生の律速酵素であり，アラキドン酸を基質にしてPGH$_2$を生成する反応を触媒する（図9-2）。PGH$_2$からは，さまざまな作用をもつプロスタノイドが産生される。これらのプロスタノイドは，ほとんどがGタンパク質共役受容体（GPCR）に属する選択的なPG受容体を介して作用を発揮する。また，ある種のプロスタノイドは，核内受容体PPARを介して働くと考えられている。アスピリンをはじめとする非ステロイド性抗炎症薬（NSAIDs）の作用は，COXの活性を阻害してPGの産生を抑制するためであることは広く認められている。COXには，ハウスキーピング型のCOX-1と，誘導型のCOX-2の2種類のアイソザイムが存在する。COX-2の発現はリポポリサッカライド（LPS）などの炎症性刺激により誘導され，抗炎症性ステロイドであるデキサメタゾンにより抑制されることから，炎症との関与が明らかになっている[20]。さらに，COX-2ノックアウトマウスの解析や臨床，疫学調査を含む研究などから，COX-2が

発がんや生活習慣病にも関与することが明らかになってきている[21-23]。

PPARは，核内受容体スーパーファミリーに属するリガンド依存性転写因子である[24]。α，β/δ，γの3つのサブタイプが存在し，脂質代謝，糖代謝，細胞増殖や分化に関与し，生活習慣病の薬剤標的分子として認知されている[25, 26]。αは主に肝臓に発現して脂肪燃焼に関与し，その合成リガンドであるフェノフィブラートは脂質異常症改善薬として用いられている。γは白色脂肪組織やマクロファージに発現して，合成リガンドであるチアゾリジン誘導体はインスリン抵抗性改善薬として用いられている。β/δは筋肉をはじめとしたさまざまな組織に発現し，β/δトランスジェニックマウスは遅筋が増加して持久力が増強されること（マラソンマウス）が報告され，運動機能との関連が注目されている。β/δの合成アゴニストは，現在のところαやγのように薬としては認められてはいないが，新しい薬剤標的としてやはり注目されている。また，多価不飽和脂肪酸をはじめとした脂肪酸や，アラキドン酸由来エイコサノイドが，PPARの内因性リガンドとして作用することが明らかになっている。

著者らはマクロファージ系の細胞で，核内受容体PPARγによってCOX-2発現がフィードバック制御されることを報告してきた[19]。この制御は，PGD_2の代謝産物である15d-PGJ_2がPPARγのリガンドとして作用し，それがNF-κBなどを介してCOX-2発現を抑制することに起因している。一方，血管内皮細胞においてはPPARγの発現が低いため，マクロファージ系で観察されるフィードバック制御が働かないと考えられたが，ヒトPPARγ発現ベクターを血管内皮細胞に導入することで発現抑制効果が観察されることを見いだしている[19]。これらの知見から，COX-2発現抑制とPPAR活性化は相互作用する関係にあり，両方の効果をもつ単一の食品機能成分が，薬剤に比べて作用は弱いものの低濃度で長期間摂取することで，生活習慣病予防に対し有効に働くと著者らは考えている（図9-3）。両効果をもつ成分として，著者らは最初にレスベラトロールを見いだした。その知見を以下に紹介するが，同様の効果をもつ成分として，著者らは植物精油成分のカルバクロール，シトラール，シトロネロール，ゲラニオールを見いだしている[27-30]。

第9章 北海道で命名されたレスベラトロールのPPAR活性化を介した機能性

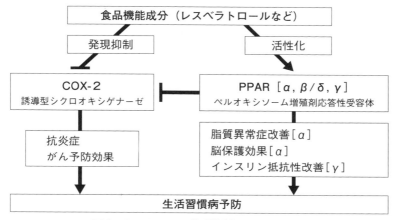

図9-3　COX-2発現抑制とPPAR活性化

　COX-2遺伝子の発現調節機構の解析から[18, 31]，レスベラトロールがCOX-2の発現を細胞選択的に抑制すること[32]，この細胞選択的発現調節にはPPARγが関与すること[19]，レスベラトロールは，培養細胞系でPPAR α, β/δ, γを選択的に活性化すること[33, 34]を報告した。さらに，脳虚血モデルマウスにレスベラトロールを投与すると，脳梗塞体積が有意に減少することを見いだした。この効果はPPAR α選択的アゴニストでも同様に観察されるが，PPAR αノックアウトマウスを用いた場合では，レスベラトロールによる脳梗塞体積の減少は観察されなかった。以上の結果から，レスベラトロールは，PPAR α活性化を介して脳虚血モデルマウスに対して，脳保護効果を有することを明らかにした[33]。

　レスベラトロールによるPPAR活性化の分子作用機構を明らかにするために，さまざまなポリフェノールのPPAR α活性化について培養細胞系で検討した（図9-4）。そのなかで，ピセアタノールは弱い活性化，アピゲニン，フラボン，特にアピゲニンには強い活性化が認められた。ほかにルテオリン，ケンフェロールも活性化を示したが，ゲニステインはあまり活性化が検出されなかった。水酸基の代わりにメトキシ基をもつポリフェノールであるタンジェレチン，ノビレチンでは，PPAR活性化がほとんど観察されなかった。これらのポ

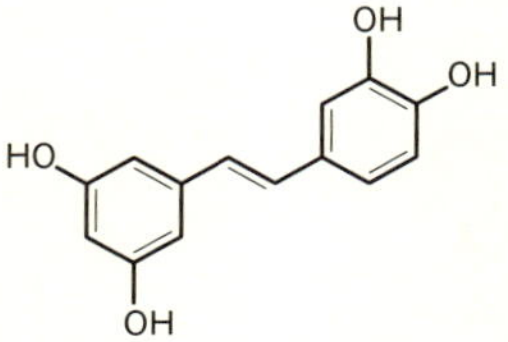

図9-4　PPAR活性化を検討したポリフェノール

（ピセアタノール、アピゲニン、ケンフェロール、ルテオリン、フラボン、タンジェレチン、ノビレチン）

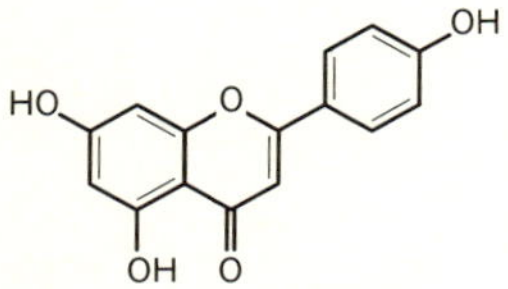

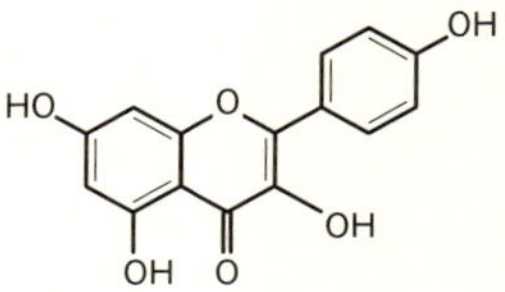

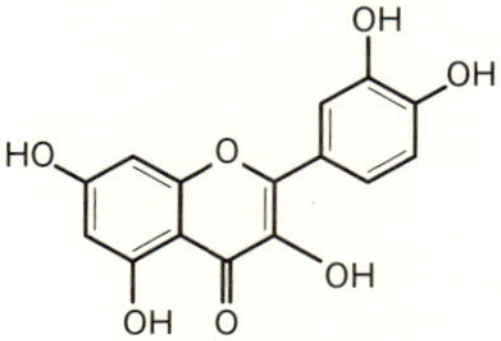

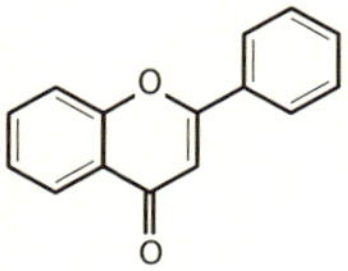

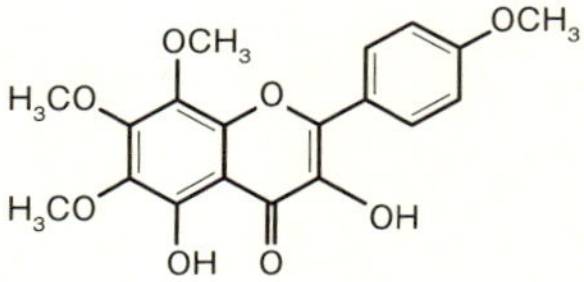

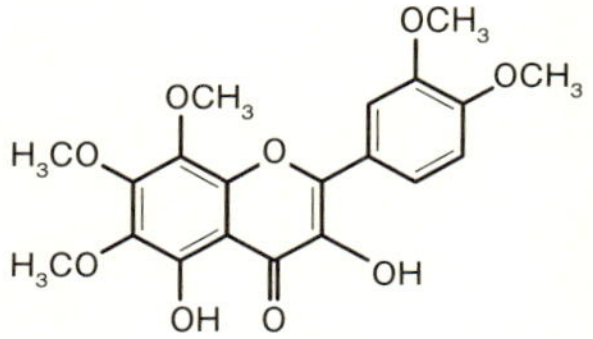

リフェノールの化学構造とPPAR活性化を比較検討したところ，レスベラトロールが有する3つの水酸基がPPARの活性化に重要であると考えられた．さらに，レスベラトロール同様スチルベン骨格と4′位の水酸基を有するが3位と5位の水酸基をもたないトランス-4′-ヒドロキシスチルベンや，3位と5位がメトキシ基であるプテロスチルベン（図9-5）がPPAR活性化能を有することを見いだした．したがって，レスベラトロールの3つの水酸基のなかでも，特に4′位の水酸基がPPAR活性化に関与すると考えられた[35]．さらに，既報のPPAR α 選択的合成アゴニスト（GW409544）とPPAR α との共結晶構造のデータを基にしてドッキングモードシミュレーションを行ったところ，4′位の水酸基がPPAR α のTyr-314残基と水素結合することが予想された[35]．

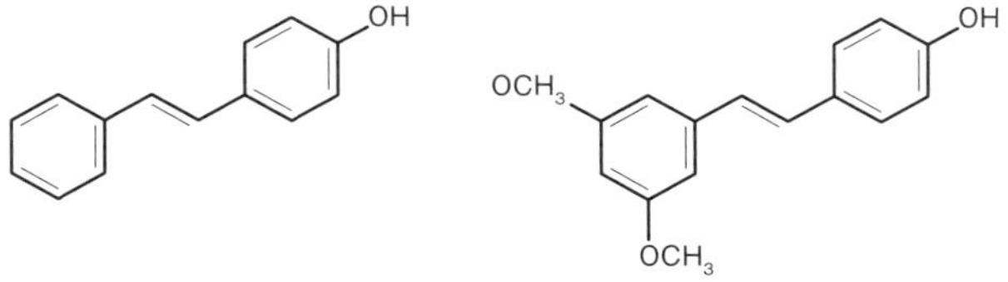

第9章 北海道で命名されたレスベラトロールのPPAR活性化を介した機能性　137

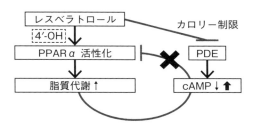

トランス4′-ヒドロキシスチルベン　　プテロスチルベン

図9-5　スチルベン化合物

図9-6　レスベラトロールによるPPARα活性化

　レスベラトロールとトランス-4′-ヒドロキシスチルベン，プテロスチルベンのPPARα活性化を比較したところ，低濃度域では3つの化合物は同様の活性化を示した。濃度を上げていくと，レスベラトロール以外の2つの化合物では，活性化がプラトーに達するのに対し，レスベラトロールではPPARαの活性化が上昇し続けた。この活性化の違いには，4′位以外の水酸基の関与が考えられた。さらに，レスベラトロールによる活性化のパターンには，上述したレスベラトロールによるPDE活性阻害[17]が関係しているのではないかと考え，cAMPの効果を検討した。PDE阻害剤ロリプラム，あるいはアデニル酸シクラーゼ活性化剤ホルスコリンという細胞内cAMP濃度を増加させる試薬の存在下でレスベラトロールの活性化を調べたところ，レスベラトロール単独の場合よりもさらに強くPPARαを活性化することがわかった。以上の結果から，著者らは現在，以下のような機構を考えている（図9-6）[35]。レスベラトロールは4′位の水酸基を介してPPARαを活性化する。これによって，脂質代謝が活性化する。脂質代謝の活性化によって体内のATPが増えると，cAMPを下げ

るように調節され，それがPPARα活性化をフィードバック制御している。ところが，レスベラトロールはcAMPを分解する酵素（PDE）を阻害するので，このフィードバック制御がキャンセルされ，長期的にPPARα活性化状態が継続するのではないかと考えられた。

4．レスベラトロールによる肥満抑制と寿命延長

　レスベラトロールが，生体内においてもPPARαを活性化するのかを検討した。レスベラトロールを普通食とともに4週間摂取したマウスでは，PPARα合成アゴニストのフェノフィブラートを摂取させた場合と同様に，血漿トリグリセリドが減少した。一方，PPARα欠損マウスではトリグリセリドの減少が認められなかった。したがって，レスベラトロールはPPARα活性化を介して，トリグリセリドを減少させることがわかった。さらに，レスベラトロールを摂取したマウスの肝臓では，アシルCoAオキシダーゼ，カルニチンパルミトイルトランスフェラーゼ，長鎖アシルCoAデヒドロゲナーゼなどのPPAR応答配列をもつ遺伝子の発現上昇が観察された。しかし，PPARα欠損マウスでは，そのような誘導は認められなかった。このようなPPARα依存的な遺伝子発現誘導は，フェノフィブラートとほぼ同じであった。したがって，レスベラトロールはPPARα活性化を介して，PPAR応答遺伝子群の発現を誘導していることがわかった。さらに，SIRT1遺伝子の発現も，レスベラトロールの摂取によってPPARα依存的に誘導されることを見いだした。この誘導はフェノフィブラートと同様であった。この結果から，レスベラトロールによるSIRT1の活性化は，間接的な作用ではないかと著者らは考えている。レスベラトロールの四量体，バチカノールCにおいても，培養細胞レベルとマウスを用いた個体レベルの両方で，PPARαおよびβ/δを活性化することを見いだしているが，レスベラトロール摂取によってPPARα依存的に発現が誘導されたSIRT1は，バチカノールの摂取では誘導が認められず，レスベラトロールとの作用の違いがみられた[34]。

さらに，レスベラトロールを高脂肪食とともに100週以上マウスに摂取させ，寿命延長（回復）効果を検討した。途中のある一定期間（40〜50週）でレスベラトロール摂取による体重増加抑制がみられた。腹部CTスキャンにより脂肪の分布を測定したところ，レスベラトロールの摂取によって有意に内臓脂肪が減少していた。また，肝臓への脂肪蓄積も減少していた。そして，90週目以降に生存率に差が認められた。さらに，寿命に達したマウスでは，腹腔内の白色脂肪組織量が有意に減少していた。一方，PPARα欠損マウスでは，このような効果はみられなかった。したがって，レスベラトロールはPPARα依存的に寿命を延長（回復）させると考えられた。先に示したように，レスベラトロールは，PDE活性を阻害しcAMPの分解を抑制することによって，PPARα活性化状態を長期的に維持すると考えられた（図9-6）。これが，『神農本草経』にあった「久しく食せば身を軽くし，不老延年」，すなわちレスベラトロールによる寿命延長効果の科学的作用機構ではないかと考えて，さらに証明するための実験を続けている。

5．レスベラトロール摂取と習慣的運動

　健康長寿社会の実現に向けて，運動機能の維持と向上が注目されるようになってきている。筋肉は運動器として作用する一方で，肥満や糖尿病などの生活習慣病にも関与することが注目されている。したがって，筋肉の代謝改善は，筋肉自身のみならず全身の代謝にも影響を与え，身体ロコモーション機能維持や健康寿命の延伸に関連すると考えられる。著者らは，筋肉の代謝改善や運動機能の向上には，食品機能成分の摂取だけでなく，習慣的な運動と組み合わせることが重要であると考えている。レスベラトロール摂取とともに習慣的運動（トレッドミル使用）を行ったマウスは，4週間後の限界走行時間（走行距離）が有意に増加していた。習慣的運動を行わなかったマウスやPPARα欠損マウスでは，限界走行時間の延長は観察されなかった。レスベラトロール摂取に習慣的運動を組み合わせることによって，PPARα依存的に運動持久力が上昇し

たと考えられた。さらに，筋肉での遺伝子発現の変化を調べたところ，レスベラトロール摂取とともに習慣的運動を行ったマウスでは，エネルギー代謝や運動持久力に関係する遺伝子においてPPARα依存的な発現誘導が観察された。しかしながら，習慣的運動によるこのような効果について，その分子作用機構は明らかではなく，現在研究を続けている。

6. おわりに

本稿では，北海道で命名されたレスベラトロールの分子作用機構を，PPAR活性化を中心に紹介した。日常的に摂取する食品機能成分の場合，薬剤とは異なり，低濃度で長期間の摂取により機能を発揮することが重要である。食生活への応用を目指し，より低濃度での分子作用機構の解明によって，生活習慣病予防との関連を明らかにするとともに，新たな食品機能成分の探索や機能性を評価していきたいと考えている。

文 献

1) St. Leger A.S., Cochrane A.L. and Moore F. : Factors associated with cardiac mortality in developed countries with particular reference to the consumption of wine. Lancet, 1979 ; 1 ; 1017−1020.
2) Renaud S. and De Lorgeril M. : Wine, alcohol, platelets, and Frech paradox for coronary heart disease. Lancet, 1992 ; 339 ; 1523−1526.
3) Ferrieres J. : The French paradox : lessons for other countries. Heart, 2004 ; 90 ; 107−111.
4) Takaoka M. : Of the phenolic substances of white hellebore (*Veratrum grandiflorum Loes. fil.*) . J Fac Sci Hokkaido Imperial University, 1940 ; 3 ; 1−16.
5) Nonomura S., Kanagawa H. and Makimoto A. : Chemical constituents of polygonaceous plants. I. Studies on the components of Ko-jo-kon (*Polygonum cuspidatum Seib. et* Zucc.). Yakugaku Zasshi, 1963 ; 83 ; 988−990.
6) Lastra C.A. and Villegas I. : Resveratrol as an anti-inflammatory and anti-aging agent : mechanisms and clinical implications. Mol Nutr Food Res, 2005 ; 49 ;

405-430.
7) Baur J.A. and Sinclair D.A.: Therapeutic potential of resveratrol: the *in vivo* evidence. Nat Rev Drug Discov, 2006; 5; 493-506.
8) Nakata R., Takahashi S. and Inoue H.: Recent Advances in the study on resveratrol. Biol Pharm Bull, 2012; 35; 273-270.
9) Howitz K.T., Bitterman K.J., Cohen H.Y. et al.: Small molecule activators of sirtuins extend Saccharomyces cerevisiae lifespan. Nature, 2003; 425; 191-196.
10) Baur J.A., Pearson K.J., Price N.L. et al.: Resveratrol improves health and survival of mice on a high-calorie diet. Nature, 2006; 444; 337-342.
11) Lagouge M., Argmann C., Gerhart-Hines Z. et al.: Resveratrol improves mitochondrial function and protects against metabolic disease by activating SIRT1 and PGC-1alpha. Cell, 2006; 127; 1109-1122.
12) Feige J.N., Lagouge M., Canto C. et al.: Specific SIRT1 activation mimics low energy levels and protects against diet-induced metabolic disorders by enhancing fat oxidation. Cell Metab, 2008; 8; 347-358.
13) Pfluger P.T., Herranz D., Velasco-Migel S. et al.: Sirt1 protects against high-fat diet-induced metabolic damage. Proc Natl Acad Sci USA, 2008; 105; 9793-9798.
14) Kaeberlein M., McDonagh T., Heltweg, B. et al.: Substrate-specific activation of sirtuins by resveratrol. J Biol Chem, 2005; 280; 17038-17045.
15) Pacholec M., Bleasdale J.E., Chrunyk B. et al.: SRT1720, SRT2183, SRT1460, and resveratrol are not direct activators of SIRT1. J Biol Chem, 2010; 285; 8340-8351.
16) Dai H., Kustigian L., Carney D. et al.: SIRT1 activation by small molecules: kinetic and biophysical evidence for direct interaction of enzyme and activator. J Biol Chem, 2010; 285; 32695-32703.
17) Park S.J., Ahmad F., Philip A. et al.: Resveratrol ameliorates aging-related metabolic phenotypes by inhibiting cAMP phosphodiesterases. Cell, 2012; 148; 421-433.
18) Subbaramaiah K., Chung W.J., Michaluart P. et al.: Resveratrol inhibits cyclooxygenase-2 transcription and activity in phorbol ester-treated human mammary epithelial cells. J Biol Chem, 1998; 273; 21875-21882
19) Inoue H., Tanabe T. and Umesono K.: Feedback control of cyclooxygenase-2 expression through PPARgamma. J Biol Chem, 2000; 275; 28028-28032.

142　第3編　ポリフェノールによる栄養機能制御

20) Simmons D.L., Botting R.M. and Hla T. : Cyclooxygenase isozymes : the biology of prostaglandin synthesis and inhibition. Pharmacol Rev, 2004 ; 56 ; 387−437.
21) Oshima M., Dinchuk J.E., Kargman S.L. et al. : Suppression of intestinal polyposis in Apc δ716 knockout mice by inhibition of cyclooxygenase 2 (COX-2). Cell, 1996 ; 87 ; 803−809.
22) Dubois R.N., Abramson S.B., Crofford L. et al. : Cyclooxygenase in biology and disease. FASEB J, 1998 ; 12 ; 1063−1073.
23) Grosser T., Fries S. and FitzGerald G.A. : Biological basis for the cardiovascular consequences of COX-2 inhibition : therapeutic challenges and opportunities. J Clin Invest, 2006 ; 116 ; 4−15.
24) Mangelsdorf D.J., Thummel C., Beato M. et al. : The nuclear receptor superfamily : the second decade. Cell, 1995 ; 83 ; 835−839.
25) Michalik L., Auwerx J., Berger J.P. et al. : International Union of Pharmacology. LXI. Peroxisome proliferator-activated receptors. Pharmacol Rev, 2006 ; 58 ; 726−741.
26) Sonoda J., Pei L. and Evans R.M. : Nuclear receptors : decoding metabolic disease. FEBS Lett, 2008 ; 582 ; 2−9.
27) Hotta M., Nakata R., Katsukawa M. et al. : Carvacrol, a component of thyme oil, activates PPAR α and γ and suppresses COX-2 expression. J Lipid Res, 2010 ; 51 ; 132−139.
28) Katsukawa M., Nakata R., Takizawa Y. et al. : Citral, a component of lemongrass oil, activates PPAR α and γ and suppresses COX-2 expression. Biochim Biophys Acta, 2010 ; 1801 ; 1214−1220.
29) Katsukawa M., Nakata R., Koeji S. et al. : Citronellol and geraniol, components of rose oil, activate peroxisome proliferator-activated receptor α and γ and suppress cyclooxygenase-2 expression. Biosci Biotech Biochem, 2011 ; 75 ; 1010−1012.
30) Nakata R., Takizawa Y., Takai A. et al. : Evaluation of food-derived functional ingredients according to activation of PPAR and suppression of COX-2 expression. Food Sci Technol Res, 2013 ; 19 ; 339−345.
31) Inoue H., Yokoyama C., Hara S. et al. : Transcriptional regulation of human prostaglandin-endoperoxide synthase-2 gene by lipopolysaccharide and phorbol ester in vascular endothelial cells. J Biol Chem, 1995 ; 270 ; 24965−24971.
32) Subbaramaiah K., Chung W.J., Michaluart P. et al. : Resveratrol Inhibits COX-2 Transcription and activity in phorbol ester-treated human mammary epithelial

Cells. J Biol Chem, 1998 ; 273 ; 21875-21882.
33) Inoue H., Jiang X.F., Katayama T. et al. : Brain protection by resveratrol and fenofibrate against stroke requires peroxisome proliferator-activated receptor α in mice. Neurosci Lett, 2003 ; 352 ; 203-206.
34) Tsukamoto T., Nakata R., Tamura E. et al. : Vaticanol C, a resveratrol tetramer, activates PPARα and PPARβ/δ *in vitro* and *in vivo*. Nutri Metab, 2010 ; 7 ; 46.
35) Takizawa Y., Nakata R., Furuhara K. et al. : The 4′-hydroxyl group of resveratrol is functionally important for direct activation of PPARα. PLOS ONE, 2015 ; in press.

第10章 機能性食品成分の腸管上皮吸収機構およびトランスポーター制御

薩　秀夫[*]

1. はじめに

　腸管は体内にありながら外界と広く接する器官であり，「内なる外」とも呼ばれる。特に小腸は食品栄養素・非栄養素の主たる吸収の場であり，その長さはヒトでは約6mともいわれ，またその内壁には0.5〜1.5mmの絨毛構造がみられる。この絨毛構造の大部分は腸管上皮細胞に覆われており，この腸管上皮細胞の80％以上を占める吸収上皮細胞の管腔側（小腸内腔側）表面には，さらに1μm程度の微絨毛が存在していることが知られている。したがって，小腸内壁の総面積は200m^2（テニスコート1面分）に及び，食品中に含まれる栄養素や機能性成分を効率的に吸収できる仕組みを進化の過程で獲得してきたと考えられる[1]。

　このように腸管の最前線に位置する腸管上皮細胞の大半を占める吸収上皮細胞は，外界と生体内を隔てる場であり，かつやりとりする場として極めて重要である。吸収上皮細胞の主要な生理機能として，①栄養素をはじめとする食品成分の吸収機能，②生体異物の侵入に対するバリヤー機能，③外来刺激を受容して生体内へ伝達するシグナル伝達機能，などがあげられる[2]。なかでも①の食品成分の吸収機能は，食品として摂取された栄養素・非栄養素が外界から体内へと取り込まれる場であり，最も重要な機能のひとつと考えられる。

　本稿では，まず機能性食品成分の腸管上皮透過機構について主に動物培養細胞を用いた著者らの知見を中心に概説する。さらに，腸管上皮に発現する栄養

---

[*] 前橋工科大学工学部

素トランスポーターのなかでも単糖トランスポーターに注目し，フィトケミカルによって単糖トランスポーターを制御することで生活習慣病の予防・改善を目指している研究例について紹介する。

2．機能性食品成分の腸管上皮細胞透過機構

食品成分の腸管上皮細胞層の透過経路は，主として次の4つに大別される。すなわち，①トランスポーターを介した経路，②細胞間隙を透過する細胞間経路，③トランスサイトーシスを介した細胞内輸送経路，④細胞内単純拡散経路，となる（図10-1）[3]。①のトランスポーターについては，吸収上皮細胞には5大栄養素をはじめさまざまな食品成分を基質とするトランスポーターが発現しており，それぞれの吸収を担っている。また，②の細胞間隙経路は一般に水やイオンが透過するとされているが，ある種の低分子化された機能性食品成分も透過すると考えられる。③のトランスサイトーシスでは，一部のタンパク質やオリゴペプチドなど高分子成分が輸送される。④の細胞内単純拡散経路では，疎水性の高いある種のフラボノイドなどが輸送される（後述）。しかしながら近年注目されつつある機能性食品因子については，いまだその腸管上皮に

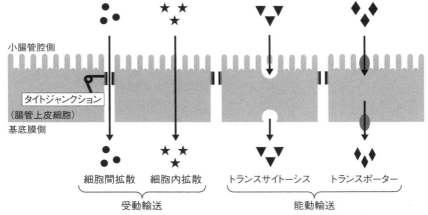

図10-1　腸管上皮細胞における機能性食品成分の透過経路[3]

おける透過・吸収機構が明らかとなっていないものも少なくない。

(1) αリポ酸

著者らはまず機能性食品成分のひとつとしてαリポ酸に注目し，その腸管上皮における吸収・動態について腸管上皮モデル細胞を用いて解析することとした。αリポ酸は2004年の食薬区分の改正により食品としての使用が許可されて以来，コエンザイムQ10などと同様に機能性食品およびサプリメントの素材として脚光をあびるようになったが，一方でその腸管上皮での吸収機構については明らかにされていなかった。そこで腸管上皮モデル細胞としてヒト結腸癌由来Caco-2細胞を用い，αリポ酸透過機構の詳細な解析を進めた。Caco-2細胞を透過性膜上に2週間培養して小腸上皮様に分化させた後，管腔側にαリポ酸を添加してインキュベートした。一定時間後に基底膜側への透過量を定量した結果，αリポ酸の時間依存的・濃度依存的なCaco-2細胞層透過が検出された。そこで次に代謝阻害剤であるアジ化ナトリウムを添加したところ，αリポ酸の透過はアジ化ナトリウム処理によって顕著に抑制されることが明らかとなった。さらにαリポ酸の透過は管腔側のナトリウム濃度に依存せず，一方，プロトン濃度に依存して増加することが明らかとなった。そこでαリポ酸がモノカルボン酸構造を有することから（図10-2），αリポ酸の透過には腸管上皮細胞に発現が認められるモノカルボン酸トランスポーター1（MCT1）が関与していることが予想されたが，MCT1の主要な基質である乳酸を共存させてもαリポ酸の透過は競合的な阻害を受けず，むしろその透過は炭素数6や8のヘキサン酸，オクタン酸といった中鎖脂肪酸によって強く阻害されることが示された。並行して，αリポ酸の一部はCaco-2細胞内において還元酵素グルタチオンレダクターゼによってより抗酸化能の強いデヒドロリポ酸に還元されることも見いだされた。これらの結果より，αリポ酸はいまだ分子レベルで明らかとなっていないプロトン共輸送型の中鎖脂肪酸トランスポーターを介して吸収されること，その一部は還元型のデヒドロリポ酸へ代謝されることが示唆された（図10-2）[2,4]。

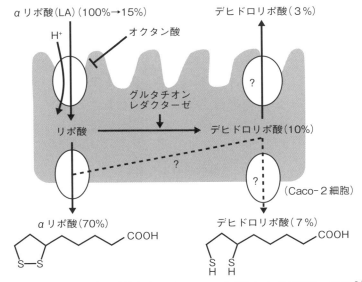

図10-2　αリポ酸の腸管上皮モデルCaco-2細胞における吸収・動態[2]

（2）メトキシフラボノイド

　次に，多彩な生理機能が報告されるフラボノイドの腸管上皮透過機構にも注目した。フラボノイドはベンゼン環2個を3個の炭素原子でつないだジフェニルプロパン構造を有するフェニル化合物の総称で，天然の植物に広く分布しており6,500以上の化合物が存在していることが知られている[5]。フラボノイドは天然では大半が配糖体として存在しており，食品としても基本的に配糖体の形で摂取されるが，腸管上皮で吸収される時には糖がはずれたアグリコンとなっているとされる。フラボノイド配糖体は腸管において上皮細胞表面に存在するlactase-phloridzin hydrolase（LPH）や腸内細菌によって加水分解されて疎水性のアグリコンとなって腸管上皮に吸収される[6]。一方で，一部のフラボノイドにおいては配糖体のままで腸管上皮に吸収されるという報告もある。例えば，ケルセチンの配糖体はsodium-dependent glucose transporter 1（SGLT-1）の基質として認識されて細胞内に取り込まれた後にアグリコンへと代謝される

148 第3編 ポリフェノールによる栄養機能制御

と報告されている[7,8]。

　フラボノイドのなかでもその構造中の水酸基がメトキシ化されているフラボノイドは，メトキシフラボノイドと総称される。メトキシフラボノイドはフラボノイドのなかでも特に吸収率が高いとされ，抗炎症作用や抗腫瘍作用，抗肥満作用などさまざまな機能が報告されている多機能なフラボノイドである[9,10]。そこでメトキシフラボノイドに注目し，腸管上皮細胞層における透過機構を詳細に解析することとした。メトキシフラボノイドとしてノビレチン，タンジェレチン，ヘスペレチンを選びその透過量を比較した（図10-3）。ノビレチン，タンジェレチン，ヘスペレチンはいずれも柑橘類に含まれ，特にノビレチンはシークワーサーに，タンジェレチンは温州ミカンに多く含まれている。αリポ酸と同様，Caco-2細胞を用いた透過試験の結果，いずれのメトキシフラボノイドも時間依存的な透過がみられ，透過量を比較した結果ノビレチンが最も多く，次いでヘスペレチン，タンジェレチンの順であった。次に代謝阻害剤アジ化ナトリウムで処理したところ，ノビレチンおよびタンジェレチンの透過は影響を受けなかったのに対し，ヘスペレチンの透過は顕著に減少した。また透過実験時のイオンの濃度を変化させたところ，ナトリウムイオン濃度を変化させてもいずれの透過量も変化しなかったのに対し，プロトンイオン濃度を変化さ

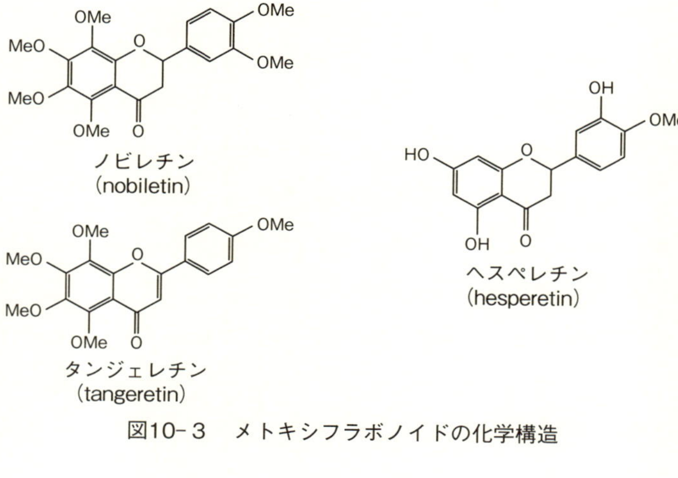

ノビレチン
(nobiletin)

タンジェレチン
(tangeretin)

ヘスペレチン
(hesperetin)

図10-3　メトキシフラボノイドの化学構造

第10章　機能性食品成分の腸管上皮吸収機構およびトランスポーター制御　149

せたところ，ヘスペレチンにはプロトン濃度依存的に透過量の増加がみられ，一方，ノビレチン，タンジェレチンの透過量には変化がみられなかった。これらの結果から，メトキシフラボノイドであるノビレチン，タンジェレチンは細胞内単純拡散経路にて透過するのに対し，ヘスペレチンはプロトン共輸送型のトランスポーターを介して透過することが示唆され，同じメトキシフラボノイドでも腸管上皮透過経路が異なることが示唆された。

（3）ヒアルロン酸

　さらに，近年機能性食品の素材として用いられるムコ多糖であるヒアルロン酸の腸管上皮透過機構について解析した。ヒアルロン酸はD-グルクロン酸とN-アセチル-D-グルコサミンの二糖が連結した鎖状構造を取っており，分子量は数千Daから1,000万Daとされる。生体内では皮膚などの水分保持，ナトリウムイオン保持，また潤滑剤としての役割などが知られている[11]。まず腸管上皮モデルCaco-2細胞層の管腔側に400kDaのヒアルロン酸を添加して透過実験を行ったところ，ヒアルロン酸は基底膜側には検出されず透過が認められなかった。そこでヒアルロン酸を分解する酵素であるヒアルロニダーゼを作用させてヒアルロン酸を低分子化したところ，酵素分解物の分子量が小さくなるにつれてヒアルロン酸の透過量には増加がみられた。また低分子化したヒアルロン酸の透過は代謝阻害剤であるアジ化ナトリウム，およびナトリウムやプロトンイオン濃度変化によって影響を受けなかった。一方でサイトカラシンBによって細胞間隙を開けると，低分子ヒアルロン酸の透過量は増加し，特に細胞間隙透過マーカーの透過量と低分子ヒアルロン酸の透過量には相関がみられた。これより，ヒアルロン酸は細胞間透過経路を介して腸管上皮細胞層を透過することが示唆された[12]。またヒアルロン酸と同じくムコ多糖の一種であり，機能性食品の素材として知られるコンドロイチン硫酸についても同様に腸管上皮透過機構を検討したところ，ヒアルロン酸同様低分子化することによって腸管上皮モデル細胞層の透過が観察され，その透過は細胞間経路を介していることが示唆された[13]。

以上のように，機能性食品成分はさまざまな透過経路を介して腸管上皮細胞層を透過すると考えられる。

3. 機能性食品成分による腸管上皮単糖トランスポーター制御を介した生活習慣病予防のアプローチ

腸管上皮細胞には多様なトランスポーターが発現しており，さまざまな食品成分の吸収に重要な役割を果たしている。一方で腸管上皮細胞は最も高頻度かつ高濃度に他の食品成分に曝されることから，食品成分は自身が基質としてトランスポーターにより腸管上皮で吸収されるだけでなく，他のトランスポーターの活性を制御・調節することも十分に予想される。そこで著者らは，腸管上皮トランスポーターを制御・調節する食品成分の解析を進めることとし，特に食品成分が単糖のトランスポーター活性を制御することによって糖尿病をはじめとする生活習慣病の予防・改善などへの応用を目的として研究を進めることとした。

（1）グルコーストランスポーター

単糖を基質とするトランスポーターファミリーはグルコーストランスポーターファミリーと呼ばれ，促進拡散型糖輸送体（GLUT）とNa^+/グルコース共輸送担体（SGLT）に大別される[14]。以下，それぞれについて概説する。

GLUT（SLC2A）は細胞内外のグルコース濃度差によってグルコースを取り込むトランスポーターであり，推定される構造として12回膜貫通型の構造を有し，そのN末端，C末端はいずれも細胞内に位置しているとされる。GLUTは14種類のアイソフォームが確認されており，さらに遺伝子構造の特徴から3つのサブクラスに分類される[15]。クラスIにはGLUT1からGLUT4までが含まれ，グルコース輸送に深くかかわっている。クラスIIにはフルクトース輸送に関連したアイソフォームが含まれ，GLUT5，GLUT7，GLUT9およびGLUT11が属する。その他のGLUT6，GLUT8，GLUT10，GLUT12，protonmyoinositol symporter（HMIT 1）はクラスⅢに属する（GLUT14は現時点でクラス不明）。これらの14種類存在するアイソフォームのなかで，構造，機能，組織分布といった項目で特に研究が進められているのがGLUT 1からGLUT 5である。GLUTファミリーは基質となるグルコースやフルクトース，ガラクトースなどに対する親和性が各々異なるため，トランスポーターとしての機能にも個々に特性を有する。GLUT 1，GLUT 3はグルコースに対する親和性が高く，基礎状態におけるグルコース輸送に深くかかわっていると考えられている。GLUT 2は他のアイソフォームと比較してグルコースに対する親和性が低く，グルコース濃度に依存して輸送活性が変化する。このため食後等の高血糖時に重要な機能を示すと考えられている[16]。またグルコースと比較して極めて親和性が低いものの，フルクトースも輸送することが報告されている[17]。GLUT 4はグルコースに対する親和性が高く，インスリン標的組織においてグルコース輸送を担っている。一方でGLUT 5はグルコースに対する親和性が非常に低く，フルクトースに対する親和性が高いことが知られており，主に小腸におけるフルクトース輸送を担っている[18]。

一方，SGLT（SLC5A）はNa^+の勾配を利用し，グルコース濃度勾配に逆らってグルコースを取り込むトランスポーターであり，現在までに7種類のアイソフォームが確認されている[19]。GLUTとはまったくホモロジーはなく，異なった糖輸送ファミリーであると考えられている。SGLTファミリーは14回膜貫通型構造をもつと推定され，N末端は細胞外，C末端は細胞膜に埋もれていることが報告されている[20]。このうちSGLT 1は小腸上皮と腎臓近位直尿細管で主に発現しており，一方SGLT 2は主に腎臓近位尿細管に発現している[19]。二次構造や機能の面ではSGLT 1での研究が進んでいる一方で，近年新規糖尿病治療薬の標的としてはSGLT 2に注目が集まっており，阻害剤の開発が盛んに進められている[21]。

腸管上皮細胞においては，グルコースおよびガラクトースはまず腸管上皮細胞の管腔側に発現しているSGLT 1によって細胞内に取り込まれる。SGLT 1は小腸における食事由来のグルコースおよびガラクトースの取り込みにおいて

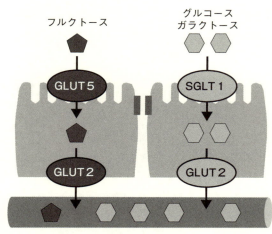

図10-4　腸管上皮細胞における単糖の吸収とそれにかかわるトランスポーター

重要な役割を担っており，細胞内外のNa^+勾配を駆動力とし2分子のNa^+と1分子のグルコース（ガラクトース）を共輸送する。なお，このNa^+勾配を生み出しているのがNa^+/K^+-ATPaseであり，基底膜側に存在している。さらに細胞内のグルコース濃度が基底膜側の細胞外濃度よりも高くなると，基底膜側に発現するGLUT 2によって細胞外（血管側）へと輸送され，小腸管腔側から血管側へ方向性をもってグルコースが輸送される。一方，フルクトースは管腔側に発現しているGLUT 5によって取り込まれる。また取り込まれたフルクトースは，基底膜側に発現するGLUT 2によって門脈へと輸送される（図10-4）。腸管におけるグルコースおよびフルクトースの吸収にSGLT 1およびGLUT 5が主たる役割を担っていることは，両トランスポーターのノックアウトマウスを用いた解析からも明らかとなっている[18, 22]。

（2）フィトケミカルによる腸管上皮グルコーストランスポーターSGLT 1の制御

　生活習慣病およびその複合した病態であるメタボリックシンドロームの増加が近年社会問題となっているのは周知の事実である。生活習慣病は「食習慣，運動習慣，喫煙，飲酒などの生活習慣がその発症に大きく関与する疾患群」と

され，脂質異常症，肥満，糖尿病，高血圧がその代表例である。特に現代は過食・飽食の時代であり，過剰な栄養素・エネルギー摂取とそれに伴うメタボリックシンドロームに対する予防は，国民的・社会的に大きな関心事となっている。このうち糖尿病は「インスリン作用の不足による慢性高血糖を主徴とした，種々の特徴的な代謝異常を伴う疾患群」のことであり[23]，国際糖尿病連合（IDF）の報告によると，2013年で世界の糖尿病有病者は3億8,200万人にのぼり，2030年までに5億9,200万人に増加すると予測されている[24]。また，厚生労働省による平成19（2007）年国民健康・栄養調査結果では，「糖尿病が強く疑われる人」が約890万人，「糖尿病の可能性が否定できない人」と合わせると約2,210万人と推定されており，また平成22（2010）年の調査においても，糖尿病が強く疑われる人の割合は男女ともに平成14（2002）年と比較して増加しており[25]，その予防および治療は極めて重要な課題となっている。

糖尿病にはインスリン依存性の1型と非依存性の2型が存在し，糖尿病患者の9割以上が2型糖尿病である。2型糖尿病は生活習慣に大きく依存することが知られており，運動不足や過剰な栄養摂取によって肥満になると，インスリン抵抗性の獲得がみられ，これが慢性的な高血糖を引き起こし，網膜症，腎症，神経障害をはじめとするさまざまな合併症を誘発する。また近年，食後の急激な血糖値上昇や高血糖状態の持続がインスリン抵抗性の獲得に深くかかわっていることも報告されている[26]。したがって2型糖尿病の予防には，適度な運動とバランスのよい食生活が重要であるとともに，糖質の過剰摂取抑制や食後血糖値上昇の積極的な制御が望まれる。

以上のような背景の下，著者らは腸管におけるグルコース（ブドウ糖）の吸収を担うトランスポーターについて焦点を当てることとした。腸管上皮細胞におけるグルコースの吸収は主としてNa^+/グルコース共輸送担体1（SGLT1）を介していることから，SGLT1活性を阻害するフィトケミカルを探索することとした。当初ヒト腸管上皮モデル細胞株を用いてSGLT1活性評価系の構築を試みたが，腸管上皮モデル細胞として汎用されるCaco-2細胞やHT29細胞ではナトリウム依存的なグルコース取り込み活性がみられなかった。そこでウ

サギ小腸より刷子縁膜小胞（brush border membrane vesicle：BBMV）を調製してSGLT1活性測定系を構築し，いくつかのフィトケミカルの作用を検討した。その結果，緑茶中に含まれるカテキン類の一種であるエピカテキンガレート（ECG）がSGLT1活性を濃度依存的に阻害することが見いだされた[27]。そこでECGによるSGLT1阻害活性についてその特性を他のカテキン類の構造類似体を用いて検討した。図10-5に示したとおり，ECGに加えてエピガロカテキンガレート（EGCG）も同様にSGLT1活性を阻害することが明らかとなった。一方，ガレート基を有さないエピカテキン（EC）やエピガロカテキン（EGC）はSGLT1活性を阻害しなかったことから，ガレート構造（没食子酸構造）がSGLT1活性阻害には必須であると推察された。ただし没食子酸単独でもSGLT1活性を阻害しなかったため，カテキンの基本骨格に加えてガレート構造が必要であると推察される。またECGはグルコースと物理的に直接結合しているわけではないこと，ECGは細胞膜表面に結合しているもののECG自身がSGLT1の基質となるわけではなく，アンタゴニスト的に作用して阻害していることが電気生理学的手法などを用いた解析により示されている。

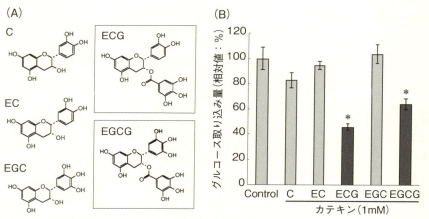

図10-5　カテキン類の構造（A）およびウサギ小腸BBMVにおけるSGLT1活性に対するカテキン類の作用（B）
　C：カテキン，EC：エピカテキン，EGC：エピガロカテキン，ECG：エピカテキンガレート，EGCG：エピガロカテキンガレート。　　　　　　　（文献2，12より引用，一部改変）

上記のように，カテキン類の一種であるECGがSGLT1活性を阻害することが明らかとなったが，これはウサギSGLT1に対する作用であり，またウサギBBMVを用いた評価系ではより多くのフィトケミカルについて検討できないという問題点があった。そこで著者らは新たなSGLT1活性評価系を構築することとした。すなわち，ヒトSGLT1遺伝子を含む哺乳動物発現用ベクターを構築し，これを遺伝子導入のしやすいチャイニーズハムスター卵巣細胞（CHO細胞）に遺伝子導入して抗生物質にて選択，最も高いSGLT1活性を有するシングルクローンを選抜した。選抜したシングルクローン（ヒトSGLT1安定高発現株）を用いてSGLT1活性測定の最適化条件を決定した後，SGLT1活性を阻害するフィトケミカルを約60種類のなかから探索した。その結果，ウサギSGLT1評価系で見いだされていたECGに加えて，新たにメトキシフラボノイドの一種であるタンジェレチン，ショウガ科植物に含まれるカルコン類の一種であるカルダモニンがSGLT1活性を阻害することが見いだされた。これらの3つのフィトケミカルはいずれも前もって高発現株に作用させてもSGLT1活性を阻害したこと，直接グルコースと結合しているわけではないことから，少なくとも細胞を介して阻害していることが示唆された。またタンジェレチンとカルダモニンについてマウスを用いて実際に糖負荷試験を行ったところ，いずれも血糖値の増加を有意に抑制することが明らかとなった。これよりタンジェレチンとカルダモニンは，*in vitro*細胞レベルだけでなくマウスを用いた*in vivo*評価系においてもグルコース吸収を有意に抑制することが示された。

（3）フィトケミカルによる腸管上皮フルクトーストランスポーターGLUT5の制御

一方で，近年の生活習慣病の増加には，フルクトース（果糖）を多く含む高果糖コーンシロップ（high fructose corn syrup：HFCP）を原料とする清涼飲料水などの摂取量の急激な増加も一因とされている。実際アメリカにおいては，1977年には1人当たりのフルクトース摂取量は37.0 g/日であり1日に摂取するカロリーの8.0％を占める程度であったのに対し，2006年には54.7 g/日であり1日に摂取するカロリーの10.2％を占めるまでに増加していることが報告され

ており，なかには1日のカロリーの15.0％に達する被験者もみられた[28]。フルクトースは果物や蜂蜜など甘い食品に多く含まれ，単糖のなかでは最も甘味が強い。また，加工食品の材料（食品添加物）としてもよく使われ，ジュースなど清涼飲料水・炭酸飲料水や菓子類などの甘味の強い加工食品の多くに，主にグルコースから成る糖液を異性化して得られるHFCPが使われている[28, 29]（日本では「果糖ブドウ糖液糖」と表示される）。HFCPはトウモロコシのデンプンを原料に低コストで強い甘味を添加できることから，1970年代においてアメリカの食品業界に広く普及し現在に至っている。

しかしながら近年ではフルクトースの過剰摂取は，肥満の原因に加えて肝臓中に中性脂質を蓄積させ非アルコール性脂肪肝（nonalcoholic fatty liver disease：NAFLD），さらには非アルコール性肝炎（nonalcoholic steatohepatitis：NASH）の原因となることが知られている[30, 31]。またフルクトースは腸管および腎臓での塩化ナトリウムの吸収を亢進し高血圧を誘発することも動物実験のレベルで報告されている[18]。このようにフルクトースの摂取量の増加が生活習慣病の増加の一因となっていることが考えられるが，HFCPは非常に安価な甘味料で多くの食品に利用されており，食品からフルクトースを除去するのは難しいのが現状である。

フルクトースの腸管での吸収は前述のとおり主としてGLUT 5 を介していることが知られている。そこで著者らはフルクトース過剰摂取に起因する各種疾患を予防することを目的として，腸管上皮におけるフルクトース吸収活性を阻害するフィトケミカルを探索することとした。ヒト腸管上皮モデル細胞としてCaco-2細胞を用いることとし，Caco-2細胞におけるフルクトース取り込み活性を阻害するフィトケミカルを探索した。約40種類のフィトケミカルについて調べた結果，メトキシフラボノイドでシークワーサーに多く含まれるノビレチン，温州ミカンに多く含まれるタンジェレチン，緑茶に含まれるECGが見いだされた。これらはグルコースの腸管上皮トランスポーターであるSGLT 1活性も阻害する一方で，アミノ酸やペプチドのトランスポーターは阻害しないことが示された。またこれら3種のフィトケミカルが実際に腸管上皮フルクト

第10章　機能性食品成分の腸管上皮吸収機構およびトランスポーター制御　157

ートランスポーターであるGLUT 5活性を阻害しているか確認するため，SGLT 1の場合と同様にヒトGLUT 5の安定高発現CHO細胞株を構築した。構築したGLUT 5高発現株においてもノビレチンとECGは濃度依存的にフルクトース取り込み活性を阻害し，実際にGLUT 5活性を阻害していることが確認された。さらに構築したGLUT 5高発現株を用いて新たに22種のフィトケミカルについて検討したところ，ホップに含まれるキサントフモール，明日葉（アシタバ）に含まれるキサントアンゲロール，4-ヒドロキシデリシンの3種のフィトケミカルがGLUT 5活性を阻害することが新たに見いだされた（図10-6）[32]。これらは先に見いだされたECGやノビレチンなどと異なり，アミノ酸やペプチドトランスポーターだけでなくSGLT 1活性をも阻害しないことから，GLUT 5に対する選択的阻害が示唆された。

以上の結果から，キサントフモールなど3種のフィトケミカルはグルコースの吸収には大きな影響を与えずにフルクトースの吸収をより選択的に阻害することが期待される。今後はグルコース同様，実験動物などを用いた in vivo での検証が必要である。

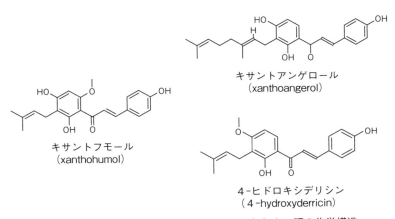

図10-6　GLUT 5活性を制御するフィトケミカル類の化学構造

4. おわりに

　本稿では，近年機能性食品の素材として用いられている食品成分の腸管上皮透過機構について，培養細胞を用いた解析例を紹介した．さらに糖質の腸管吸収にかかわるグルコーストランスポーターに注目し，トランスポーター活性を阻害するフィトケミカルを探索しその一部については実際に糖負荷試験にて*in vivo*における効果も確認した．今後さらに機能性食品成分の腸管上皮における吸収メカニズムが明らかになることで新たな科学的エビデンスが蓄積されることが期待される．また並行して，腸管上皮における単糖トランスポーターを制御することで糖質過剰摂取に起因する糖尿病をはじめとする生活習慣病の予防・改善に向けた機能性食品・特定保健用食品の開発につながることが期待される．

文　献

1) 河原克雅，佐々木克典：人体の正常構造と機能 Ⅲ．消化管．日本医事新報社，2000.
2) 薩　秀夫：食品因子の腸管吸収および生理機能の分子栄養学的研究．日本栄養・食糧学会誌，2011；64；207-214.
3) 薩　秀夫：第12章 機能性食品成分とトランスポーター．栄養・食品機能とトランスポーター（竹谷　豊，薩　秀夫，伊藤美紀子・他編）．建帛社，2011，pp.247-264.
4) Takaishi N., Yoshida K., Satsu H. et al.：Transepithelial transport of/-lipoic acid across human intestinal Caco-2 cell monolayers. J Agric Food Chem, 2007；55；5253-5259.
5) Harborne J.B. and Williams C.A.：Advances in flavonoid research since 1992. Phytochemistry, 2000；55；481-504.
6) Setchell K.D., Brown N.M., Desai, P. et al.：Bioavailability of pure isoflavones in healthy humans and analysis of commercial soy isoflavone supplements. J Nutr, 2001；131；1362S-1375S.
7) Wolffram S., Block M. and Ader, P.：Quercetin-3-glucoside is transported by

the glucose carrier SGLT1 across the brush border membrane of rat small intestine. J Nutr, 2002;132;630-635.
8) Ioku K., Pongpiriyadacha Y., Konishi Y. et al.：β-Glucosidase activity in the rat small intestine toward quercetin monoglucosides. Biosci Biotechnol Biochem, 1998;62;1428-1431.
9) Walle T.：Methoxylated flavones, a superior cancer chemopreventive flavonoid subclass？ Semin Cancer Biol, 2007;17（5）;354-362.
10) Assini J.M., Mulvihill E.E. and Huff M.W.：Citrus flavonoids and lipid metabolism. Curr Opin Lipidol, 2013;24（1）;34-40.
11) Price R.D., Berry M.G. and Navsaria H.A.：Hyaluronic acid：the scientific and clinical evidence. J Plast Reconstr Aesthet Surg, 2007;60（10）;1110-1119.
12) Hisada N., Satsu H., Mori A. et al.：Low-molecular-weight hyaluronan permeate across the human intestinal Caco-2 cell monolayers via the paracellular pathway. Biosci Biotechnol Biochem, 2008;72;1111-1114.
13) Jin M., Satsu H., Yamada K. et al.：Permeation of disaccharides derived from chondroitin sulfate through human intestinal Caco-2 cell monolayers via the paracellular pathway. Biosci Biotechnol Biochem, 2010;74;1243-1249.
14) 保坂利男：第1章 グルコーストランスポーター．栄養・食品機能とトランスポーター（竹谷　豊，薩　秀夫，伊藤美紀子・他編）．建帛社，2011，pp.19-38.
15) Joost H.G. and Thorens B.：The extended GLUT-family of sugar/polyol transport facilitators：nomenclature, sequence characteristics, and potential function of its novel members. Mol Membr Biol, 2001;18（4）;247-256.
16) Kellett G.L. and Helliwell P.A.：The diffusive component of intestinal glucose absorption is mediated by the glucose-induced recruitment of GLUT2 to the brush-border membrane. Biochem J, 2000;350（1）;155-162.
17) Helliwell P.A., Richardson M., Affleck J. et al.：Stimulation of fructose transport across the intestinal brush-border membrane by PMA is mediated by GLUT2 and dynamically regulated by protein kinase C. Biochem J, 2000;350（1）;149-154.
18) Barone S., Fussell S.L., Singh A.K. et al.：Slc2a5（Glut5）is essential for the absorption of fructose in the intestine and generation of fructose-induced hypertension. J Biol Chem, 2009;284（8）;5056-5066.
19) Wright E.M., Hirayama B.A. and Loo, D.F.：Active sugar transport in health and disease. J Intern Med, 2007;261（1）;32-43.
20) Turk E. and Wright E.M.：Membrane topology of the human Na^+/glucose

cotransporter SGLT1. J Biol Chem, 1996 ; 271 (4) ; 1925-1934.
21) Kanwal A. and Banerjee, S.K. : SGLT inhibitors : a novel target for diabetes. Pharm Pat Anal, 2013 ; 2 (1) ; 77-91.
22) Gorboulev V., Schürmann A., Vallon V. et al. : Na^+-D-glucose cotransporter SGLT1 is pivotal for intestinal glucose absorption and glucose-dependent incretin secretion. Diabetes, 2012 ; 61 (1) ; 187-196.
23) 日本糖尿病学会糖尿病の分類と診断基準に関する委員会報告：国際標準化対応版．糖尿病．日本糖尿病学会，2012, pp.485-504.
24) International Diabetes Federation : IDF DIABETES ATLAS (6th ed.). 2013.
25) 厚生労働省：平成24年国民健康・栄養調査報告. 2014.
26) Gerich J. : Pathogenesis and management of postprandial hyperglycemia : role of incretin-based therapies. Int J Gen Med, 2013 ; 6 ; 877-895.
27) Kobayashi Y., Suzuki M., Satsu H. et al. : Green tea polyphenols inhibit the sodium-dependent glucose transporter of intestinal epithelial cells by a competitive mechanism. J Agric Food Chem, 2000 ; 48 ; 5618-5623.
28) Vos M.B., Kimmons J.E., Gillespie C. et al. : Dietary fructose consumption among US children and adults : the Third National Health and Nutrition Examination Survey. Medscape J Med, 2008 ; 10 (7) ; 160.
29) Marriott B.P., Cole N. and Lee E. : National estimates of dietary fructose intake increased from 1977 to 2004 in the United States. J Nutr, 2009 ; 139 (6) ; 1228S-1235S.
30) Tappy L. and Lê K.A. : Metabolic effects of fructose and the worldwide increase in obesity. Physiol Rev, 2010 ; 90 (1) ; 23-46.
31) Basaranoglu M., Basaranoglu G., Sabuncu T. et al. : Fructose as a key player in the development of fatty liver disease. World J Gastroenterol, 2013 ; 19 (8) ; 1166-1172.
32) 薩　秀夫，大路　樹，柴田諒祐（発明者），国立大学法人東京大学（出願人）：フルクトース吸収阻害剤．出願番号：特願2014-086005, 2014.

第11章 ポリフェノール類による転写制御を介した代謝改善効果

井 上 順*

1. はじめに

　近年，代謝改善効果を有する食品成分について，その作用メカニズムが精力的に解析されている。食品成分のもつ抗酸化能が代謝改善効果に寄与することは広く知られているが，それ以外の作用機構も明らかになりつつある。本稿では，食品成分が転写因子の活性を制御すること，さらに食品のもつ代謝改善効果が転写因子の活性制御に起因する例について紹介する。

　核内受容体は脂溶性のリガンドが結合することでその活性が制御される転写因子であり，ヒトでは48種類が報告されている[1]。脂肪酸をリガンドとするPPARα（peroxisome proliferator-activated receptor α）や胆汁酸をリガンドとするFXR（farnesoid X receptor），さらにはビタミンDや酸化コレステロールをそれぞれリガンドとするVDR（vitamin D receptor）やLXR（liver X receptor）などがある。しかしながら約半数の核内受容体はリガンドが未知であり，オーファン受容体と呼ばれている[2]。本稿で着目するHNF4α（hepatocyte nuclear factor 4α）もオーファン受容体であり，内因性のリガンドは明らかにされていない（後述）。食品成分による転写制御を考えた場合，その標的として核内受容体は想定しやすい。すなわち脂溶性の食品成分が生体に取り込まれ，それが核内受容体のリガンドとして作用することで種々の効果を発揮する可能性が考えられる。実際に，フラボノイドによる核内受容体の活性制御に関する研究は広く行われている。イソフラボンに分類されるダイゼインやゲニステインお

＊　東京大学大学院農学生命科学研究科

よびフラバノンに分類されるナリンゲニンはER（estrogen receptor）に結合し活性化する[3,4]。一方で，フラボンであるアピゲニンやクリシンおよびフラボノールであるケンフェロールはPPARγを活性化する[5,6]。

　著者はこれまでに，精製食品成分を約150種類入手し，脂質代謝関連遺伝子の発現を制御する新規な食品成分の探索を試みてきた。多くの成分について簡便に解析を行うため，ルシフェラーゼによるレポーターアッセイ系を構築し解析を行った。本稿では，脂質・糖質代謝を制御する核内受容体型転写因子であるHNF4αの活性を抑制するルテオリンについて紹介する。

2．HNF4α

　HNF4αは核内受容体型の転写因子であり，ホモダイマーとして機能する。その標的遺伝子としてはMTP（microsomal triglyceride transfer protein），ApoB（apolipoprotein B）などのリポタンパク質分泌に関与する遺伝子や，PEPCK（phosphoenolpyruvate carboxykinase），G6Pase（glucose-6-phosphatase）などの糖新生に関与する遺伝子がある。一般的な核内受容体はDNA結合領域とリガンド結合領域をもち，リガンドが結合することでその活性が制御される。HNF4αもDNA結合領域とリガンド結合領域をもつが，内因性のリガンドの有無については明らかになっていない。脂肪酸CoAがリガンドとして機能するとの報告もあったが[7]，その真偽については議論が残るところである。

　近年，大腸菌を用いて発現・精製したHNF4αの結晶構造解析により，リガンド結合領域に脂肪酸（ミリスチン酸やパルミチン酸）が配位することが示された[8]。さらに動物細胞に発現させたHNF4αにはリノレン酸が結合していることや，マウス肝臓から精製したHNF4αにはリノレン酸が結合していること，さらにその結合はマウスの摂食状態による影響を受け，絶食により結合が抑制されることが示されている[9]。しかしながら，その結合はHNF4αの活性には影響を与えないようである。すなわち，脂肪酸はHNF4αに結合はするが，その活性には影響を及ぼさない[9]。HNF4αには内因性リガンドが存在するのか，

またリガンドによる活性調節を受けるのかなど，今後のさらなる解析が待たれる。

また，HNF4αの活性は翻訳後修飾によっても制御されていることが多く報告されている。代表的な修飾はリン酸化であり，PKAによるリン酸化はHNF4αのDNA結合能を抑制し[10]，PKCによるSer78のリン酸化はHNF4αを核外へと移行させ，プロテアソームを介した分解を促進する[11]。p38MAPKによるSer158のリン酸化はコアクチベーターの結合を増加させ，転写活性化能を上昇させる[12,13]。一方でAMPK（AMP activated protein kinase）によるSer304のリン酸化はホモダイマーの形成阻害およびタンパク質不安定化を引き起こす[14,15]。リン酸化以外の翻訳後修飾も報告されており，コアクチベーターであるCBP（CREB binding protein）によるアセチル化やPMRT1（protein arginine methyltransferase 1）によるArg91のメチル化はDNAへの結合を促進することで活性化する[16,17]。

肝臓特異的なHNF4α欠損マウスでは血中のコレステロールおよびトリグリセリド量の有意な低下や血糖値の低下傾向が観察される[18]。前述のように，HNF4αの標的遺伝子としてはApoB含有リポタンパク質分泌や糖新生にかかわる遺伝子があり，その活性抑制は抗動脈硬化作用や抗糖尿病作用を発揮することが期待される。

3．HNF4α活性を抑制する食品成分の探索

（1）評価系の構築

1）MTP遺伝子プロモーター

HNF4αによって転写が制御される代表的な遺伝子であるMTP遺伝子を用いた。MTPプロモーター領域（－273〜＋33）をルシフェラーゼ発現ベクターの上流に挿入したレポータープラスミドを作製した。本領域にはHNF4α結合領域が含まれている[19]。細胞としては肝がん由来細胞株であるHepG2細胞を

用いた。ルシフェラーゼ発現ベクターおよびβガラクトシダーゼ発現プラスミドをトランスフェクション後，100μMの食品由来成分を添加し，さらに24時間培養後アッセイを行った。βガラクトシダーゼ発現プラスミドは導入効率の補正のために用いた。本アッセイ系を用いて約150種類の食品成分を対象としてスクリーニングを行った。

2) HNF4α活性に対するルテオリンの効果

上記のスクリーニングにより見いだしたルテオリンに関して，HNF4α活性を抑制しているかどうかを検討することを目的として2つのアッセイ系を構築した。

a．過剰発現したHNF4α活性への効果　　HNF4αを発現していない細胞（HEK293細胞）を用いた。HEK293細胞にHNF4α発現プラスミド，および上記MTP遺伝子プロモーター含有ルシフェラーゼ発現ベクター，およびβガラクトシダーゼ発現プラスミドを導入し解析を行った。

b．Gal4-UASシステム　　Gal4 DNA結合領域とHNF4αリガンド結合領域の融合タンパク質を用いて解析を行った。レポーター遺伝子にはGal4応答配列（UAS）を含むルシフェラーゼ発現ベクターを用いた。細胞はHEK293細胞を用いた。

(2) ルテオリンはHNF4α活性を抑制する

精製食品成分約150種類について評価を行ったところ，フラボンおよびフラボノールに高い抑制活性が観察された。詳細なデータは示さないが，抑制活性はフラボノールよりもフラボンのほうが強かった。フラボノールに存在するC環3位の水酸基がHNF4α活性抑制効果を阻害していると考えられる。フラボンのなかでもルテオリンは抑制活性が強かった。図11-1Aに示すように，30μMルテオリン処理はMTPプロモーター活性を約30％にまで低下させた。次に，HNF4α発現プラスミドおよびHNF4α応答配列を含むルシフェラーゼ発現ベクターをHEK293細胞（HNF4αを発現していない）に導入し，HNF4α活性に対するルテオリンの効果を検討した。その結果，HNF4αを発現させるこ

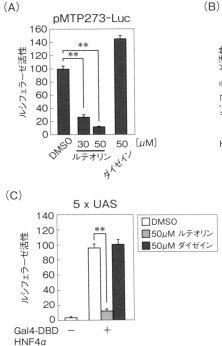
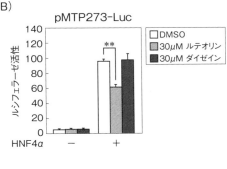

図11-1 ルテオリンはHNF4α活性を低下させる
A：HepG2細胞にレポータープラスミドを導入し，ルテオリンを添加し，24時間後にルシフェラーゼアッセイを行った。
B，C：HEK293細胞にレポータープラスミドとHNF4α発現プラスミドを導入後，ルテオリンを添加し，24時間後にルシフェラーゼアッセイを行った。

とによりMTPプロモーター活性は上昇し，ルテオリン添加によりその上昇が減弱したことから，HNF4α活性はルテオリンにより抑制されることが示唆された（図11-1B）。次に，Gal4-UASシステムを用いてHNF4α活性に及ぼすルテオリンの効果を検証したところ，Gal4-HNF4αの活性がルテオリン添加により抑制された（図11-1C）。これらの結果から，ルテオリンがHNF4α活性を抑制すること，さらにその抑制にはHNF4αのリガンド結合領域が関与していることが示された。イソフラボンであるダイゼインにはHNF4α活性の抑制効果は観察されなかった（図11-1A～C）。イソフラボンはC環3位にB環が配位する形をとっている。したがって，C環3位に水酸基が配位すると抑制活性が低下し，一方でC環3位にB環が配位すると抑制活性が消失する。これらの結果より，フラボン骨格のC環3位への官能基の配位がHNF4α活性抑制能

に影響を及ぼす可能性が考えられる。

4. ルテオリンによる内因性遺伝子発現への影響

次にルテオリンがHNF4α標的遺伝子の発現を抑制するかどうかを検討した。50μMのルテオリンをヒト肝がん由来HepG2細胞に12時間処理し，HNF4α標的遺伝子であるMTPおよびApoB遺伝子の発現をリアルタイムPCR法により解析した。図11-2に示したように，ルテオリン処理により内因性のMTPおよびApoB遺伝子の発現が有意に低下した。データには示していないが，糖新生に関与するHNF4α標的遺伝子であるPEPCKやG6Paseの遺伝子発現も同様に低下していた。また，それらの発現低下は10μMのルテオリン処理でも同様に観察された。さらにこれらの発現低下はルテオリン処理後3時間から観察されることを確認している。これらの結果から，ルテオリンはHNF4α活性を抑制することでその標的遺伝子の発現を抑制すると考えられる。

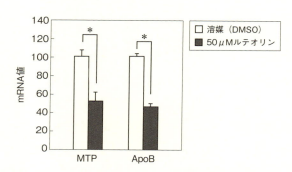

図11-2　ルテオリンはMTPおよびApoB遺伝子発現を低下させる
HepG2細胞に50μMのルテオリンを12時間処理し，RNAを回収後，リアルタイムPCR法によりMTPおよびApoB遺伝子の発現量を測定した。

5. ルテオリンによるApoB含有アポリポタンパク質分泌への影響

次にルテオリンがApoB分泌を抑制するかどうかについて検討した。HepG2およびCaco-2細胞を用いて検討した。100μMのルテオリンを12時間処理し、培地中に分泌されたApoB量をウエスタンブロット法により測定した。その結果、ルテオリン処理によりApoBタンパク質の分泌量が顕著に低下した（図11-3A）。ルテオリンによるMTPおよびApoB遺伝子発現の低下はApoB分泌の抑制につながることが示唆された。次に、小腸上皮様細胞へと分化させたCaco-2細胞にルテオリン処理をしたところ、培地中へのApoB分泌量はHepG2細胞の場合と同様に低下した（図11-3B）。これらの結果から、ルテオリン処理はVLDLおよびカイロミクロンの分泌を抑制することが示唆された。

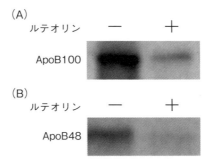

図11-3 ルテオリンはApoBタンパク質の培地中への分泌を抑制する
50μMのルテオリンをHepG2細胞（A）とCaco-2細胞（B）に12時間処理し、培地中に分泌されたApoBタンパク質量をウエスタンブロット法により測定した。

6. ルテオリン配糖体を用いた検討

ルテオリン配糖体のMTP遺伝子プロモーター活性やApoB分泌に及ぼす影響について解析を行った。その結果、ルテオリン配糖体（図11-4A）ではMTP

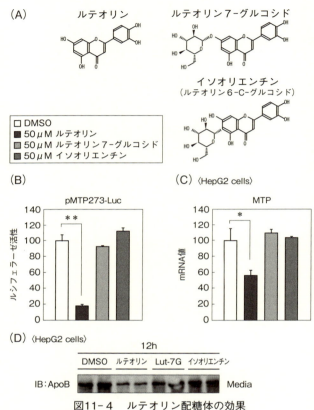

図11-4　ルテオリン配糖体の効果
A：ルテオリン配糖体の構造式。
B：HepG2細胞にレポータープラスミドを導入し，ルテオリンを添加し，24時間後にルシフェラーゼアッセイを行った。
C：HepG2細胞に50μMのルテオリンを12時間処理し，RNAを回収後，リアルタイムPCR法によりMTP遺伝子の発現量を測定した。
D：HepG2細胞に50μMのルテオリンを12時間処理し，培地中に分泌されたApoBタンパク質量をウエスタンブロット法により測定した。

プロモーター活性の抑制や内因性MTP遺伝子発現の抑制は観察されなかった（図11-4B，C）。さらに培地中へのApoBの分泌抑制も観察されなかった（図11-4D）。これらの結果より，ルテオリン配糖体はアグリコンで観察されるHNF4α活性抑制効果がみられないことが示された。ルテオリン配糖体は細胞内に取り込まれにくくなることが知られていることから[20]，ルテオリンは細胞

内に取り込まれた後にHNF4α活性を抑制している可能性が考えられる。

7．ルテオリンとHNF4αの結合

　HNF4αタンパク質について大腸菌を用いて発現・精製した。領域としては，HNF4αのリガンド結合領域を含む151〜373のアミノ酸を用い，N末端側にHis-tagを連結し，精製に用いた。精製したHNF4αタンパク質を0.1％のトリプシン，37℃で処理し，トリプシンによる消化パターンが，ルテオリンの添加により変化するかどうかを検討した。SDS-PAGE後CBB染色により測定した。はじめにHNF4αタンパク質をトリプシン処理することで，時間依存的に分解されることを確認した。このトリプシンによるHNF4αの分解がルテオリンの添加により抑制された（図11-5）。この結果はルテオリンがHNF4αと直接結合している可能性を示している。すなわち，ルテオリンがHNF4αと直接結合することで，HNF4αの構造が変化し，トリプシンによる切断を受けにくくなると考えられる。しかしながら，現時点では，ルテオリンが細胞表面に局

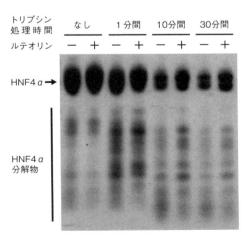

図11-5　ルテオリンはHNF4αタンパク質のトリプシンによる分解を抑制する
　大腸菌を用いて発現・精製したHNF4αを0.1％トリプシン，37℃で処理し，SDS-PAGE後，CBBにより染色した。

在する受容体を介して細胞内にシグナルを送り，これがHNF4α活性を抑制する可能性は否定できない。ルテオリン配糖体は糖付加による物理的な障害により受容体による認識が低下するのかもしれない。ルテオリンによるHNF4α活性抑制の詳細な分子機構については，さらなる解析が必要である。

8. 肥満モデルマウスにおけるルテオリンの効果

ルテオリンを肥満モデルマウスに摂取させ，マウス個体への効果について検討した。それに加えて，*in vitro*で観察されたHNF4α活性の抑制効果がマウス個体においてみられるかどうかについて検討を行った。

食事誘導性の肥満モデルマウスを用いた。0.6％または1.5％ルテオリンを高脂肪食に混合し，8週間マウスに与えた（各群$n=8$）。対照群として高脂肪食摂取群をおいた。摂食量は1日おきに測定した。ルテオリン添加食の摂食開始後7週間目にOGTT（oral glucose tolerance test）により耐糖能を測定した。最終日に4時間絶食後に解剖し，各種血清成分を測定した。さらに，肝臓における遺伝子発現をリアルタイムPCR法により解析した。

（1）ルテオリン添加食は高脂肪食による体重増加を抑制する

5週齢のC57BL/6マウスを高脂肪食（60％脂肪，HFD）で11週間飼育し食事誘導性の肥満モデルマウスを作製した。マウスを3群に分け〔各群$n=8$，①HFD群，②HFD＋0.6％ルテオリン（HFD＋0.6％Lut）群，③HFD＋1.5％ルテオリン（HFD＋1.5％Lut）群〕，実験食を8週間与えた。群間で摂食量に違いはみられなかった（表11-1）。1日おきに体重を測定したところ，ルテオリン食摂取16日目から，HFD＋1.5％Lut群において有意な体重増加の抑制が観察された（HDF群と比較）。この体重増加の抑制効果は実験最終日まで継続した。一方で，HFD＋0.6％Lut群では抑制傾向はみられるが，有意差が出るまでには至らなかった。

表11-1　ルテオリン添加食8週間給餌後の各種血中パラメータおよび肝臓脂質量

	HFD	HFD＋0.6％Lut	HFD＋1.5％Lut
Food Intake（g/day/mouse）	2.85±0.03	2.79±0.07	2.84±0.11
Serum			
Glucose（mg/dL）	281±11	246±13	214±14**
Insulin（ng/mL）	9.47±3.88	4.90±1.91*	4.52±2.53**
Total-Triglyceride（mg/dL）	24.7±4.4	20.3±2.5	16.5±4.6*
CM-Triglyceride（mg/dL）	3.02±0.81	2.58±0.43	2.77±1.00
VLDL-Triglyceride（mg/dL）	10.3±1.82	9.03±1.66	8.28±1.97
LDL-Triglyceride（mg/dL）	9.32±1.83	7.09±1.21	4.48±1.33*
HDL-Triglyceride（mg/dL）	2.13±0.58	1.57±0.52	0.95±0.47*
Total-Chol（mg/dL）	205±8.8	201±4.5	171±18*
CM-Chol（mg/dL）	0.42±0.13	0.36±0.04	0.34±0.12
VLDL-Chol（mg/dL）	2.38±0.37	1.97±0.42	1.53±0.41*
LDL-Chol（mg/dL）	56.0±1.8	54.4±5.3	37.8±10.4*
HDL-Chol（mg/dL）	146±6.6	144.7±1.8	132±9.4*
NEFA（mEq/L）	1.00±0.06	0.90±0.06	0.87±0.05
Total-Bile Acid（μmol/L）	50.1±4.2	58.0±6.5	40.3±4.7
GOT（Karmen）	103±25	104±34	71.6±25.9*
GPT（Karmen）	63.2±16.0	66.2±28.1	39.5±22.9*
Liver			
Weight（g）	2.18±0.10	2.20±0.19	1.59±0.12**
Triglyceride（mg/g）	916±119	910±70	409±109**
Cholesterol（mg/g）	7.38±0.24	6.43±0.45	6.20±0.36*

＊：$p<0.05$，＊＊：$p<0.01$。

（2）ルテオリン添加食の糖代謝への影響

　ルテオリン添加食を給餌後6週間目に血糖値を測定したところ，HFD＋0.6％Lut群では低下傾向が，HFD＋1.5％Lut群では有意な低下が観察された（表11-1）。また，解剖時（ルテオリン添加食8週間）の血中インスリンは，HFD＋0.6％LutおよびHFD＋1.5％Lut群のいずれにおいても有意な低下が観察された。

　ルテオリン添加食を給餌後7週間目にOGTTを行った。その結果，HFD＋1.5％Lut群において有意な血糖値の低下が観察された。また，AUC（area under the curve）についてもHFD＋1.5％Lut群において有意に抑制がみられたことから，ルテオリン添加食によって肥満モデルマウスの耐糖能が改善される

ことが明らかになった。HFD＋0.6％Lut群ではそのような傾向は観察されなかった。

（3）ルテオリン添加食の脂質代謝への影響

解剖時の血清成分を測定したところ，HFD＋1.5％Lut群で総トリグリセリドおよび総コレステロールの有意な低下が確認された（表11-1）。特にコレステロールに関しては，カイロミクロン-コレステロールは低下傾向で，VLDL，LDL，HDLコレステロールはいずれも有意な低下が観察された。遊離脂肪酸（NEFA）および総胆汁酸は，HFD＋1.5％Lut群で低下傾向が観察された。興味深いことに，HFD＋1.5％Lut群において肝臓中のトリグリセリドおよびコレステロール量の低下が観察された（表11-1）。

（4）ルテオリン添加食は肝臓でのMTP遺伝子発現を抑制する

解剖時に肝臓からRNAを回収し，逆転写後，リアルタイムPCRによりHNF4α標的遺伝子であるMTPおよびApoB遺伝子について発現を検討した。その結果，MTPおよびApoB遺伝子についてはHFD＋1.5％Lut群において低下傾向が観察された。HFD＋0.6％Lut群では遺伝子発現の低下は観察されなかった。

*in vitro*での解析と比較して，*in vivo*ではHNF4α標的遺伝子発現の抑制効果が総じて低かった。これはルテオリンの長期摂取に対して生体側が適応することで，その効果がみえにくくなっているのかもしれない。また，解析は4時間絶食後に行っているが，この時間帯ではルテオリンの効果がみえにくい可能性も考えられる。

（5）ルテオリン添加食は高脂肪食による肝障害を抑制する

解剖時に肝障害マーカーであるGOTおよびGPTを測定したところ，HFD＋1.5％Lut群において有意な低下が観察された（表11-1）。したがって，ルテオリン添加食は高脂肪食負荷による肝毒性を抑制することが示された。

（6）動物実験のまとめ

　以上の結果から，1.5％ルテオリン添加食の8週間給餌により，肝臓においてHNF4α標的遺伝子であるMTPおよびApoB遺伝子発現の低下傾向がみられていることから，*in vitro*での効果と同様に，マウス個体においてもルテオリンがHNF4α活性を抑制していることが示唆された。

　また，それ以外にも1.5％ルテオリン添加食により以下に示すようなさまざまな効果が観察された。

①　高脂肪食による体重増加の抑制（抗肥満）
②　空腹時血糖値の低下
③　耐糖能の改善
④　血中インスリンの低下
⑤　血中トリグリセリドおよびコレステロールの低下
⑥　肝毒性の抑制
⑦　肝臓中トリグリセリドおよびコレステロールの低下

　MTP阻害剤は肝臓からのVLDL分泌を抑制することで血中LDLコレステロール量を低下させ，抗動脈硬化作用を発揮することが示されている。しかしながらその一方で，肝臓へのトリグリセリドやコレステロールの蓄積が起こり，これが臨床での応用を困難にさせている[21]。ルテオリンはHNF4α活性を抑制し，VLDL分泌を低下させるが，肝臓へのコレステロールやトリグリセリドの蓄積を起こさない。表現型としては非常に優れた効果を発揮しているといえる。現時点ではこの表現型については分子レベルでの説明はできないが，ルテオリンがHNF4α活性抑制以外の効果を有している可能性が考えられる。また，ルテオリン処理は高血糖を改善することが示された。HNF4αの標的遺伝子には糖新生系の酵素群があり，HNF4α活性抑制に伴って糖新生が低下し，その結果として高血糖を改善しているのかもしれない。しかしながら，ルテオリンの長期摂取は抗肥満作用も有しており，抗肥満によってインスリンの感受性が改善し，それが高血糖の抑制につながっている可能性も考えられる。

9. おわりに

　ルテオリンはピスタチオナッツやオリーブオイルなどのさまざまな植物性食品に広く分布しており，抗がん作用を有することが多く報告されている。それ以外にも抗動脈硬化作用や抗糖尿病作用を有することも報告されており，慢性疾患の軽減に効果があると考えられている。

　核内受容体HNF4αはPEPCKやG6Paseなどの糖新生系の酵素群やMTPなどのリポタンパク質生成にかかわる因子群の転写を活性化する転写因子である。HNF4α活性の抑制は糖尿病や脂質異常症の治療・予防に有効であると考えられている。

　本稿では，マウスへのルテオリン添加食の給餌が，脂質・糖質代謝を改善することを明らかにした。これらの効果の一部はルテオリンがHNF4α活性を抑制することに起因する可能性が考えられるが，HNF4α活性の抑制だけでは説明のつかない効果も観察されている。これらの事実は，ルテオリンの作用点が多岐にわたっていることを示唆しており，今後のさらなる解析が必要であると考える。

文　献

1) Zhang Z., Burch P.E., Cooney A.J. et al. : Genomic analysis of the nuclear receptor family : new insights into structure, regulation, and evolution from the rat genome. Genome Res, 2004 ; 14 ; 580-590.
2) Shi Y. : Orphan nuclear receptors in drug discovery. Drug Discov Today, 2007 ; 12 ; 440-445.
3) Dang Z. and Lowik C. W. : The balance between concurrent activation of ERs and PPARs determines daidzein-induced osteogenesis and adipogenesis. J Bone Miner Res, 2004 ; 19 ; 853-861.
4) Dang Z.C., Audinot V., Papapoulos S.E. et al. : Peroxisome proliferator-activated receptor gamma (PPARgamma) as a molecular target for the soy phytoestrogen genistein. J Biol Chem, 2003 ; 278 ; 962-967.

5) Liang Y.C., Tsai S.H., Tsai D.C. et al.: Suppression of inducible cyclooxygenase and nitric oxide synthase through activation of peroxisome proliferator-activated receptor-gamma by flavonoids in mouse macrophages. FEBS Lett, 2001 ; 496 ; 12−18.
6) Ding L., Jin D. and Chen X.: Luteolin enhances insulin sensitivity via activation of PPARgamma transcriptional activity in adipocytes. J Nutr Biochem, 2010 ; 21 ; 941−947.
7) Hertz R., Magenheim J., Berman I. et al.: Fatty acyl-CoA thioesters are ligands of hepatic nuclear factor-4alpha. Nature, 1998 ; 392 ; 512−516.
8) Dhe-Paganon S., Duda K., Iwamoto M. et al.: Crystal structure of the HNF4 alpha ligand binding domain in complex with endogenous fatty acid ligand. J Biol Chem, 2002 ; 277 ; 37973−37976.
9) Yuan X., Ta T.C., Lin M. et al.: Identification of an endogenous ligand bound to a native orphan nuclear receptor. PLOS ONE, 2009 ; 4 ; e5609.
10) Viollet B., Kahn A. and Raymondjean M.: Protein kinase A-dependent phosphorylation modulates DNA-binding activity of hepatocyte nuclear factor 4. Mol Cell Biol, 1997 ; 17 ; 4208−4219.
11) Sun K., Montana V., Chellappa K. et al.: Phosphorylation of a conserved serine in the deoxyribonucleic acid binding domain of nuclear receptors alters intracellular localization. Mol Endocrinol, 2007 ; 21 ; 1297−1311.
12) Guo H., Gao C., Mi Z. et al.: Phosphorylation of Ser158 regulates inflammatory redox-dependent hepatocyte nuclear factor-4alpha transcriptional activity. Biochem J, 2006 ; 394 ; 379−387.
13) Guo H., Gao C., Mi Z. et al.: Characterization of the PC4 binding domain and its interactions with HNF4alpha. J Biochem, 2007 ; 141 ; 635−640.
14) Hong Y.H., Varanasi U.S., Yang W. et al.: AMP-activated protein kinase regulates HNF4alpha transcriptional activity by inhibiting dimer formation and decreasing protein stability. J Biol Chem, 2003 ; 278 ; 27495−27501.
15) Leclerc I., Lenzner C., Gourdon L. et al.: Hepatocyte nuclear factor-4alpha involved in type 1 maturity-onset diabetes of the young is a novel target of AMP-activated protein kinase. Diabetes, 2001 ; 50 ; 1515−1521.
16) Soutoglou E., Katrakili N. and Talianidis I.: Acetylation regulates transcription factor activity at multiple levels. Mol Cell, 2000 ; 5 ; 745−751.
17) Barrero M.J. and Malik S.: Two functional modes of a nuclear receptor-recruited arginine methyltransferase in transcriptional activation. Mol Cell,

2006 ; 24 ; 233-243.
18) Hayhurst G.P., Lee Y.H., Lambert G. et al. : Hepatocyte nuclear factor 4alpha (nuclear receptor 2A1) is essential for maintenance of hepatic gene expression and lipid homeostasis. Mol Cell Biol, 2001 ; 21 ; 1393-1403.
19) Hirokane H., Nakahara M., Tachibana S. et al. : Bile acid reduces the secretion of very low density lipoprotein by repressing microsomal triglyceride transfer protein gene expression mediated by hepatocyte nuclear factor-4. J Biol Chem, 2004 ; 279 ; 45685-45692.
20) Shimoi K., Okada H., Furugori M. et al. : Intestinal absorption of luteolin and luteolin 7-O-beta-glucoside in rats and humans. FEBS Lett, 1998 ; 438 ; 220-224.
21) Burnett J.R. and Watts G.F. : MTP inhibition as a treatment for dyslipidaemias : time to deliver or empty promises ? Expert Opin Ther Targets, 2007 ; 11 ; 181-189.

第12章 プロシアニジンによる血糖ならびに脂質代謝調節

山下陽子*, 芦田　均*

1. プロシアニジンとは

　ヒトの健康維持・増進に有効とされる機能性食品成分に関する研究が注目され，抗酸化能をはじめ，生活習慣病予防・改善，抗がん，免疫促進，抗アレルギー，血流促進などのさまざまな効果が報告されている。本稿で取り上げるプロシアニジン類は，カカオや黒大豆，シナモン，リンゴ，グレープシードなどの食品に多く含まれ，エピカテキンあるいはカテキンが重合したフラバン3オールで，2～15量体あるいはそれ以上の重合物として存在する（図12-1）。プロシアニジンやそれを多く含む食品が，肥満や高血糖の予防改善を含めた健康の維持増進に及ぼす効果が報告されている。例えば，ダークチョコレートを摂取すると，健常人ではインスリン感受性が高まることや[1]，カカオポリフェノールを摂取させた肥満2型糖尿病モデルのdb/dbマウス[2]では，高血糖の進行を抑制することが報告されている。グレープシードのプロシアニジンも，1型糖尿病モデルラットにおいて高血糖を抑制すると報告されている[3]。黒大豆種皮由来のプロシアニジン組成物も，糖尿病や肥満を抑制することが明らかにされている[4]。しかしながら，これらの分子作用機構の詳細については，いまだ十分には解明されておらず，さらに体内動態や活性本体に関する情報もほとんど明らかになっていないのが現状である。水酸基による抗酸化能に着目すれば，オリゴマーであるプロシアニジンは抗酸化性が高いことが期待できるが，これまでの研究で，ポリフェノール類は，構造のわずかな違いによって，効能

---

*　神戸大学大学院農学研究科

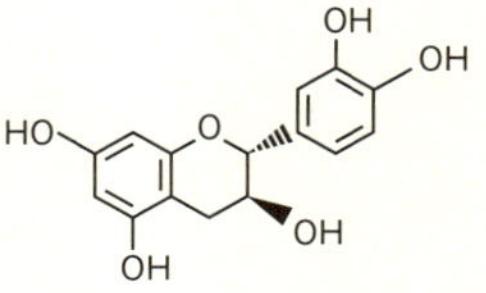

(＋)-catechin

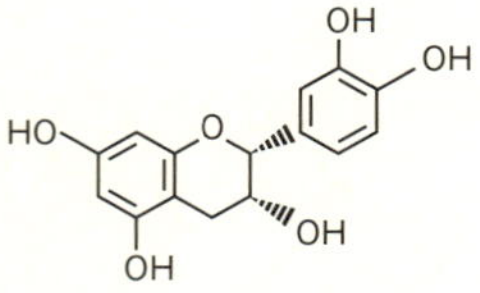

(－)-epicatechin

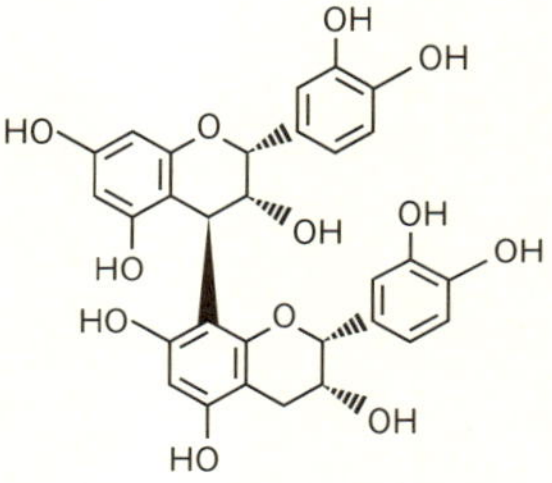

procyanidin B2

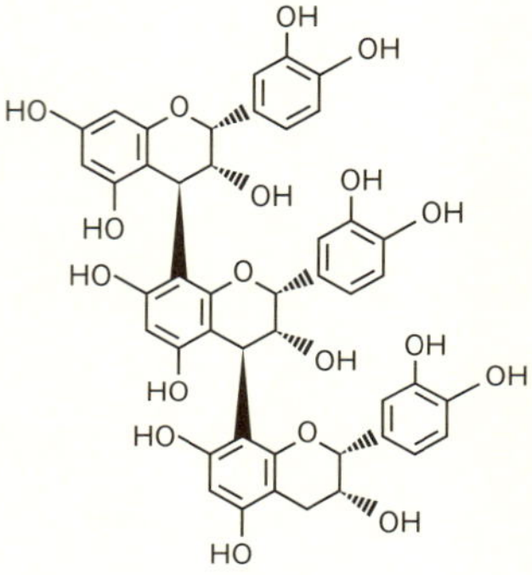

procyanidin C1

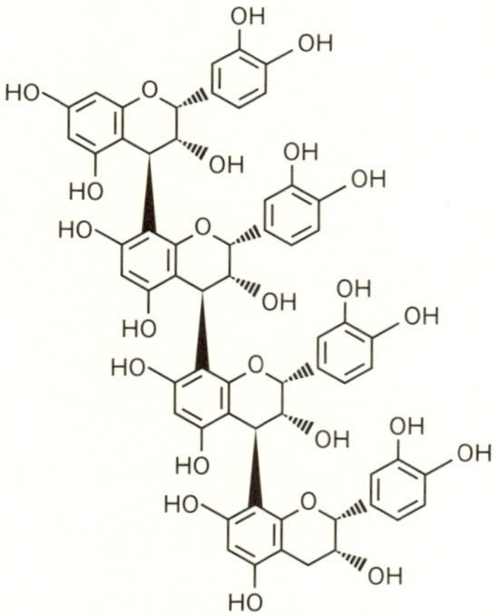

cinnamtannin A2

図12-1　カテキン類ならびにプロシアニジン類の構造式

やその作用機構が異なるということが報告されている[5]。プロシアニジンの高い生理活性は，その構造のどの部分が活性に関与し，そしてどこでどのような作用機構を介して活性を発揮しているのであろうか。重合度の高い化合物は，

単量体と比べると腸管からの吸収率が低く,ほとんど吸収されない。また,重合度や結合形態の違いによって生体での働きが異なると考えられるが,その詳細についても明らかとなっていない。

本稿では,重合度の異なるプロシアニジン類の機能性と作用機構の一例として,著者らがこれまでに解明したインクレチン様効果,ならびにエネルギー産生上昇効果を介した糖や脂質代謝調節作用を紹介する。

2.プロシアニジンの血糖調節作用

肥満に伴う糖尿病や心血管疾患患者が増加の一途をたどっており,肥満によるインスリン抵抗性や高血糖を抑制する機能性食品成分の探索,およびその作用機構解明に関する研究が盛んに行われている。食品成分の血糖調節に重要となる作用点とその標的は,大きく分けると以下に示す5つの項目があげられる(図12-2)。つまり,消化管からの糖の吸収阻害,膵臓からのインスリン分泌の促進,肝臓での糖新生の抑制,末梢組織への糖取り込みの促進である。近年

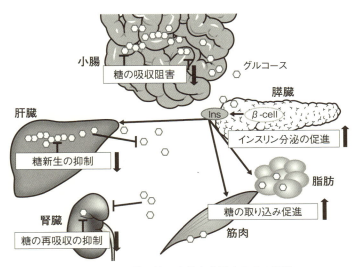

図12-2 血糖調節の生体内作用点とその標的

では，腎臓からの再吸収抑制についても注目が高まりつつある。これまでの研究では，ポリフェノールをはじめとする食品由来の機能性成分による血糖上昇抑制効果は，小腸での酵素活性を阻害し，消化管から糖の吸収を抑制する作用が多く報告されてきた。一方で，著者らが肥満・高血糖抑制効果の標的分子として研究を実施しているのは，筋肉や脂肪組織への糖取り込みを担うインスリン応答性糖輸送担体4型（GLUT4）の細胞膜移行促進作用を介した血糖調節機構である。はじめに，GLUT4の細胞膜移行調節機構を介した血糖調節に寄与するプロシアニジンの効果について紹介する。

（1）プロシアニジンのGLUT4細胞膜移行促進作用

糖輸送担体（GLUT）は，細胞膜を12回貫通するトランスポーターで，N末端とC末端のいずれもが細胞内にある（図12-3）。これまでに14種のアイソフォームが見いだされており，アミノ酸配列の類似性から3つのサブクラスに分類されている[6]。

特に，クラスIに属するGLUT1から4までのアイソフォームは，生体の恒常性維持に重要な役割を果たしている。そのなかでもGLUT4は，骨格筋，心筋と脂肪組織に特異的に発現しており，インスリンに応答して細胞内のプールから細胞膜上に移行してグルコースの取り込みを担うことから，食後高血糖の消費に大きくかかわっている。図12-4にGLUT4の細胞膜移行の作用機構を示す。

また，インスリンシグナル伝達経路を介さずに他の刺激によっても，GLUT4は細胞膜移行を促進することが明らかとなっている（後述）。GLUT4が発現す

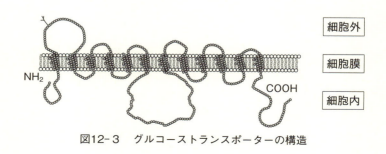

図12-3　グルコーストランスポーターの構造

第12章　プロシアニジンによる血糖ならびに脂質代謝調節　181

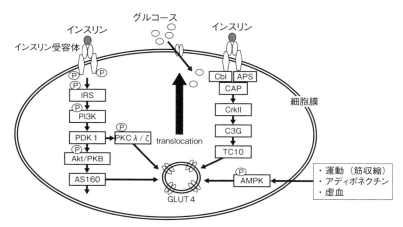

図12-4　GLUT4の細胞膜移行の作用機構

る組織のうち，特に筋肉は，食後一過性に上昇したグルコースの取り込みの約80％を担い，グルコースを消費する主要な組織である．そこで，著者らは筋肉でのGLUT4細胞膜移行を促進する食品成分が，高血糖の抑制に有効ではないかと考えた．ポリフェノール類が筋肉においてGLUT4の細胞膜移行を促進し，血糖調節に寄与するという報告が近年増加している．例えば，クルクミン[7]やレスベラトロール[8]，テアシネンシン[9]，アントシアン[10]などがAMPK経路依存的にGLUT4の細胞膜移行を促進させることが報告されている．さらに，エピガロカテキンガレート[11]やプレニルカルコン[12]，カルダモニン[13]なども詳細な作用機構は不明であるが，筋肉でのGLUT4細胞膜移行を介した細胞内へのグルコース取り込み促進作用を有することが報告されている．

　プロシアニジン類が，筋肉におけるGLUT4の細胞膜移行に影響を及ぼすか否かを検証するため，カカオリカー由来のプロシアニジン高含有組成物（CLPr）と，CLPrから単量体であるエピカテキンとその3量体までのプロシアニジンを含む低重合画分（Low-DP）と4量体以上を含む高重合画分（High-DP）を分離・精製した組成物を用いた．また，単量体であるエピカテキンとその2〜4量体のプロシアニジンについては，各化合物レベルでも評価を実施した．まず，培養細胞を用いた実験では，ラット骨格筋由来L6筋肉細胞に作用させた

15分後に，CLPrならびにLow-DP，High-DPがGLUT 4の細胞膜移行を促進させることを明らかにした[14]．この際に，細胞内で代謝を受けない2-deoxy-D-glucose（2-DG）を負荷し，その細胞内への取り込み量を測定したところ，いずれもが2-DGの取り込みを増加させることが判明した[15]．

前述のとおり，GLUT 4の膜への移行には，インスリン依存性と非依存性のシグナル伝達経路がある（図12-4）．これらの経路のうち，プロシアニジンは培養筋肉細胞に作用させた際，インスリン非依存性のシグナル伝達経路，すなわちAMPKを活性化させることによって，GLUT 4を細胞膜移行させることが明らかとなった．また，化合物レベルでその効果を検証したところ，4量体までは重合度依存的に効果が強くなることがわかった．しかし，Low-DPとHigh-DPの効果を比較すると，Low-DPのほうが高い効果を有することから，重合度が4付近の化合物で最も効果が高く，より高重合物では効果が弱くなることが推測された．

続いて，実験動物を用いた実験において得られたプロシアニジンの効果について紹介する．マウスにCLPr，Low-DPならびにHigh-DPを強制経口投与した60分後に採取した筋肉では，GLUT 4の細胞膜移行が促進していた．また，このタイミングで糖負荷試験を実施すると，プロシアニジン組成物は糖負荷後の血糖上昇を有意に抑制した．単量体であるエピカテキンと2から4量体までのプロシアニジンを化合物レベルで投与した際にも，4量体までは重合度依存的にGLUT 4細胞膜移行を促進させ，血糖上昇を抑制することを確認した．興味深いことに，上述の培養細胞系で得られた結果とは異なり，High-DPでもLow-DPと同程度の効果を有し，高重合物でも高い効果を発揮することが明らかとなった．すなわち，プロシアニジンを細胞に直接作用させた際と，実験動物に作用させた際とでは，血糖上昇抑制効果の作用機序は異なることが推測された．GLUT 4の細胞膜移行にかかわるシグナル伝達経路に関しては，細胞と同様にインスリン非依存的なAMPK経路を介しているだけでなく，インスリン系経路も活性化していることが明らかとなった．培養細胞と実験動物を用いた実験で，シグナル伝達に違いが認められた理由として，消化管内でのイベン

第12章 プロシアニジンによる血糖ならびに脂質代謝調節

トを介したインクレチン様作用が関与していることを明らかにした。プロシアニジンのインクレチン様作用については，後の項で詳しく述べる。

次に，プロシアニジンを高含有する食品組成物を用いて，食事誘導性肥満モデルマウスに及ぼす影響を調べた。カカオリカーや黒大豆種皮由来のプロシアニジン高含有組成物を，普通食あるいは30％ラード添加高脂肪食に添加した飼料を作製した。これらの飼料を，C57BL/6Nマウスに自由摂取させて，長期間（14週間）飼育した際の血糖調節に及ぼす効果について検証した。カカオリカー由来のプロシアニジン高含有組成物（CLPr）は，高脂肪食摂取による空腹時血糖の上昇を有意に抑制し，インスリン抵抗性の指数であるHOMA-IRの上昇も抑制した。この時，筋肉でのGLUT 4細胞膜移行を検証したところ，CLPrによる促進効果が認められた。GLUT 4の細胞膜移行にかかわる上流シグナル伝達経路には，AMPKの活性化が関与していた[16]。また，インスリン抵抗性が惹起されると，GLUT 4の発現量そのものが減少することが報告されている[17]。CLPrは，高脂肪食摂取によるインスリン抵抗性発症に伴う，GLUT 4の発現量減少を抑制した。黒大豆種皮抽出物（BE）を用いた場合でも，筋肉におけるGLUT 4の細胞膜移行を介した高血糖抑制効果が認められた。BEにはプロシアニジン以外に，機能性が数多く報告されているアントシアンであるシアニジン3-グルコシド（C3G）も含有している。そこで，BEからアントシアンを除去してプロシアニジンの割合を増加させた組成物（BE-C3G）を作製し，BEと効果を比較した。その結果，BE-C3GでGLUT 4細胞膜移行促進効果が強いことがわかった。結果として，高脂肪食摂取による空腹時血糖の上昇に対する抑制効果も黒大豆種皮抽出物で，BE-C3GのほうがBEより強い効果を示した。これらのことから，GLUT 4細胞膜移行を介した血糖調節作用は，プロシアニジンのほうがアントシアンよりも，高い活性を有することが示唆された。

以上の結果をまとめると，プロシアニジンやプロシアニジンを高含有する食品組成物は，筋肉においてGLUT 4の細胞膜移行を促進させることで，血糖調節に寄与していることを*in vivo*, *in vitro*の双方の実験から明らかにした。続

いて，次項以降では，この作用機構として関与する，詳細なシグナル伝達経路の変化について述べる。

(2) プロシアニジンのインクレチン様作用

インクレチンは，消化管から分泌されるホルモンの一種であり，血糖の上昇に依存して分泌が促進される。インクレチンによるインスリン促進作用をインクレチン効果というが，この効果は，糖負荷後の総インスリン分泌の約50％以上を担うといわれており，食後の血糖維持に大きく貢献している[18]。主なインクレチンとして，GIP（gastric inhibitory polypeptide）とGLP-1（glucagon-like peptide-1）がある。GIPは，小腸上部を中心に存在するK細胞から，GLP-1は小腸下部を中心に存在するL細胞から分泌される。これらのインクレチンホルモンは，最終的に膵臓β細胞からインスリン分泌を促進することで血糖調節に寄与している。腸管よりインクレチン放出を促進する食品成分としては，糖類，アミノ酸やペプチド，脂質や脂肪酸などの栄養素が知られている。インクレチンは，インスリン分泌促進による血糖調節作用に加え，さまざまな生体調節にかかわることが近年明らかとなってきた（図12-5）。例えば，

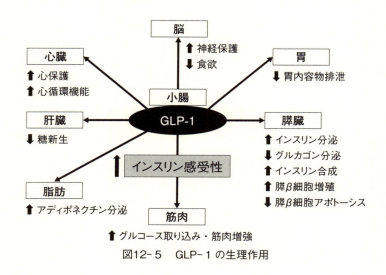

図12-5　GLP-1の生理作用

膵α細胞からのグルカゴンの分泌を抑制したり，膵臓細胞の保護作用をもつ。また，GLP-1は膵臓以外に胃や中枢神経系にも作用する。胃では蠕動運動を抑制し，腸への食物輸送を緩やかにし，食後の急激な血糖上昇を抑制する。中枢神経系では，食欲を抑制することによって体重の増加を抑制する。しかし，GLP-1およびGIPともペプチドホルモンであり血中の酵素であるdipeptidyl peptidase-4（DPP-4）により速やかに分解され，その半減期は約2～5分である[18, 19]。また，2型糖尿病を発症すると，インクレチン効果が健常人に比較して低下することも知られている[18]。このように，近年の肥満・高血糖予防の要求が高まるなか，インクレチンは血糖調節に有利なことから，GLP-1受容体作動薬やDPP-4阻害剤が糖尿病の新たな薬剤として開発が進められている。上述したように，栄養素はインクレチン効果を示すことが報告されているが，非栄養素によるインクレチン効果に関する報告はほとんどない。本項では，プロシアニジンのインクレチン様作用について紹介する。

　前項で述べたとおり，プロシアニジンを培養細胞と動物実験に作用させた際に，いずれもGLUT4の細胞膜移行が促進され，その上流でのシグナル伝達経路は異なっていることを明らかにした。すなわち，培養筋肉細胞にプロシアニジンを作用させた際には，インスリン経路には影響を及ぼさず，AMPK経路が活性化し，実験動物に投与した際には，筋肉でインスリン経路とAMPK経路の双方が活性化して，GLUT4細胞膜移行を促進させるという差異である。そこで，著者らは実験動物にプロシアニジンを投与した際には，腸管内における作用が関与しているのではないかと考え，インクレチン様作用に着目して検証を行った。その結果，ICRマウスにCLPrやHigh-DP，Low-DPを投与した60分後に，GLP-1活性化体が血中にて増加することを発見した。このインクレチン様作用により，インスリン分泌が促され，筋肉組織においてもインスリン経路を介したGLUT4の細胞膜移行が促進されることで，結果として，糖負荷後の高血糖を抑制していることが明らかとなった。プロシアニジン2～4量体と単量体のエピカテキンを投与させた実験から，4量体が顕著にGLP-1分泌を高めることが認められた[20]。

高重合なプロシアニジンは分子量が大きく，腸管から吸収されにくいため，腸管下部に到達してL細胞を刺激することで，GLP-1分泌を促進したのではないかと考えている。したがって，比較的低重合なプロシアニジンと高重合なプロシアニジンとでは，高血糖予防効果に関して異なった作用機序をもつ可能性が高いが，その詳細は今後の検討課題である。このように，非栄養素でGLP-1分泌亢進効果を明らかにしたのは本研究がはじめてである[20]。一方で，DPP-4の活性化阻害に機能性食品成分が関与するということが近年報告されている[21]。プロシアニジンの作用が，GLP-1分泌促進効果に加えて，DPP-4活性阻害効果をもつのかについても今後の課題であり，現在解析を進めている段階である。今後，インクレチン効果を有する機能性食品成分に関する研究が，さらに発展すると考えている。以上の結果より，プロシアニジンは，腸管でのインクレチン効果を発揮することで血糖調節に寄与することが明らかとなった。プロシアニジンを作用させた際に活性化するシグナル伝達経路には，インクレチン作用を介したインスリン経路に加え，動物実験と細胞実験の双方で認められたAMPK経路とがあり，これらが相加・相乗的に血糖調節に寄与していると考えている。次項では，AMPK経路の活性化を介した血糖ならびに肥満抑制作用について述べる。

（3）プロシアニジンのAMPKを介した血糖調節作用

　AMPKは，骨格筋において運動や筋収縮によりATPが分解されて生じるAMPによって活性化されるタンパク質リン酸化酵素である。AMPKは，セリン/スレオニンキナーゼであり，構造的には，触媒サブユニットのαサブユニットと，調節サブユニットのβとγサブユニットから成り，AMPがγサブユニットに結合すると，上流に位置するLKB1，TAK1，ならびにCa^{2+}/カルモジュリン依存性タンパク質キナーゼキナーゼ（calmodulindependentprotein kinease kinase：CaMKK）1などに，親和性が高くなることが知られている[22]。また，活性型である高分子量のアディポネクチンがAMPKをリン酸化することも知られている[23]。

近年の研究では，AMPKがさまざまな細胞エネルギーの恒常性を維持するためのレギュレーターとしての役割を担っており，ホルモン刺激や摂取した栄養素によって応答し，末梢組織だけでなく中枢神経系を介して全身のエネルギーバランスの調節にかかわることが報告されている[23]。糖代謝においては，インスリン非依存的にGLUT 4を細胞膜上に移行させ，筋肉細胞や脂肪細胞内に糖を取り込むことは上述のとおりである。糖尿病患者に対する運動療法の科学的根拠は，運動や筋収縮によるAMPKの活性化を介したグルコースの筋肉細胞内への取り込み促進により，血糖値の低下を促すことにある。また，肥満が主要な要因のひとつとしてあげられているインスリン抵抗性では，インスリン受容体やGLUT 4の発現低下が認められており，AMPKはGLUT 4遺伝子の発現を亢進する[24]。著者らは，プロシアニジン単回投与時の血糖調節機構には，AMPKの活性化を介したGLUT 4の細胞膜移行が関与していることを明らかにした[14]。さらに，プロシアニジン高含有組成物のカカオポリフェノールや黒豆種皮抽出物を摂取させた際には，筋肉でのAMPKの活性化を介したGLUT 4の細胞膜移行を促進させるだけでなく，高脂肪食摂取によるAMPKの発現低下をこれらの抽出物が抑制することも見いだした[16]。AMPKの活性化をもたらすプロシアニジンの標的分子とその活性化機構は不明であり，今後より詳細な分子メカニズムを解明していく予定である。プロシアニジン同様に，カテキン重合体であるテアフラビン類を多く含む紅茶抽出物もAMPK活性化を介して血糖調節にかかわることや，大豆βコングリシニン，ミオイノシトールとその構造異性体もAMPKを活性化させることを見いだしており，これらの食品成分は，AMPKの活性化を介して，糖代謝に加えて脂質代謝を調節する可能性が高い。そこで次に，AMPK活性化をキーファクターとしたプロシアニジンによるエネルギー産生上昇作用について紹介する。

3．プロシアニジンによるエネルギー産生上昇作用

　筋肉におけるAMPKの活性化は，糖代謝だけでなく，acetyl-CoA

carboxylase (ACC) により生成するmalonyl CoA量を減らすことにより，β酸化の律速酵素であるcarnitine palmitoyltransferase 1 (CPT 1) の阻害を解除して脂肪酸酸化を亢進させる。また，glycerol-3-phosphate acyltransferase 1 (GPAT-1) の発現量を抑制することで脂肪酸のエステル化を低下させることも知られている[22]。肝臓における脂肪酸合成は，AMPKによる抗肥満作用として最もよく知られているものである[22]。すなわち，筋肉の場合と同様に，AMPKは肝臓でのACC活性とfatty acid synthase発現を低下させ，一方で，malonyl-CoA decarboxylase活性を上昇さることで脂肪酸合成を抑制する（図12-6）。AMPKの活性化を制御する上流因子のひとつであるアディポネクチンも，エネルギー産生にかかわるタンパク質の発現を増強させる。その一例として，AMPKの活性化と密接にかかわり，エネルギー消費の自律的調節に関与する分子に，ミトコンドリア脱共役タンパク質（uncoupling protein：UCP）がアディポネクチンにより発現増加する[25]。UCPが活性化されると，化学エネルギーがATPを経ずに直接熱へと変換され，散逸消費されるため，体熱産生の上昇にかかわる。UCPには，熱産生部位である褐色脂肪細胞に特異的に発現しているUCP-1のほかに，白色脂肪組織や骨格筋，脾臓，小腸など全身に幅広く

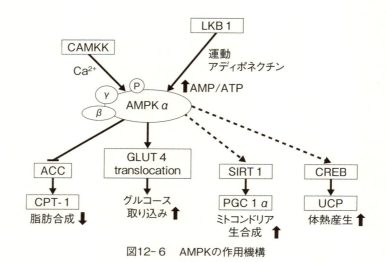

図12-6　AMPKの作用機構

存在するUCP-2，主に骨格筋に発現するUCP-3などのアイソフォームが知られている。これらのなかでもUCP-1については，肥満動物においてその機能低下が報告されている。UCP-1は，褐色脂肪細胞のβアドレナリン受容体の刺激によって活性化されることが報告されている。β受容体刺激に伴うプロテインキナーゼAの活性化は，cAMP応答配列結合タンパク質（CREB）などの転写調節因子を介して，UCP-1の遺伝子発現を増加させる[26]。また，UCPの発現には，ミトコンドリアの増生に関与するPPARγコアクチベーター1（PGC-1）の存在が必要であることも報告されている[26]。また，これまで褐色脂肪特異的と捉えられてきたUCP-1であるが，褐色脂肪細胞がほとんどなくとも，ある種の刺激を与えることで，UCP-1の発現が上昇して，白色脂肪が褐色化し，エネルギー消費の亢進が可能となることが明らかとなった[27]。この白色脂肪の褐色化は，肥満予防に寄与する標的として近年注目を集めている。

　このように，AMPKとこの分子が関連するシグナル伝達経路の分子機構は，エネルギー産生を亢進し，抗肥満作用にかかわる。したがって，AMPKを活性化する食品因子やそれを多く含む機能性食品組成物は，抗肥満効果が期待できる。上述のとおり，著者らはプロシアニジンの筋肉におけるAMPK活性化作用を見いだした。さらに，カカオあるいは黒大豆種皮由来プロシアニジン高含有抽出物をC57BL/6Nマウスに高脂肪食とともに長期間摂取させると，筋肉だけでなく肝臓，白色脂肪や褐色脂肪組織において，AMPKを活性化させた[16]。この時，血中において活性型アディポネクチン量が増加していた。この活性化に伴って，体熱産生にかかわる因子であるUCPの遺伝子，ならびにタンパク質発現が増加することもわかった。特に，皮下白色脂肪組織においてUCP-1の発現増加が誘導されていた。このように，ポリフェノールがUCP-1の発現誘導をもたらすことを明らかにしたのは，著者らの研究がはじめてである。また，プロシアニジン高含有組成物は，ミトコンドリアの発現にかかわるPGC-1αの遺伝子発現を増加させた。その結果，高脂肪食摂取による肥満・脂肪蓄積が抑制された。以上の結果をまとめると，プロシアニジンはAMPKの活性化がキーファクターとなり，糖代謝ならびにエネルギー産生を向上さ

せ，高血糖・肥満抑制効果を発揮することがわかった（図12-7）。

最近の知見で，AMPKは脂肪細胞の分化や脂肪の分解の促進にもかかわることが示唆されている[22]。脂肪細胞の分化は，peroxisome proliferator-activated receptor γ（PPARγ）とCCAAT/enhancer-binding protein α（C/EBPα）がマスターレギュレーターとして働くことが知られている。AMPKは，これら脂肪分化にかかわるマスターレギュレーターの発現を抑制し，脂肪細胞の分化抑制にも関与する[22]。AMPKの活性化は，脂肪酸のβ酸化を促進し，中性脂肪含量が低下することで脂肪分解につながる。

ポリフェノールによるPPARγとC/EBPαの発現調節に関する研究は多い。著者らも，2010年にEGCGなどのカテキンが，PPARγとC/EBPαの発現遅延を介して，3T3-L1の分化を抑制することを明らかにした[28]。その後，EGCGだけでなく，genisteinもAMPKの活性化を介して脂肪の分化が抑制される[29]という報告がなされている。著者らも，カカオ由来のポリフェノール抽出物を3T3-L1前駆脂肪細胞に作用させた際に，PPARγとC/EBPαの発現低下を伴って脂肪分化が抑制されることを認めている。また，実験動物にカカオポリフェノールを混餌した飼料を1週間摂取させると，白色脂肪組織での脂肪蓄積が

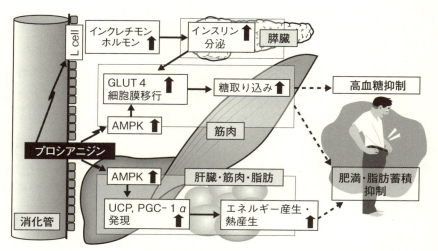

図12-7　プロシアニジンの血糖ならびに脂質代謝調節作用機構の概略

抑制され，腸管膜脂肪組織においてAMPKがリン酸化し，PPARγとCEBP/αの発現が低下することも認めている。さらに，同じ動物で褐色脂肪組織重量と血中アディポネクチン量を増加させることも見いだした。一方で，グラブリジンのようにPPARγアゴニストの探索試験で効果が見いだされた化合物もあり[30]，PPARγの発現を増加させアディポネクチン分泌が増加する小型脂肪細胞を増やす化合物もある。アディポネクチンは，前述のようにAMPKを活性化させるが，C3GをKK-A^yマウスに摂取させると，アディポネクチン分泌が増加することで筋肉と脂肪でAMPKがリン酸化し，結果として肥満を抑制することがわかっている[9]。

4．まとめ

プロシアニジンが肥満や高血糖抑制に有効性を示すその作用機構としては，消化管内でのインクレチン様作用によるインスリン分泌促進を介した作用と，AMPKの活性化をキーファクターとして，筋肉におけるGLUT4の細胞膜移行の促進による高血糖抑制作用，ならびにUCPやPGC-1αの発現上昇によるエネルギー産生の向上作用であることが明らかとなった。

5．今後の展望

著者らがこれまでに明らかにした，プロシアニジンの血糖ならびに脂質代謝調節に関する知見では，プロシアニジンの体内動態の詳細は不明であるとともに，活性発現にかかわる分子標的もしくは受容体が未解明である。しかし，現在著者らは，インクレチン様作用からも考察できるように，高重合なプロシアニジンは，摂取した後に消化吸収という過程を経る前に，すでに消化管内のシグナルを介して，全身性の代謝調節機構の制御にかかわっているのではないかと考えており，エネルギー代謝に深くかかわる自律神経系を司るカテコールアミンなどの関与について研究していく予定である。また，消化管内の作用を重

要視するならば，腸内細菌の関与も無視できないと考えている．また，著者らの研究事例も含めて，ポリフェノールを実験動物に用いたこれまでの報告では，高容量で対象化合物を投与したものが多く，認められた作用が生理的条件下で実施されたものでないことも否めない．基本的にポリフェノールは生体異物として認識されるため，このことを考慮して，吸収や代謝変換，排泄などの生体利用性を考える必要がある．したがって，今後の研究では，実際に生体内で効果を示す有効形態とその濃度を念頭に研究を発展させていかなければならない．さらに，食事として摂取する場合を考慮し，他の化合物や栄養素が存在するなかでの構造変化や機能性に及ぼす効果についても検討する必要がある．著者らの実験においても，プロシアニジンを単体で摂取するよりも，複数の化合物を組み合わせて摂取したほうが高い脂肪蓄積抑制効果を示すというデータも得ていることから，化合物間の相互作用や複数の化合物による相加・相乗効果等も検討し，少量で高い効果を発揮する組み合わせも解明していきたいと考えている．今後解決しなければならない課題は多く残されているが，世界的に食経験の豊富な食品に多く含まれ，ヒトが摂取する機会の多いプロシアニジンは，ヒトの健康維持増進に有用性の高い成分として魅力的な化合物である．

文 献

1) Grassi D., Desideri G. and Ferri C.: Protective effects of dark chocolate on endothelial function and diabetes. Curr Opin Clin Nutr Metab Care, 2013; 16; 662-668.
2) Tomaru M., Takano H., Osakabe N. et al.: Dietary supplementation with cacao liquor proanthocyanidins prevents elevation of blood glucose levels in diabetic obese mice. Nutrition, 2007; 23; 351-355.
3) Montagut G., Onnockx S., Vaqué M. et al.: Oligomers of grape-seed procyanidin extract activate the insulin receptor and key targets of the insulin signaling pathway differently from insulin. J Nutr Biochem, 2010; 21; 476-81.
4) Kanamoto Y., Yamashita Y., Nanba F. et al.: A black soybean seed coat extract prevents obesity and glucose intolerance by up-regulating uncoupling proteins and down-regulating inflammatory cytokines in high-fat diet-fed mice. J Agric

Food Chem, 2011；59；8985-8993.
5) Chen L., Sun P., Wang T. et al.：Diverse mechanisms of antidiabetic effects of the different procyanidin oligomer types of two different cinnamon species on db/db mice. J Agric Food Chem, 2012；60；9144-9150.
6) 山下陽子，山本憲朗，芦田　均：ポリフェノールによるグルコーストランスポーターの機能調節．ビタミン学会誌，2012；86；163-173.
7) Kang C. and Kim E.：Synergistic effect of curcumin and insulin on muscle cell glucose metabolism. Food Chem Toxicol, 2010；48；2366-2373.
8) Do G.M., Jung U.J., Park H.J. et al.：Resveratrol ameliorates diabetes-related metabolic changes via activation of AMP-activated protein kinase and its downstream targets in db/db mice. Mol Nutr Food Res, 2012；56；1282-1291.
9) Qiu J., Maekawa K., Kitamura Y. et al.：Stimulation of glucose uptake by theasinensins through the AMP-activated protein kinase pathway in rat skeletal muscle cells. Biochem Pharmacol, 2014；87；344-351.
10) Sasaki R., Nishimura N., Hoshino H. et al.：Cyanidin 3-glucoside ameliorates hyperglycemia and insulin sensitivity due to downregulation of retinol binding protein 4 expression in diabetic mice. Biochem Pharmacol, 2007；74；1619-1627.
11) Ueda M., Nishiumi S., Nagayasu H. et al.：Epigallocatechin gallate promotes GLUT4 translocation in skeletal muscle. Biochem Biophys Res Commun, 2008；377；286-290.
12) Kawabata K., Sawada K., Ikeda K. et al.：Prenylated chalcones 4-hydroxyderricin and xanthoangelol stimulate glucose uptake in skeletal muscle cells by inducing GLUT4 translocation. Mol Nutr Food Res, 2011；55；467-475.
13) Yamamoto N., Kawabata K., Sawada K. et al.：Cardamonin stimulates glucose uptake through translocation of glucose transporter-4 in L6 myotubes. Phytother Res, 2011；25；1218-1224.
14) Yamashita Y., Okabe M., Natsume M. et al.：Comparison of anti-hyperglycemic activities between low-and high-degree of polymerization procyanidin fractions from cacao liquor extract. J Food Drug Anal, 2012；20；283-287.
15) Yamashita Y., Okabe M., Natsume M. et al.：Cacao liquor procyanidin extract improves glucose tolerance by enhancing GLUT4 translocation and glucose uptake in skeletal muscle. J Nutr Sci, 2012；1；e2.
16) Yamashita Y., Okabe M., Natsume M. et al.：Prevention mechanisms of glucose intolerance and obesity by cacao liquor procyanidin extract in high-fat diet-fed

C57BL/6 mice. Arch Biochem Biophys, 2012 ; 527 ; 95-104.
17) Bryant N.J., Govers R., James D.E. : Regulated transport of the glucose transporter GLUT4. Nat Rev Mol Cell Biol, 2002 ; 3 ; 267-277.
18) Mentlein R. : Mechanisms underlying the rapid degradation and elimination of the incretin hormones GLP-1 and GIP. Best Pract Res Clin Endocrinol Metab, 2009 ; 23 ; 443-452.
19) Drucker D.J. : Glucagon-like peptides. Diabetes, 1998 ; 47 ; 159-169.
20) Yamashita Y., Okabe M., Natsume M. et al. : Cinnamtannin A2, a tetrameric procyanidin, increases GLP-1 and insulin secretion in mice. Biosci Biotechnol Biochem, 2013 ; 77 ; 888-891.
21) Peng C.H., Yang Y.S., Chan K.C. et al. : Hibiscus sabdariffa polyphenols alleviate insulin resistance and renal epithelial to mesenchymal transition : a novel action mechanism mediated by type 4 dipeptidyl peptidase. J Agric Food Chem, 2014 ; 62 ; 9736-9743.
22) Lage R., Diéguez C., Vidal-Puig A. et al. : AMPK : a metabolic gauge regulating whole-body energy homeostasis. Trends Mol Med, 2008 ; 14 ; 539-549.
23) Hattori Y., Nakano Y., Hattori S. et al. : High molecular weight adiponectin activates AMPK and suppresses cytokine-induced NF-κB activation in vascular endothelial cells. FEBS Lett, 2008 ; 582 ; 1719-1724.
24) Holmes B.F., Sparling D.P., Olson A.L. et al. : Regulation of muscle GLUT4 enhancer factor and myocyte enhancer factor 2 by AMP-activated protein kinase. Am J Physiol Endocrinol Metab, 2005 ; 289 ; E1071-E1076.
25) Putman C.T., Kiricsi M., Pearcey J. et al. : AMPK activation increases uncoupling protein-3 expression and mitochondrial enzyme activities in rat muscle without fibre type transitions. J Physiol, 2003 ; 551 ; 169-178.
26) Lin J., Handschin C. and Spiegelman B.M. : Metabolic control through the PGC-1 family of transcription coactivators. Cell Metab, 2005 ; 1 ; 361-370.
27) Wu J., Boström P., Sparks L.M. et al. : Beige adipocytes are a distinct type of thermogenic fat cell in mouse and human. Cell, 2012 ; 150 ; 366-376.
28) Ueda M., Furuyashiki T., Yamada K. et al. : Tea catechins modulate the glucose transport system in 3T3-L1 adipocytes. Food Funct, 2010 ; 1 ; 167-173.
29) Hwang J.T., Park I.J., Shin J.I. et al. : Genistein, EGCG, and capsaicin inhibit adipocyte differentiation process via activating AMP-activated protein kinase. Biochem Biophys Res Commun, 2005 ; 338 ; 694-699.
30) Nakagawa K., Kishida H., Arai N. et al. : Licorice flavonoids suppress abdominal

fat accumulation and increase in blood glucose level in obese diabetic KK-A (y) mice. Biol Pharm Bull, 2004 ; 27 ; 1775 – 1778.

第13章　筋萎縮予防因子としての食事性ポリフェノール

向井理恵[*], 寺尾純二[*]

1. はじめに

　骨格筋はヒトの体重の約40％を占める人体最大の組織であり，タンパク質（アミノ酸）やエネルギー代謝・貯蔵を行っている。骨格筋は体内や体外の環境に応じた可塑性があり，適度な運動と適切な栄養供給によって肥大する。肥大に関与する同化ホルモンはインスリンやIGF-1（insulin-like growth factor-1）が知られている。栄養素としては，分枝鎖アミノ酸に筋肥大の効果があると報告されている。一方，絶食のような過度の食事制限，神経切除やがん悪液質などの生理学的変化，運動不足やギプス固定，さらには無重力空間である宇宙での滞在といった筋肉への負荷軽減によって筋肉は萎縮する（廃用性筋萎縮）。また，加齢に伴う骨格筋の萎縮としてサルコペニア（加齢性筋肉減弱症）が知られている。これらの要因が互いに関連しながら筋萎縮は進展する。筋萎縮では，主に骨格筋を構成するタンパク質の分解（異化）が亢進する。筋萎縮が起こる状況下では，骨格筋内のミトコンドリアの機能破たんによる活性酸素の増加や，炎症惹起などの変化が認められ，さらなる筋萎縮の進展につながる。したがって抗酸化性や抗炎症性を有するポリフェノールには，筋萎縮の進展を予防する効果が期待される。筋萎縮にかかわるタンパク質分解の分子機構には，ユビキチン-プロテアソーム系，カテプシン系やカルパイン系がある。これらのうち，ユビキチン-プロテアソーム系では分解する筋タンパク質に特異的なユビキチンリガーゼが発現することが知られているため，タンパク質分解抑制

---

[*]　徳島大学大学院医歯薬学研究部

のターゲットになりうる。筋萎縮時に発現誘導されるユビキチンリガーゼとしてatrogin-1（muscle atrophy F-box ／ atrogin-1），MuRF-1（muscle-specific ring finger protein 1）やCbl-b（casitas B-lineage lymphoma-b）などが同定されており[1]，これらの遺伝子発現を抑制することは筋萎縮予防の有効な戦略である。筋萎縮関連遺伝子発現を負に制御する経路には，インスリン受容体やIGF-1受容体を初発とするPI3K/Akt/mTOR経路がある[2]（図13-1）。増殖因子であるインスリンやIGF-1が上昇すると，それぞれの受容体を介して，このシグナル伝達経路のリン酸化カスケードが活性化される。Aktのリン酸化が上昇すると，下流のFoxo（Forkhead box O）転写因子がリン酸化され，核内への移行が抑制される。図13-1に示したように，Aktのリン酸化状態はタンパク質の合成と分解との間を調節する鍵となる。Aktリン酸化が上昇すると筋タンパク質合成（筋肥大）のシグナルが活性化し，筋タンパク質分解は抑制される。すなわち，骨格筋分解（筋タンパク質分解）と骨格筋合成（筋タンパク質合成）は相互に連動しており，分解を抑制することは合成を活性することになる。本稿では，筋タンパク質の生成と分解機構を背景にしたポリフェノールの筋萎縮予防効果を紹介する。

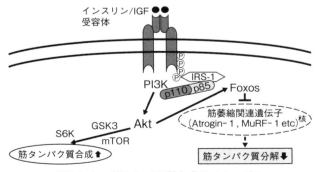

図13-1　筋タンパク質合成のメカニズム

筋タンパク質合成にかかわるシグナル伝達経路：筋タンパク質合成時には，本リン酸化カスケードが活性化し，転写因子Foxoの核内移行が抑制されるため，筋萎縮関連遺伝子が発現しない。しかし，本シグナル伝達経路が破たんすると，Foxoの核内移行が開始されることで筋萎縮関連遺伝子の発現につながり，筋タンパク質分解が進展する。

（文献9より改変）

2. ポリフェノールの抗酸化作用による筋萎縮予防

ポリフェノールの抗酸化作用に関しては多くの知見があるが，そのメカニズムは2つに大別することができる。そのひとつはポリフェノールが有する電子供与性のフェノール水酸基によって直接的に活性酸素種（ROS）を消去する機構，もうひとつは抗酸化酵素の誘導や生体内抗酸化物質量の増加などを介して間接的に生体の抗酸化能を増強する機構である[3]。廃用性筋萎縮のモデル動物実験や培養細胞を用いた研究では筋萎縮に伴う酸化ストレスマーカーの上昇やROS産生が報告されており，筋萎縮と酸化ストレスは密接に関係することが明らかである[4]（図13-2）。したがって，骨格筋内の酸化ストレスを低減させることが筋萎縮の抑制をもたらすと考えられており，ポリフェノールによる廃用性筋萎縮予防の研究が活発に行われている。

レスベラトロールはワインやブドウに特徴的に含まれるポリフェノールであ

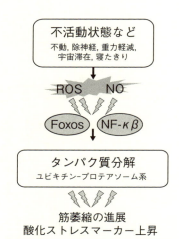

図13-2　酸化ストレスや炎症と筋萎縮との関連

不活動状態や重力低減下では骨格筋での酸化ストレスが亢進する。その刺激によりユビキチン-プロテアソーム系などのタンパク質分解が活性化され，筋萎縮がさらに進展する。

る(図13-3)。Momkenらは，後肢懸垂下で誘導したラット廃用性筋萎縮に対してレスベラトロールが有効な食品成分であることを示した[5]。4週間のレスベラトロール投与(400 mg/kg)後に後肢懸垂を開始し，さらに2週間経過飼育する条件において，レスベラトロールは，ヒラメ筋において生体内抗酸化物質である還元型グルタチオンの比率を上昇させ，SOD(スーパーオキシドジスムターゼ)の活性を増加させた。また，レスベラトロールには骨格筋タンパク質のターンオーバーの減少を回復させるとともに，骨格筋力を維持する効果が認められた。骨格筋はインスリン感受性組織のひとつであるが，筋萎縮時にはIRS-1(Insulin receptor substrate 1)の分解が亢進するため[6]，インスリン抵抗性を呈する[7]。経口グルコース負荷試験では，レスベラトロールが血中糖濃度のAUC(area under the curve)を低下させ，インスリン抵抗性を抑制した。骨格筋量や筋力の低下は骨のミネラル密度の減少を伴うが，本研究においては

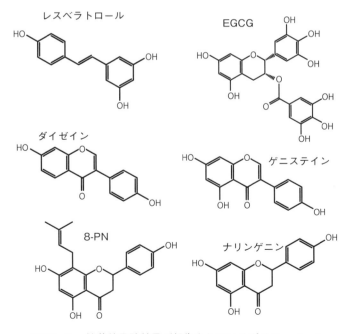

図13-3　筋萎縮予防効果が報告されているポリフェノール

骨からのミネラル放出と骨強度の減少も抑えた。若齢（6カ月齢）ならびに老齢ラット（34カ月齢）を用いた後肢懸垂試験において，骨格筋の抗酸化酵素の誘導と抗酸化活性に対するレスベラトロールの影響が報告されている[8]。本試験では，12.5 mg/kgのレスベラトロールをラットに21日間投与し，その14日目に後肢懸垂を開始した。抗酸化酵素のうち，MnSODは老齢ラット（34カ月齢）の後肢懸垂によって量・活性ともに低下するが，レスベラトロールの摂取は両者ともに抑制した。老齢ラットでは骨格筋の過酸化水素量と過酸化脂質量が高値を示すが，レスベラトロールの投与により両者が低下したことから，レスベラトロールは骨格筋の酸化ストレスを低減することが明らかである。サルコペニアを想定して18週齢のマウスにレスベラトロールを10週間摂取させた研究がある（最終28週齢）[9]。この研究では，18週齢と比較するとその10週後の28週齢での骨格筋のCuZnSOD活性と過酸化脂質量は上昇したが，レスベラトロール摂取は両者を抑制した。MnSOD活性と過酸化水素量には18週齢マウスと28週齢マウス間に違いはみられなかった。しかし，レスベラトロールを摂取させた28週齢のマウスでは，コントロール群よりもMnSOD活性が上昇し過酸化水素量が低下した。このようにレスベラトロール摂取は酸化ストレスに対しては有効と思われるが，サルコペニアの症状（骨格筋量の減少）は抑えなかった。以上の研究成果から，レスベラトロールは加齢に伴う筋肉の抗酸化能の減少を改善し，廃用性筋萎縮の予防に効果を発揮すると推察される。しかし，サルコペニアに対しては実験動物種により結果が異なるため，さらなる研究による解明が必要であろう。一方，レスベラトロールはSIRT-1活性を増加させる機能をもつ。したがって，レスベラトロールはSIRT-1活性を増加させることで筋萎縮関連遺伝子（atrogin-1とMuRF-1）の発現を抑制すると思われる。その作用機構として，SIRT-1はミトコンドリアの発現量を調節するPGC-1α（peroxisome proliferator-activated receptor gamma coactivator-1α）のアセチル化を抑制し，PGC-1αの活性を上昇させることが示唆されている。PGC-1αを過剰発現させると骨格筋萎縮が抑制される可能性が報告されている[10]。PGC-1αはミトコンドリアの生合成の指標であることから，レスベラトロー

ルはミトコンドリアの機能調節を介して筋萎縮を抑制することが示唆される。

diphenylpropane（C_6-C_3-C_6）を共通構造にもつフラボノイド化合物群は主要な植物ポリフェノールのひとつである。野菜中の代表的なフラボノイドであるケルセチン（図13-4）は，ラジカル捕捉のための水素を供与する構造としてのB環のカテコール構造，B環からの不対電子の非局在化に必要な共役二重結合，ラジカル捕捉活性を高めるための3位と5位の水酸基をもつことから，強いラジカル捕捉能をもつ[11]。筋原線維タンパク質を鉄イオンと過酸化水素に曝露すると，脂質過酸化反応のマーカー（thiobarbituric acid reactive substances：TBARS）やタンパク質酸化反応のマーカー（α-aminoadipic semialdehyde：AAS）が上昇するが，ケルセチンの存在下においてはラジカル反応が低減するため酸化反応が抑制される[12]。尾懸垂試験により廃用性筋萎縮を惹起した実験動物においても，TBARSは上昇する[13]。骨格筋内にケルセチンが蓄積するとTBARSの生成や，筋萎縮関連遺伝子であるatrogin-1とMuRF-1の発現が抑えられるため，尾懸垂試験による骨格筋量の低下がみられなくなる。水酸基をもたないフラボンではまったく効果がないことから，水酸基を有するケルセチンの構造が廃用性筋萎縮に必要であることが明らかである。ケルセチンの効果は無重力モデルである三次元回転培養装置にて培養した筋管細胞における筋萎縮関連遺伝子の発現に対しても認められており[14]，酸化ストレスとの関連が示唆されるERKのリン酸化の抑制を介して効果を発揮することが示されている。

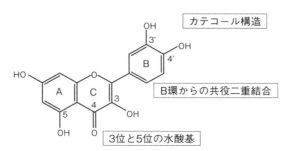

図13-4　ケルセチンのラジカル捕捉活性に寄与する構造特徴

3. フラボノイドによる筋萎縮関連タンパク質分解経路の阻害

　フラボノイドは筋タンパク質合成や分解にかかわるシグナル伝達経路を調節することで，筋萎縮を抑制することが報告されている。骨格筋に特異的なユビキチン-プロテアソーム経路の阻害，筋萎縮抵抗因子の増加などである。

　茶に含まれるポリフェノールであるカテキン類に関して動物でのモデル実験やヒトでの臨床試験が報告されている。サルコペニアである75歳以上の高齢の日本人女性を被験者とした試験では[15]，歩行能力に運動と茶カテキン摂取の効果が認められている。さらに，運動あるいは茶カテキン摂取の単独介入と比較して，両者を組み合わせた場合には骨格筋量と通常の歩行速度が増加しており，茶カテキン摂取は加齢に伴う筋萎縮に対抗するための運動効果を増強することが期待できる。実験動物においては，主要な茶カテキン類であるエピガロカテキンガレート（EGCG，図13-3）は癌誘導性の筋萎縮を抑制することが報告されている[16]。EGCGは免疫反応において中心的な役割を果たす転写因子NF-$\kappa\beta$（nuclear factor-kappa B）の発現を低下させる。NF-$\kappa\beta$はMuRF1とatrogin-1の転写に関与することから（図13-2），ユビキチンプロテアソーム経路の阻害にも関連する。骨格筋由来C2C12細胞を無血清状態におくと筋萎縮関連遺伝子の発現が上昇するが，EGCG処理はAktのリン酸化を促進し，さらに下流の転写因子FOXO3aのリン酸化を上昇させることで萎縮関連遺伝子を抑制する[17]。EGCG処理により，アミノ酸放出量も低下することから，筋タンパク質の分解を抑えることが明らかである。EGCG（50 mg/kg/日）を連日投与しながら後肢懸垂状態で飼育した老齢ラットの骨格筋では[18]，コントロールと比較して回復が速く，Aktリン酸化の亢進もみられた。この研究では，後肢懸垂に由来する筋萎縮にはEGCGの効果がなく，通常飼育時，すなわち運動を実施した場合にのみEGCGの効果が認められた。上述のサルコペニアのヒト臨床試験と併せて考えると，加齢に伴う筋萎縮（サルコペニア）に対してはカテキン摂取単独で効果は得られないが，運動を加えることでカテキンの有効性が発現

するといえる。植物エストロゲンとして働くポリフェノールも骨格筋タンパク質合成と分解の調節に寄与する。エストロゲン受容体（ER）はエストロゲンと結合して活性型となり，標的遺伝子の発現を亢進する。ERにはERαとERβが存在するが，両者は拮抗的に働くことが知られている[19]。50〜70歳代で，BMIが28を超える肥満，かつサルコペニア状態の閉経後女性を対象とした臨床試験の報告がある[20]。この試験では，70 mgのイソフラボンを含むカプセル（内訳は44 mgのダイゼイン，16 mgのグリシテイン，10 mgのゲニステイン）を6カ月間摂取した介入群では，除脂肪量の増加が認められている（図13-3）。サルコペニアの指標として用いられる筋肉量指標〔除脂脂肪（kg）/身長（m）^{2}〕が増加しており，筋量の増加が明らかである。植物エストロゲンが閉経による骨粗鬆症を含むエストロゲン欠乏関連症状に対し有効であることはよく知られているが，サルコペニアに対しても有効である可能性がある。ERβの活性化は骨格筋の維持や合成促進に関与することが報告されている[21]。C2C12細胞を用いて大豆イソフラボンであるゲニステインとダイゼインのER転写活性に及ぼす影響を調べた研究では[22]，ゲニステインはERαとERβに対して同程度の活性であったが，ダイゼインはERαに比べERβに強く作用した。これらイソフラボンのユビキチンリガーゼ発現に及ぼす影響では，TNF-α誘導性のMuRF-1発現に対して，両者はいずれも抑制作用を示し，筋管細胞の萎縮を抑えた[23]。この活性は，イソフラボンがSIRT-1の発現を上昇させ，MuRF-1のプロモーター活性を下げることに起因することが示されている。ERβのアゴニストによって，脱ユビキチン化酵素であるユビキチン特異的プロテアーゼ19（UPS19）の発現が抑制される。本酵素の活性化は筋管細胞への分化を抑制することから，ERβ選択的植物エストロゲンは分化抑制を解除することになる。ddYマウスを用いた研究では[24]，ダイゼインがエストロゲン誘導性のUPS19の発現を減少させ，ヒラメ筋の萎縮を抑制することが示されている。イソフラボン以外の植物エストロゲンとして，ナリンゲニンとその誘導体である8-プレニルナリンゲニン（8-PN，図13-3）が知られている。ナリンゲニンに関しては，ラット骨格筋由来L6細胞を用いた研究においてERを介して骨格筋の分化

を促進することが示唆されている[25]。また，ナリンゲニン（図13-3）はERβを介して過酸化水素誘導性のROS産生を抑制し，骨格筋内の酸化ストレスを抑制する可能性がある。ナリンゲニンにプレニル基が結合した8-PNは，ナリンゲニンより強いエストロゲン様活性を示す[26]。8-PNを混餌でマウスに18日間与えた後に，坐骨神経切除による廃用性筋萎縮を誘導すると，骨格筋の重量低下が抑えられた[27]。比較として行ったナリンゲニンでは，筋萎縮の抑制がみられなかった。コントロール食を摂取したマウスから得られた非萎縮筋（除神経処理なし）におけるタンパク質や水分の割合と8-PN群の萎縮筋でのそれらの割合に相違はなかった。このことは，8-PNによる筋萎縮抑制すなわち骨格筋重量の維持は水分（体液の滞留）には関連せず，筋タンパク質を含む骨格筋の構成全体を維持したことを意味する。筋萎縮関連遺伝子であるatrogin-1の発現は8-PNの摂取により有意に低減した。また，骨格筋タンパク質の合成を正に制御するAktのリン酸化も8-PN摂取によって上昇した。以上のことから，8-PNはユビキチン-プロテアソーム系の発現抑制を介して骨格筋タンパク質分解を抑えることが明らかである。骨格筋の8-PN蓄積量はナリンゲニンと比較して10倍以上高い値を示した。そこで，消化管吸収を評価するため，ナリンゲニンと8-PNのマウス単回強制経口投与後の血中濃度の推移を確認した。両者の最大血中濃度を比較すると，骨格筋での効果や蓄積性とは反対に8-PNがナリンゲニンの約20％程度であり，8-PNの吸収効率は低いことがわかった。一方，同実験における24時間後の血中濃度を両者で比較すると，8-PNのほうが高かった。さらに，混餌で両者を22日間投与した後の血中濃度においても，8-PNのほうが高かった。これら生体利用性に関する研究結果から，ナリンゲニンにプレニル基が結合することで，骨格筋への蓄積性は上昇するが，その上昇は吸収量の増加に由来するのではなく長期間の体内滞留の結果によることが明らかとなった。血中濃度の研究報告と比較するとポリフェノールの骨格筋への蓄積量に関する報告は少ないが[27-31]（表13-1），8-PNの研究報告からは，筋萎縮への効果には骨格筋への蓄積性も検討すべき点であることがわかる。

表13-1　ポリフェノールの骨格筋への蓄積

ポリフェノール	動物種	投与条件	摂餌期間・回数	蓄積量 (nmol/g tissue)
レスベラトロール	ラット	60 mg/kg 体重	6週間	>0.5
ケルセチン	ラット	0.1％ 混餌	11週間	1.10
	ラット	1％ 混餌	11週間	4.16
	ブタ	25 mg/kg 体重	単回	0.14
	ブタ	50 mg/kg 体重	4週間	0.10
	ブタ	50 mg/kg 体重	4週間	0.14
ナリンゲニン	マウス	0.17％ 混餌	22日間	0.56
8-PN	マウス	0.2％ 混餌	22日間	4.12
ヘスペレチン	ラット	0.2％ 混餌	4週間	0.71

4．おわりに

　本稿では，各種ポリフェノールが骨格筋量の維持に果たす役割を解説した。現状は実験動物を用いた報告が中心であるが，廃用性筋萎縮の動物モデル実験は実際のヒト筋萎縮と異なる条件設定があり，その考察には注意が必要である。また，ポリフェノールと筋萎縮予防の関係については研究例が少ないため，作用メカニズムやヒトへの応用を含めて統合的に理解することは難しい。しかし，筋タンパク質分解の中心的な役割を果たすユビキチンリガーゼ経路の阻害や，骨格筋の破たんにかかわる酸化ストレスや炎症誘導性の骨格筋損傷を抑制する報告が得られていることから，ポリフェノールが骨格筋量の維持に役立つことは間違いない。また，本稿で述べたように数種のポリフェノールではヒト臨床試験においても有効性が認められていることも事実である。骨格筋の維持や筋萎縮予防法としてアミノ酸供給や運動の効果に関する研究報告は数多くあるが，さらにポリフェノールの効果を加えることで，より有効な廃用性筋萎縮の予防法を提案できるであろう。

文　献

1) Bodine S.C., Latres E., Baumhueter S. et al.：Identification of ubiquitin ligases

required for skeletal muscle atrophy. Science, 2001 ; 294 ; 1704−1708.
2) Sandri M., Sandri C., Gilbert A. et al. : Foxo transcription factors induce the atrophy-related ubiquitin ligase atrogin-1 and cause skeletal muscle atrophy. Cell, 2004 ; 117 ; 399−412.
3) Terao J. : Dietary flavonoids as antioxidants. Forum Nutr, 2009 ; 61 ; 87−94.
4) Mukai R. and Terao J. : Role of dietary flavonoids in oxidative stress and prevention of muscle atrophy. The journal of physical fitness and sports medicine : JPFSM : official journal of the Japanese Society of Physical Fitness and Sports Medicine, 2013 ; 2 ; 385−392.
5) Momken I., Stevens L., Bergouignan A. et al. : Resveratrol prevents the wasting disorders of mechanical unloading by acting as a physical exercise mimetic in the rat. Faseb J, 2011 ; 25 ; 3646−3660.
6) Suzue N., Nikawa T., Onishi Y. et al. : Ubiquitin ligase Cbl-b downregulates bone formation through suppression of IGF-I signaling in osteoblasts during denervation. J Bone Miner Res, 2006 ; 21 ; 722−734.
7) Stein T.P., Schulter M.D. and Boden G. : Development of insulin resistance by astronauts during spaceflight. Aviat Space Environ Med, 1994 ; 65 ; 1091−1096.
8) Jackson J.R., Ryan M.J., Hao Y. et al. : Mediation of endogenous antioxidant enzymes and apoptotic signaling by resveratrol following muscle disuse in the gastrocnemius muscles of young and old rats. Am J Physiol Regul Integr Comp Physiol, 2010 ; 299 ; R1572−R1581.
9) Jackson J.R., Ryan M.J. and Alway S.E. : Long-term supplementation with resveratrol alleviates oxidative stress but does not attenuate sarcopenia in aged mice. J Gerontol A Biol Sci Med Sci, 2011 ; 66 ; 751−764.
10) Cannavino J., Brocca L., Sandri M. et al. : PGC1-alpha over-expression prevents metabolic alterations and soleus muscle atrophy in hindlimb unloaded mice. J Physiol, 2014 ; 592（Pt20）; 4575−4589.
11) Bors W., Heller W., Michel C. et al. : Flavonoids as antioxidants : determination of radical-scavenging efficiencies. Methods Enzymol, 1990 ; 186 ; 343−355.
12) Utrera M. and Estevez M. : Impact of trolox, quercetin, genistein and gallic acid on the oxidative damage to myofibrillar proteins : the carbonylation pathway. Food Chem, 2013 ; 141 ; 4000−4009.
13) Mukai R., Nakao R., Yamamoto H. et al. : Quercetin prevents unloading-derived disused muscle atrophy by attenuating the induction of ubiquitin ligases in tail-

suspension mice. J Nat Prod, 2010；73；1708-1710.
14) Hemdan D.I., Hirasaka K., Nakao R. et al.：Polyphenols prevent clinorotation-induced expression of atrogenes in mouse C2C12 skeletal myotubes. J Med Invest, 2009；56；26-32.
15) Kim H., Suzuki T., Saito K. et al.：Effects of exercise and tea catechins on muscle mass, strength and walking ability in community-dwelling elderly Japanese sarcopenic women：a randomized controlled trial. Geriatr Gerontol Int, 2013；13；458-465.
16) Wang H., Lai Y.J., Chan Y.L. et al.：Epigallocatechin-3-gallate effectively attenuates skeletal muscle atrophy caused by cancer cachexia. Cancer Lett, 2011；305；40-49.
17) Mirza K.A., Pereira S.L., Edens N.K. et al.：Attenuation of muscle wasting in murine CC myotubes by epigallocatechin-3-gallate. J Cachexia Sarcopenia Muscle, 2014；5（4）；339-345.
18) Alway S.E., Bennett B.T., Wilson J.C. et al.：Epigallocatechin-3-gallate improves plantaris muscle recovery after disuse in aged rats. Exp Gerontol, 2014；50；82-94.
19) Lindberg M.K., Moverare S., Skrtic S. et al.：Estrogen receptor (ER)-beta reduces ERalpha-regulated gene transcription, supporting a "ying yang" relationship between ERalpha and ERbeta in mice. Mol Endocrinol, 2003；17；203-208.
20) Aubertin-Leheudre M., Lord C., Khalil A. et al.：Six months of isoflavone supplement increases fat-free mass in obese-sarcopenic postmenopausal women：a randomized double-blind controlled trial. Eur J Clin Nutr, 2007；61；1442-1444.
21) Velders M., Schleipen B., Fritzemeier K.H. et al.：Selective estrogen receptor-beta activation stimulates skeletal muscle growth and regeneration. FASEB J, 2012；26；1909-1920.
22) Harris D.M., Besselink E., Henning S. et al.：Phytoestrogens induce differential estrogen receptor alpha- or beta-mediated responses in transfected breast cancer cells. Exp Biol Med（Maywood），2005；230；558-568.
23) Hirasaka K., Maeda T., Ikeda C. et al.：Isoflavones derived from soy beans prevent MuRF1-mediated muscle atrophy in C2C12 myotubes through SIRT1 activation. J Nutr Sci Vitaminol（Tokyo）, 2013；59；317-324.

24) 小川　真．山地　亮：骨格筋形成における大豆イソフラボンの効果とその作用機構に関する研究（第16回研究報告会記録）．大豆たん白質研究，2014；16；80-85.
25) Pellegrini M., Bulzomi P., Galluzzo P. et al.：Naringenin modulates skeletal muscle differentiation via estrogen receptor alpha and beta signal pathway regulation. Genes Nutr, 2014；9；425.
26) Kretzschmar G., Zierau O., Wober J. et al.：Prenylation has a compound specific effect on the estrogenicity of naringenin and genistein. J Steroid Biochem Mol Biol, 2010；118；1-6.
27) Mukai R., Horikawa H., Fujikura Y. et al.：Prevention of disuse muscle atrophy by dietary ingestion of 8-prenylnaringenin in denervated mice. PLOS ONE, 2012；7；e45048.
28) Andres-Lacueva C., Macarulla M.T., Rotches-Ribalta M. et al.：Distribution of resveratrol metabolites in liver, adipose tissue, and skeletal muscle in rats fed different doses of this polyphenol. J Agric Food Chem, 2012；60；4833-4840.
29) de Boer V.C., Dihal A.A., van der Woude H. et al.：Tissue distribution of quercetin in rats and pigs. J Nutr, 2005；135；1718-1725.
30) Bieger J., Cermak R., Blank R. et al.：Tissue distribution of quercetin in pigs after long-term dietary supplementation. J Nutr, 2008；138；1417-1420.
31) Takumi H., Mukai R., Ishiduka S. et al.：Tissue distribution of hesperetin in rats after a dietary intake. Biosci Biotechnol Biochem, 2011；75；1608-1610.

第14章 骨・脂質・糖代謝を制御するポリフェノール

上原万里子[*]

1. はじめに

　1999年のNature誌でタマネギの成分による骨代謝調節作用が報告されて以来[1]，野菜や果物中のポリフェノールをはじめとする機能性食品因子が注目されはじめ，研究が進んでいる。大豆イソフラボンおよびフラクトオリゴ糖はすでに特定保健用食品の関与成分として許可されているが，他の植物由来の機能性食品因子についても，科学的根拠を積み重ね，骨の健康を考えるうえで広く活用されることが期待される。一方，それらの機能性因子は骨代謝のみならず，脂質および糖質代謝を制御する可能性が示唆されている。骨形成にかかわる骨芽細胞と脂肪細胞の前駆細胞は同じ間葉系幹細胞であるが，異なる転写因子により，それぞれの細胞に分化することが知られている。また，骨芽細胞から産生されるオステオカルシンが血糖値や脂肪蓄積を調節するという知見により，メタボリックシンドロームとの関係も明らかになっている[2]。

　本稿では，骨・脂質・糖質代謝の相互連関を踏まえ，骨・脂質・糖質代謝を同時に制御する可能性のあるいくつかのポリフェノールについて概説する。

---

[*] 東京農業大学応用生物科学部

2. 選択的エストロゲン受容体モジュレーター(SERM)様作用の大豆イソフラボン代謝産物エクオール

(1) エクオール産生者・非産生者

　大豆イソフラボンはエストロゲン（estrogen）と類似した構造をとり，エストロゲン受容体（estrogen receptor：ER）に親和性をもつことより，古くから骨代謝を調節することが明らかとなっているが，近年，主要イソフラボンであるダイゼイン（daidzein）代謝産物のエクオール（equol）に関連した研究が盛んになっている。エクオールはラットやマウスではほとんどの個体で産生できるが，ヒトでは欧米人で20～30％，日本人で50％しか産生できず[2]，さらに，現在の日本人の若者は欧米人並みの産生率であるとの報告もなされている[3]。エクオール産生者では，非産生者と比較し，乳がんおよび前立腺がん罹患率の低減，更年期障害の軽減，骨量減少抑制作用が強いことが確認されていることから[4-7]，ヒトにおけるエクオール産生の有無がさまざまな疾患の罹患率に影響を及ぼす可能性は高い。

(2) エクオール産生菌と合成経路

　エクオール産生菌単離・同定に関する報告例は1997年から現在まで30例程度である。そのうち，ダイゼインの中間代謝産物のジヒドロダイゼイン（dihydrodaidzein：DHD）までと，DHDからエクオールに代謝する菌が異なるとした報告[8]，ダイゼインから安定的にエクオールを産生するには4種の菌が必要であるとした報告など混在している[9]。エクオール産生能のある乳酸菌として同定された*Lactococcus*（*Lc.*）20-92（*garvieae*）は，この1種の菌で配糖体ダイジン（daidzin）の糖鎖切断からアグリコンのダイゼイン，中間代謝産物のDHDを経てエクオール産生を行うことが可能である[10]。エクオールには（*S*）(−)と（*R*）(+)の鏡像異性体が存在するが，大豆もしくは大豆製品を摂取した後，ヒトの血・尿中に出現してくるのは（*S*）体のみであることから，

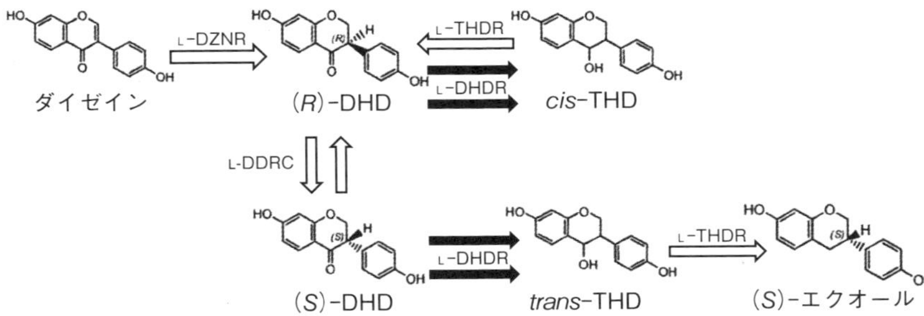

図14-1 *Lactococcus*(*Lc.*) strain 20-92における(*S*)-エクオールのダイゼインからの生合成経路[13]

L-DZNR：NADP（H）-dependent daidzein reductase from *Lc.* 20-92,
L-DHDR：dihydrodaidzein reductase from *Lc.* 20-92,
L-THDR：tetrahydrodaidzein reductase from *Lc.* 20-92,
L-DDRC：dihydrodaidzein rasemase from *Lc.* 20-92.

Setchellらは，エクオールの体内における生理作用は（*S*）体が担っていることを推測している[11]。Wangらは，DHDから（*S*）-エクオールへの転換途中には*cis/trans*-テトラヒドロダイゼイン（THD）が存在することを報告している[12]。ダイゼイン→(*R*)-DHD→(*S*)-DHD→*trans*-THD→(*S*)-エクオールの各転換ステージを触媒する還元酵素およびラセミ化酵素の同定も行われているが（図14-1），(*S*)-エクオールと(*R*)-エクオールとの間のラセミ化酵素は存在しないとしており，前述の生体試料で検出されるエクオールは（*S*）体のみであるとのSetchellらの推測を裏づけている[13-15]。

（3）エクオールの骨代謝制御作用

著者らの研究グループでは，このエクオールの，主としてエストロゲン様の骨代謝制御作用に着目し，鏡像異性体の効果の差異も考慮に入れ，骨粗鬆症モデルマウスと破骨細胞を用いて検討を行ってきた。

1）卵巣摘出マウスにおけるエクオールラセミ体の骨代謝制御作用

8週齢ddYマウスに偽手術（Sham）もしくは卵巣摘出術（OVX）を施し，対照マウスと閉経後骨粗鬆症モデルマウスを作製した。各マウスの背部皮下に浸透圧ポンプを挿入し，0.5 mg/日のエクオール〔ラセミ体（±）〕投与（Shamおよ

びOVX対照群には溶媒のみ）を4週間行ったところ，OVXによる骨量減少はエクオール投与により抑制されることが確認された[16]．OVXにより低下した子宮重量は陽性対照の17β-エストラジオール（E_2）投与により明らかな増加を示したが，エクオールでは有意な増加が観察されず，体脂肪は低下，除脂肪体重は高値傾向を示した．この結果により，エクオールは生殖器官に副作用を及ぼすことなく，骨・脂質代謝に対して有効性を示す選択的ERモジュレーター（selective estrogen receptor modulator：SERM）である可能性が示唆された[17-19]．

２）OVXマウスと骨髄細胞におけるエクオール鏡像異性体の骨代謝制御作用

次に同様な条件下でラセミ体と（S）体の比較を行ったところ，（R）体よりも（S）体のほうで骨量減少抑制作用が強く現れた（図14-2）．しかし，キラルカラムを用いて測定したラセミ体〔（S）および（R）体は同量存在〕投与の血・尿中の（R）-エクオール濃度が（S）-エクオールより明らかに低いことから（図14-3），皮下投与後の体内の代謝が（S）体と（R）体では異なることが示唆さ

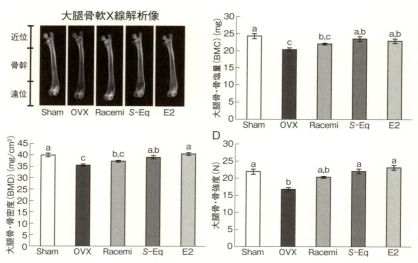

図14-2　（S）-エクオールとラセミ体（±）の骨量減少抑制作用の比較[17]

Sham：偽手術群，OVX：卵巣摘出（OVX）群，Racemi：OVX+ラセミ体エクオール投与群，S-Eq：OVX+（S）-エクオール投与群，E2：OVX+17β-エストラジオール投与群．平均±標準誤差．異なるアルファベット間に有意差あり（$p<0.05$）．

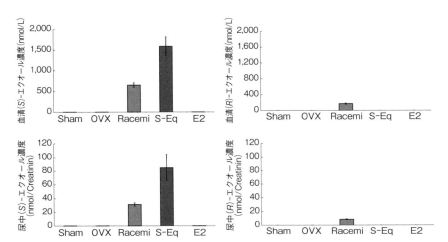

図14-3 (S)-エクオールとラセミ体(±)エクオール投与マウスの血・尿中(S)体および(R)体濃度[17]

Sham：偽手術群，OVX：卵巣摘出（OVX）群，Racemi：OVX＋ラセミ体エクオール投与群，S-Eq：OVX＋(S)-エクオール投与群，Ｅ２：OVX＋17β-エストラジオール投与群．平均±標準誤差．異なるアルファベット間に有意差あり（$p<0.05$）．

れた[17]。すなわち，ラセミ体も体内では(S)体と(R)体に分かれ，いずれも抱合化反応を受けて抱合体（主にグルクロン酸抱合体）として腸肝循環しているが，腸管からの再吸収時の脱抱合を触媒するグルクロニダーゼの作用が，(R)体に対しては弱く，逆に(S)体に対する特異性が強いことが推測された。現在，同様に(S)体と(R)体投与を行い，比較検討を行っているが，両エクオール投与のOVXマウスでは，やはり，血・尿中(R)体濃度は，(S)体よりも明らかに低く，骨量減少抑制作用も弱い傾向を示している。閉経後骨粗鬆症では破骨細胞が司る骨吸収の抑制が重要であることから，骨髄細胞を用いた破骨細胞分化抑制作用について，(S)体と(R)体を培地添加し，直接的な比較検討も行ったところ，in vivoとは逆の様相を呈した。すなわち，破骨細胞分化に対しては，(S)体よりも(R)体で強く抑制する傾向を示した。前述で推測したin vivo試験での脱抱合時の状態，in vivoとin vitro試験の差異の詳細について，さらなる検討を行う必要がある。

3）胃切除ラットにおけるエクオールの骨量減少抑制作用

著者らの研究グループでは，エクオール産生能を上げる難消化性糖質にも注目してきた。OVXマウスまたは胃切除（GX）ラットにイソフラボン配糖体と難消化性糖質のフラクトオリゴ糖（FOS）を併用摂取させると，エクオール産生は促進され，骨量減少も効率よく抑制される[20,21]。OVXとGX動物の違いは，イソフラボン単独摂取群で観察されている。前述のOVXマウスでは，エストロゲン欠乏による骨量減少が惹起されるため，エストロゲン様作用を有するイソフラボン単独摂取でも骨量減少抑制作用は観察されたが，GX後には胃酸低下により不溶性ミネラル塩の溶解が阻害され，小腸でのミネラル吸収不全による骨形成不全が引き起こされる。大腸からのミネラル吸収促進作用を有するFOSは単独摂取でもその骨量減少が軽減されたが，イソフラボン単独摂取ではOVXと変わらない骨密度低下が引き起こされた。イソフラボンのエストロゲン様作用だけではGXによるミネラル吸収不全は改善されないが，イソフラボン配糖体にFOSを併用摂取させることで，カルシウム（Ca）吸収率が増加し，FOSによるエクオール産生促進作用との相加効果により，大腿骨・海綿骨領域の骨密度（BMD）低下抑制効果が観察された（図14-3）[20]。

3．柑橘系フラボノイドの骨・脂質・糖代謝制御および抗炎症作用

骨代謝に対し，イソフラボンのエストロゲン様作用とメカニズムの異なることが推測される柑橘系フラボノイドは，スタチン系薬剤のようにコレステロール合成阻害作用を介して骨・脂質代謝を，また，peroxisome proliferator-activated receptor（PPAR）などを介して糖質代謝を制御する可能性を有している。さらにポリメトキシフラボノイドであるノビレチン（nobiletin）は抗炎症作用を介して骨代謝を制御している。

（1）ヘスペリジンのスタチン系薬剤様作用

柑橘系フラボノイドのヘスペリジン（hesperidin）は疎水性が高いことから，

通常のヘスペリジンに加え，その有用性を高めるため，酵素処理による糖転移を行った α グルコシルヘスペリジン（α-glucosyl-hesperidin：αG-Hes）とヘスペリジンのアグリコンであるヘスペレチンを環状オリゴ糖のシクロデキストリン（CD）で包接したCDヘスペレチン（CD-hesperetin：CD-hes）を作製し，この水溶性の高い柑橘系フラボノイドの骨粗鬆症モデル動物に対する影響を検討した。

1）原発性骨粗鬆症モデルに対するヘスペリジンおよびαG-Hes投与の影響

ジフェニルプロパン骨格をとるC環の2位と3位が飽和なフラバノン類に分類されているヘスペリジンには，コレステロール合成阻害を介した作用機序での効果が期待されている。コレステロール合成の律速酵素であるHMG-CoA還元酵素との競合阻害によりコレステロール低下作用を有する薬剤はスタチン系薬剤と呼ばれ，脂質異常症の治療薬として用いられてきた。1999年，Science誌にスタチン系薬剤が骨形成タンパク質（BMP-2）の産生を介して骨形成を促進するという知見が発表された[22]。このMundyらの研究により，スタチンはOVX動物に対する海綿骨量および骨形成速度の増加に加え，破骨細胞数の減少を促進し，骨吸収抑制にも働くことが示唆された。

一方，このスタチンの骨代謝に対する知見が発表された同年，柑橘系フラボノイドはHMG-CoA還元酵素阻害を介して血漿および肝臓脂質量の増加抑制作用を示すとの報告もなされた[23]。著者らは，この報告とMundyらの報告により，HMG-CoA還元酵素阻害作用をもつ柑橘系フラボノイドは骨量減少抑制に寄与する可能性を推測し，OVXマウスに対するヘスペリジン投与を行った。さらにヘスペリジンは疎水性が強く，加工上の汎用性の面で劣ることから，通常のヘスペリジンの10,000倍の水溶性を有するαG-Hesも経口摂取（混餌）させた。4週間後，OVXによる大腿骨の骨量減少および肝臓・血中コレステロールの増加が確認され，両ヘスペリジン投与により，その骨量減少およびコレステロール増加は抑制された[24]（図14-4）。マイクロCT画像により，2種のヘスペリジンは骨構造の脆弱化を抑制していることが推測された（図14-4）。また，酵素処理の有無による効果の違いはOVXによる破骨細胞数（N.Oc/BC）に

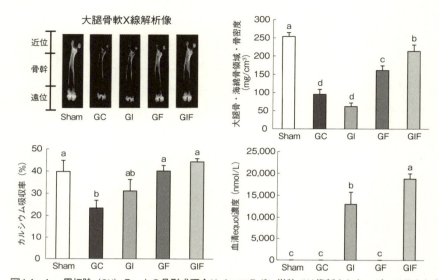

図14-4 胃切除(GX)ラットの骨形成不全はイソフラボン単独では抑制されないが,フラクトオリゴ糖(FOS)併用摂取でカルシウム吸収およびエクオール産生増加により抑制される[20]

Sham:偽手術群,GC:胃切除(GX)対照群,GI:GX+イソフラボン摂取群,GF:GX+FOS摂取群,GIF:GX+イソフラボン+FOS摂取群.平均±標準誤差.異なるアルファベット間に有意差あり($p<0.05$).

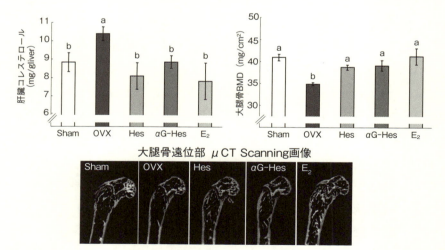

図14-5 ヘスペリジンは卵巣摘出(OVX)により増加した肝臓コレステロール量を低下させ骨密度(BMD)低下を抑制する[24]

Sham:偽手術群,OVX:卵巣摘出群,Hes:OVX+ヘスペリジン摂取群,αG-Hes:OVX+αG-Hes摂取群,E_2:17β-エストラジオール投与群.平均±標準誤差.異なるアルファベット間に有意差あり($p<0.05$).

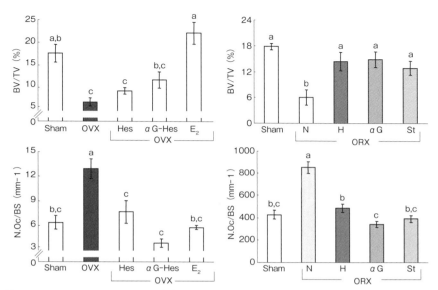

図14-6 骨量（BV/TV）および破骨細胞数（N.Oc/BS）に対するヘスペリジン投与の影響—卵巣摘出（OVX）マウスと精巣摘出（ORX）マウスの比較[24, 26]

Sham：偽手術群，OVX：卵巣摘出群，Hes or H：ヘスペリジン摂取群，αG-Hes or αG：αG-Hes摂取群，E2：17β-エストラジオール投与群，St：シンバスタチン投与群．平均±標準誤差．異なるアルファベット間に有意差あり（$p<0.05$）．

現れ，αG-Hes投与でより強い抑制作用を示した（図14-5）[24]．これは血中ヘスペリジン濃度の差異によることが一因と考えられ，YamadaらのαG-Hesの生体内利用率（bioavailability）の高さを示した実験結果により支持されている[25]．その後，著者らは男性骨粗鬆症モデルである精巣摘出（ORX）マウスを用いた試験においても同様な結果を得ており，その効果は，特に骨量（BV/TV）において雌のOVXよりも雄のORXで強く現れる傾向を確認した（図14-6）[26]．また，最近，Trzeciakiewiczにより，ヘスペリジンはBMPの活性化により骨芽細胞の分化を調節していることも報告されている[27]．以上より，ヘスペリジンにはスタチン同様，骨形成促進あるいはコレステロール合成律速酵素阻害を介した骨吸収抑制を示す可能性が示唆されたが，この骨吸収抑制作用については，側鎖に窒素を含むビスホスホネートが示すメバロン酸合成経路の阻害によ

り破骨細胞の機能低下を引き起こす機序と同様であることも考えられる[28]。すなわち，スタチンは低分子量GTP結合タンパク質のプレニル化を抑制することで，標的細胞膜への結合を阻害し，破骨細胞骨格の破壊による波状縁の消失やアポトーシス誘導を引き起こす。

2）続発性骨粗鬆症モデルに対するヘスペリジンおよびシクロデキストリン-ヘスペレチン投与の影響

OVX，ORXのような原発性のみならず，続発性骨粗鬆症モデルである2型糖尿病を発症するGoto-Kakizaki（GK）ラットを用い，ヘスペリジン投与の影響を正常なWistarラットと比較したところ，8週間後，ヘスペリジンは高齢

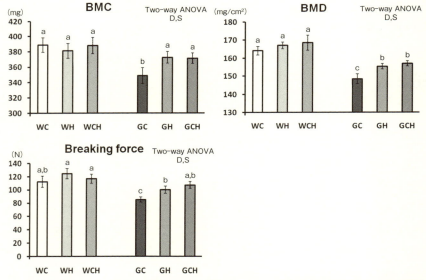

図14-7　ヘスペリジンおよびCD-hesが高齢GKラットの大腿骨骨塩量（BMC），骨密度（BMD）および骨強度（Breaking force）に及ぼす影響

平均値±標準誤差（$n = 5 \sim 6$），Two-way ANOVA（二元配置分散分析）：$p<0.05$，D：糖尿病の有無，S：飼料の違い。異なるアルファベット間で有意差あり，$p<0.05$（多重比較）。

W：Wistarラット，G：Goto-Kakizaki 2型糖尿病モデルラット，H：ヘスペリジン（Hes）投与群，CH：CD-hes投与群，CおよびCHともにhesとして0.5％を飼料に添加。

第14章 骨・脂質・糖代謝を制御するポリフェノール

表14-1 ヘスペリジンおよびCD-ヘスペレチン（hes）が若齢GKラットの糖・脂質代謝に及ぼす影響[31]

Group	W	GK	H	CH
血糖値（mg/dL）	81.1±3.5[b]	130.7±6.2[a]	104.1±4.0[b]	101.7±3.1[b]
血清インスリン濃度（ng/mL）	1.6±1.5[b]	5.5±2.6[a]	0.66±0.44[b]	1.2±1.0[b]
血清アディポネクチン濃度（ng/mL）	14.5±1.4[b]	10.4±1.6[c]	18.3±2.1[a,b]	22.3±1.7[a]
血清ヘスペレチン濃度（μmol/L）	ND	ND	1.6±0.8[b]	35.2±3.7[a]
肝臓グルコース-6-ホスファターゼ活性（μmol/min/mg of protein）	484.7±28.4[b]	694.3±46.0[a]	562.6±49.5[b]	528.9±32.2[b]
肝臓グルコキナーゼ活性（μmol/min/mg of protein）	347.7±34.1[b]	194.1±19.6[b]	339.7±28.5[a]	401.1±25.4[a]
血清TG濃度（mg/dL）	75.1±7.0[b]	114.1±14.2[a]	56.5±5.6[b]	33.8±2.8[c]
血清TC濃度（mg/dL）	80.7±6.6[c]	182.9±5.3[a]	117.5±4.4[b]	86.5±4.0[c]
血清HDL-C/TC比	0.81±0.02[a]	0.61±0.02[b]	0.94±0.02[a]	0.90±0.07[a]
肝臓TG量（mg/g）	10.0±1.1[b]	16.4±1.4[a]	11.4±1.3[b]	9.4±0.8[b]
肝臓TC量（mg/g）	1.9±0.1[b]	2.6±0.1[a]	1.8±0.1[b]	1.7±0.1[b]

W：Wistar系対照ラット，GK：Goto-Kakizaki 2型糖尿モデルラット，H：GK＋1％ヘスペリジン摂取群，CH：GK＋4.6％CD-hes摂取群．
平均±標準誤差．異なるアルファベット間に有意差あり（$p<0.05$）．

表14-2 ヘスペリジンおよびCD-ヘスペレチン（hes）が若齢GKラットの肝臓PPAR-α，PPR-γ，HMG-CoAおよびLDL受容体 mRNA発現量（rate of W）に及ぼす影響[31]

Group	W	GK	H	CH
PPAR-α/βアクチン	1.00±0.09[b]	1.06±0.08[b]	1.48±0.13[a]	1.20±0.13[a,b]
PPAR-γ/βアクチン	1.00±0.06[b]	0.99±0.12[b]	1.48±0.05[a,b]	1.94±0.37[a]
HMG-CoA還元酵素/βアクチン	1.00±0.03[b]	1.26±0.09[a]	0.90±0.05[b]	0.81±0.08[b]
LDL受容体/βアクチン	1.00±0.10[a]	0.68±0.06[b]	1.06±0.18[a]	1.12±0.18[a]

W：Wistar系対照ラット，GK：Goto-Kakizaki 2型糖尿モデルラット，H：GK＋1％ヘスペリジン摂取群，CH：GK＋4.6％CD-hes摂取群．
平均±標準誤差．異なるアルファベット間に有意差あり（$p<0.05$）．

GKラットの糖・脂質代謝改善とともに，糖尿病による骨量減少および骨強度低下抑制作用を示すことが確認された（図14-7）．この試験では，疎水性の高い通常の配糖体であるヘスペリジンと比較し，環状オリゴ糖のシクロデキストリン（cyclodextrin：CD）で包接したCD-ヘスペレチン（hes）についても検討した．エンドポイントの骨塩量（BMC），BMD，骨強度ではヘスペリジン投与との間に有意な差はみられなかったが，血中ヘスペレチン濃度，Ca吸収率，

骨代謝マーカーでは，いずれもCD-hes投与のほうがより正常レベルに近づく結果となった。また，ヘスペリジンはインスリン抵抗性にかかわるアディポネクチン遺伝子発現を上昇させ[29]，2-デオキシ-D-リボース負荷による骨芽細胞分化抑制を阻害し[30]，典型的な糖尿病症状の改善とともに，二次的に発症する骨量減少を抑制する可能性も示されている。若齢GKラットにもヘスペリジンおよびCD-hesを4週間投与したところ，骨量減少抑制作用はCD-hes投与でしか観察されなかったが，糖・脂質代謝は改善され，ヘスペリジンまたはCD-hesは血清アディポネクチン量を増加させた（表14-1）。さらにリアルタイム-PCRにより測定した肝臓のPPARαおよびγ，LDL受容体のmRNA発現量を上昇させ，逆にHMG-CoA reductaseのmRNA発現量を低下させた（表14-2）[31]。

2）ノビレチンの抗炎症を介した骨代謝制御作用

シークワーサーなどの柑橘類に含まれるノビレチン（nobiletin）はOH基のすべてがメチル化を受けているポリメトキシフラボノイドであり，古くから抗炎症および抗発がん作用が報告されてきた。近年では，LDL受容体欠損マウスにおいて，β酸化の増加による中性脂肪低下およびインスリン抵抗性の改善も示唆されており，脂質・糖代謝制御も可能と思われる。エストロゲンは，破骨細

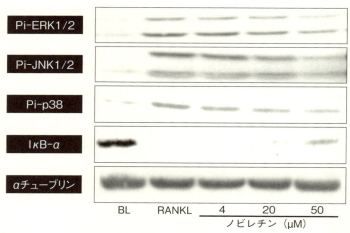

図14-8 ノビレチンのMAPKsリン酸化およびIκB分解に対する影響[32]

胞分化を誘導し骨吸収を促進させる炎症性サイトカインをコントロールしているため，閉経に伴うエストロゲン欠乏により炎症性骨破壊が惹起される。したがって，抗炎症作用をもつ化合物は，骨吸収を制御する破骨細胞分化を抑制し，骨代謝を改善する可能性を有する。

a．ノビレチンの骨量減少抑制作用　ノビレチンをエクオールと同様の方法により浸透圧ポンプを用いてOVXマウスの皮下への投与を試みたところ，浸透圧ポンプに使用する溶媒への溶解性が低く，エクオール投与の半量である0.25 mg/日として4週間の飼育観察を行った。ノビレチンのほかに，ナンキョウに含まれる1′-酢酸アセトキシカビコール（acetoxychavicol acetate：ACA），夏ミカンの果皮に多いオーラプテン（auraptene：AUR），ハナショウガに含まれるゼルンボン（zerumbone：ZER），キャベツなどに多いフェニルイソチオシアネート（phenyl isothiocyanate：PIT）についても同様な試験を行い，投与量は倍の0.5 mg/日（エクオール投与と同量）にもかかわらず，ノビレチンが最も強い骨量減少抑制作用を示した[32]。

b．ノビレチンの骨代謝制御機構　RAW264.7細胞にRANKL（receptor activator of NF-κB ligand）を添加し，破骨細胞に分化誘導させる系を用いた。RANKL添加3日後に破骨細胞分化マーカーである酒石酸抵抗性酸性ホスファターゼ（TRAP）染色により，多核の細胞をカウントしたところ，ノビレチンは4～20μMの濃度で，破骨細胞分化を濃度依存的に強く抑制した。その分子機構として，RANKL/RANKシグナル経路の比較的上流部のERK1/2，JNK1/2およびp38のリン酸化を抑制し（図14-8），ERK1/2とJNK1/2の下流のNF-κBとAP-1の転写活性を阻害することが示唆された[24]。

4．オリーブポリフェノールの抗炎症を介した骨代謝制御作用

　オリーブポリフェノールも抗炎症作用により骨吸収をコントロールする破骨細胞分化を抑制する。また，興味深いことに，前述のエクオールのように親物質よりも生体内代謝産物のほうが優れた効果を発揮している。

（1）オレウロペインおよび代謝産物の骨量減少抑制作用

　Puelらは，オリーブのポリフェノールであるオレウロペイン（oleuropein）の骨量減少抑制作用を推測し，滑沢剤（talc）によりOVXラットに炎症を誘導させ，オレウロペインを2.5，5，10，15 mg/kg体重で100日間投与した。その結果，いずれの投与群においてもオレウロペインは骨量減少を抑制し，炎症マーカーは5 mg投与群を除いた3群で改善された[33]。次に，同様に炎症を誘導したOVXラットに1日当たり6 gのブラックオリーブまたは10 gのグリーンオリーブを投与し84日間の比較検討を行ったところ，グリーンオリーブの骨量減少抑制効果は認められなかったが，ブラックオリーブでは大腿骨全体，皮質骨領域の骨量減少が抑制された。Puelらは，その活性本体としてオレウロペイン代謝物であるチロソール（tyrosol：Tyr）とヒドロキシチロソール（hydroxytyrosol：OHT）を推測した。グリーンオリーブにはOHTが含まれず，Tyr量も低いことから，ブラックオリーブのような効果が期待できず，グリーンオリーブの塩分量が多いため，被験動物のCaの尿中排泄量が高まる可能性も骨量減少抑制効果を示さない一因と推測している。TyrおよびOHTには抗酸化作用が報告され，その作用はOH基のあるOHTのほうが強いとされている。また，抗炎症作用も有し，RAW264.7細胞を用いた試験により，TyrのCOX-2やiNOSの遺伝子発現の抑制も報告されており，NF-κB経路を介して活性化される炎症性サイトカインの阻害にはたらき，骨吸収を抑制する可能性が示唆されている。

（2）オリーブポリフェノールの破骨細胞分化抑制機構

　著者らの研究グループでもオリーブポリフェノールの破骨細胞分化抑制メカニズムについて検討した。6～10週齢雄BALBマウス大腿骨から調整したbone marrow cell（BMCs）に活性型ビタミンD（10^{-8}M）を添加し，6日間培養することで多核破骨細胞分化へ誘導する系を用いた。オレウロペイン，OHTおよびTyrの破骨細胞に対する影響についてTRAP活性および染色を用いて解析した。また破骨細胞関連分子群（RANKL，M-CSF，カテプシンK）および破骨細

胞融合分子群（DC-STAMP，OC-STAMP）をRT-PCR法，細胞分化増殖分子群（JNK，ERK，p38MAPK）をウエスタンブロット法にて解析した。さらにオレウロペイン，OHTおよびTyrが破骨細胞分化過程のどのステップで作用するかを明らかにするために処理時間を2，4，6日間に設定し，TRAP活性測定の変化を検討した。その結果，BMCsに対してすべてのオリーブポリフェノールは細胞毒性を与えなかった。オレウロペインおよびOHTはRANKL，M-CSF，カテプシンK，DC-STAMP，OC-STAMP遺伝子発現とTRAP活性を有意に抑制した。さらにオレウロペインは4，6日間，OHTは2日間処理において破骨細胞関連分子群の遺伝子発現とTRAP活性を有意に抑制した。その一方で，Tyrの破骨細胞関連分子群およびTRAP活性に対する抑制作用は認められなかった。またJNK，ERK1/2，p38MAPK活性を解析した結果，OHTはオレウロペイン，Tylよりも強くこれらの活性を抑制した。以上より，オリーブポリフェノールは細胞毒性を示さず，特にOHTはRANKL，MAPKシグナルおよび破骨細胞融合シグナルをオレウロペインやTyrよりも強く阻害することで破骨細胞の分化・形成を抑制することを明らかにした。またオリーブポリフェノールの破骨細胞分化抑制における活性本体は，チロソールではなく，OHTであることが示唆された[26]。

5．おわりに

　骨粗鬆症に有効である成分として最初にあげられるのはエストロゲン様作用を有するものであるが，近年，コレステロール合成阻害を介したスタチン系薬剤様作用，炎症性骨破壊を抑制する抗炎症作用など，多岐にわたり，そのような作用を有するポリフェノール，また他の植物化学成分も有効と考えられる。さらに，生活習慣病，特にメタボリックシンドロームからロコモティブシンドロームが引き起こされるように（続発性骨粗鬆症など），現在，われわれは複数の疾病に罹患するリスクが高い。したがって，骨・脂質代謝，あるいは糖質代謝を同時に制御し，これら複数の疾病に対し予防・改善効果を示す可能性のあ

る機能性食品因子を検討することは，健康科学・予防医学分野への寄与度も高いものと思われる。

文　献

1) Mühlbauer R.C. and Li F. : Effect of vegetables on bone metabolism. Nature, 1999 ; 401 ; 343 – 344.
2) Lampe J.W., Karr S.C., Hutchins A.M. et al. : Urinary equol excretion with a soy challenge : influence of habitual diet. Proc Soc Exp Biol Med, 1998 ; 217 ; 335 – 339.
3) Fujimoto K., Tanaka M., Hirao Y. et al. : Age-stratified serum levels of isoflavones and proportion of equol producers in Japanese and Korean healthy men. Prostate Cancer Prostatic Dis, 2008 ; 11 ; 252 – 257.
4) Ingram D., Sanders K., Kolybaba M. et al. : Case-control study of phyto-oestrogens and breast cancer. Lancet, 1997 ; 350 ; 990 – 994.
5) Akaza H. : Prostate cancer chemoprevention by soy isoflavones : role of intestinal bacteria as the"second human genome". Cancer Sci, 2012 ; 103 ; 969 – 975.
6) Aso T., Uchiyama S., Matsumura Y. et al. : A natural S-equol supplement alleviates hot flushes and other menopausal symptoms in equol nonproducing postmenopausal Japanese women. J Womens Health (Larchmt), 2012 ; 21 ; 92 – 100.
7) Wu J., Oka J., Ezaki J. et al. : Possible role of equol status in the effects of isoflavone on bone and fat mass in postmenopausal Japanese women : A double-blind randomized controlled trial. Menopause, 2007 ; 14 ; 866 – 874.
8) Tamura M., Tsushida T., Shinohara K. et al. : Isolation of an isoflavone-metabolizing, Clostridium-like bacterium, strain TM-40, from human faeces. Anaerobe, 2007 ; 13 ; 32 – 35.
9) Decroos K., Vanhemmens S., Cattoir S. et al. : Isolation and characterisation of an equol-producing mixed microbial culture from a human faecal sample and its activity under gastrointestinal conditions. Arch Microbiol, 2005 ; 183 ; 45 – 55.
10) Uchiyama S., Ueno T., Suzuki T. : Identification of a newly isolated equol-producing lactic acid bacterium from the human feces. J Intest Microbiol, 2007 ; 21 ; 217 – 220.
11) Setchell K.D., Clerici C., Lephart E.D. et al. : S-equol, a potent ligand for

estrogen receptor beta, is the exclusive enantiomeric form of the soy isoflavone metabolite produced by human intestinal bacterial flora. Am J Clin Nutr, 2005；81：1072-1079.

12) Wang X.L., Kim H.J., Kang S.I. et al.：Production of phytoestrogen *S*-equol from daidzein in mixed culture of two anaerobic bacteria. Arch Microbiol, 2007；187；155-160.

13) Shimada Y., Yasuda S., Takahashi M. et al.：Cloning and expression of a novel NADP (H)-dependent daidzein reductase, an enzyme involved in the metabolism of daidzein, from equol-producing *Lactococcus* strain 20-92. Appl Environ Microbiol, 2010；76；5892-5901.

14) Shimada Y., Takahashi M., Miyazawa N. et al.：Identification of two novel reductases involved in equol biosynthesis in *Lactococcus* strain 20-92. J Mol Microbiol Biotechnol, 2011；21；160-172.

15) Shimada Y., Takahashi M., Miyazawa N. et al.：Identification of a novel dihydrodaidzein racemase essential for biosynthesis of equol from daidzein in *Lactococcus* sp. strain 20-92. Appl Environ Microbiol, 2012；78；4902-4907.

16) Fujioka M., Uehara M., Wu J. et al.：Equol, a metabolite of daidzein, inhibits bone loss in ovariectomized mice. J Nutr, 2004；134；2623-2627.

17) Kimira Y., Katsumata S., Suzuki K. et al.：Comparative activities of the S-enantiomer and racemic forms of equol on bone fragility in ovariectomized mice. Biosci Biotechnol Biochem, 2012；76；1018-1021.

18) Uehara M.：Isoflavone metabolism and bone-sparing effects of daidzein-metabolites. J Clin Biochem Nutr, 2013；52；193-201.

19) Uehara M.：Transformation of daidzein to Equol and its bioactivity from Functional Food and Health. *In*：ACS SYMPOSIUM SERIES 993 (ed. by Shibamoto T. et al.)：ACS, Washington, DC, USA, 2008, pp.81-89.

20) Ohta A., Uehara M., Sakai K. et al.：A combination of dietary fructooligosaccharides and isoflavone conjugates increases femoral bone mineral density and equol production in ovariectomized mice. J Nutr, 2002；132；2048-2054.

21) Kimira Y., Tajima K., Ohta A. et al.：Synergistic effect of isoflavone glycosides and fructooligosaccharides on postgastrectomy osteopenia in rats. J Clin Biochem Nutr, 2012；51；156-160.

22) Mundy G., Garrett R., Harris S. et al.：Stimulation of bone formation in vitro and in rodents by statins. Science, 1999；286；1946-1949.

23) Bok S.H., Lee S.H., Park Y.B. et al.：Plasma and hepatic cholesterol and hepatic

activities of 3-hydroxy-3-methyl-glutaryl-CoA reductase and acyl CoA : cholesterol transferaseare lower in rats fed citrus peel extract or a mixture of citrus bioflavonoids. J Nutr, 1999 ; 129 ; 1182−1185.

24) Chiba H., Uehara M., Wu J. et al. : Hesperidin, a citrus flavonoid, inhibits bone loss and decreases serum and hepatic lipids in ovariectomized mice. J. Nutr, 2003 ; 133 ; 1892−1897.

25) Yamada M., Tanabe F., Arai N. et al. : Bioavailability of glucosyl hesperidin in rats. Biosci Biotechnol Biochem, 2006 ; 70 ; 1386−1394.

26) Chiba H., Kim H., Matsumoto A. et al. : Hesperidin prevents androgen deficiency-induced bone loss in male mice. Phytother Res, 2014 ; 28 ; 289−295.

27) Trzeciakiewicz A., Habauzit V., Mercier S. et al. : Hesperetin stimulates differentiation of primary rat osteoblasts involving the BMP signalling pathway. J Nutr, Biochem, 2010 ; 21 ; 424−431.

28) Thompson K., Dunford J.E., Ebetino F.H. et al. : Identification of a bisphosphonate that inhibits isopentenyl diphosphate isomerase and farnesyl diphosphate synthase. Biochem Biophys Res Commun, 2002 ; 290 ; 869−873.

29) Liu L., Shan S., Zhang K. et al. : Naringenin and hesperetin, two flavonoids derived from *Citrus aurantium* up-regulate transcription of adiponectin. Phytother Res, 2008, 22 ; 1400−1403.

30) Choi E.M., and Kim Y.H. : Hesperetin attenuates the highly reducing sugar-triggered inhibition of osteoblast differentiation. Cell Biol Toxicol, 2008 ; 24 ; 225−231.

31) Akiyama S., Katsumata S., Suzuki K. et al. : Hypoglycemic and hypolipidemic effects of hesperidin and cyclodextrin-clathrated hesperetin in Goto-Kakizaki rats with type 2 diabetes. Biosci Biotechnol Biochem, 2009 ; 73 ; 2779−2782.

32) Murakami A., Song M., Katsumata S. et al. : Citrus nobiletin suppresses bone loss in ovariectomized ddY mice and collagen-induced arthritis in DBA/1J mice : possible involvement of receptor activator of NF-κB ligand (RANKL) -induced osteoclastogenesis regulation. Biofactors, 2007 ; 30 ; 179−192.

33) Puel C., Mathey J., Agalias A. et al. : Dose-response study of effect of oleuropein, an olive oil polyphenol, in an ovariectomy/inflammation experimental model of bone loss in the rat. Clin Nutr, 2006 ; 25 ; 859−868.

第15章　大豆イソフラボンの有用性と安全性

石 見 佳 子*

1．大豆イソフラボンとは

　イソフラボンは自然界では大豆やクズ（葛根）等のマメ科植物に含まれており，その含有量は大豆種子では1～3 mg/g程度，大豆胚軸には約20 mg/g含まれている。近年，人々の健康意識の高まりもあり，大豆の摂取と健康との関連が注目されるようになってきている。大豆の主な栄養成分は，可食部100 g当たり，タンパク質35.3 g，脂質19.0 g，炭水化物28.2 g（うち食物繊維17.1 g），灰分5.0 g，水分12.5 g，熱量は417 kcalであり，その他，オリゴ糖，ビタミンB_1，B_2，葉酸，ビタミンEなども豊富である。機能性成分としては，大豆タンパク質のほか，大豆ペプチド，大豆イソフラボン，リノール酸，リノレン酸，植物ステロール，レシチン，サポニンなどがあげられる。なかでも大豆イソフラボンと健康との関連は，アジアにおいて精力的に調査されており，骨の健康をはじめ，更年期症状や前立腺がん，乳がんといったホルモンに関連した疾病の発症リスクとの関連が報告されている。

2．食品中の大豆イソフラボン組成とその含量

　自然界には多くのイソフラボン類が存在しているが，大豆に含まれている主なイソフラボンは，ダイゼイン，ゲニステイン，グリシテインであり，それぞれの配糖体であるダイジン，ゲニスチン，グリシチン，さらにそれぞれのマロ

---

*　独立行政法人 国立健康・栄養研究所食品保健機能研究部

ニル配糖体,アセチル配糖体,サクシニル配糖体の15種類のイソフラボンが存在する(図15-1)。

大豆イソフラボンは,多くの大豆食品において数種の配糖体と糖が外れたアグリコンの混合物として存在している。イソフラボン組成は,大豆の加工や調理によって変化する。煮豆では,熱によりマロニル配糖体が分解されるため,マロニル配糖体の含量が減少する。一方,豆腐や豆乳はマロニル配糖体の割合が50％以上,次いで配糖体の割合が多い。水分が存在しない状態で加熱されたきなこでは,マロニル配糖体が脱炭酸されてアセチル化配糖体になる。みそやしょうゆでは,発酵の段階で微生物由来のβグルコシダーゼにより,配糖体

アグリコン

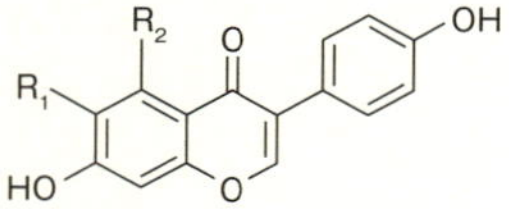

化合物	R_1	R_2
ダイゼイン	H	H
グリシテイン	OCH_3	H
ゲニステイン	H	OH

配糖体

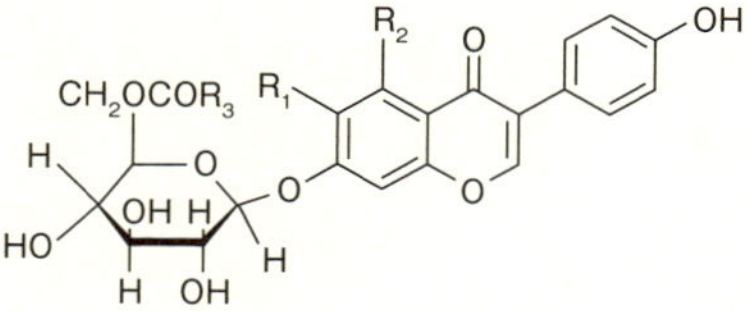

化合物	R_1	R_2	R_3
ダイジン	H	H	H
グリシチン	OCH_3	H	H
ゲニスチン	H	OH	H
マロニル配糖体			CH_2COOH
アセチル配糖体			CH_3
サクシニル配糖体			CH_2CH_2COOH

図15-1　大豆イソフラボンのアグリコンと配糖体の化学構造

からアグリコンへの変換が進み，その割合が増加する。ただ，発酵食品でも納豆ではアグリコンの割合は増加せず，配糖体からアグリコンへの変換の中間体であるサクシニル配糖体が多いのが特徴である[1]。大豆イソフラボンの含有量が最も高いのがきなこであり，次いで，油揚げ，煮豆，豆腐，豆乳，みそ，しょうゆの順である[1]。

一方，近年では大豆イソフラボンを関与成分とした特定保健用食品や，健康効果は表示できないがイソフラボンを含有する健康食品が市場に出回っている。著者らは，健康食品中に含有されるサクシニル配糖体を除く12種類の大豆イソフラボン成分の含有量について報告した[2]。すなわち，健康食品はイソフラボン組成によって，3つのパターンに分類される。豆乳などの飲料（液体）においては，配糖体のダイジンとゲニスチンおよびそのマロニル配糖体が80％以上を占めており，粉末状の食品では3種の配糖体が90％以上を占める食品が多かった。また，錠剤型の健康食品には，原材料として大豆胚芽抽出物が使用されており，配糖体のダイジンおよびグリシチンが90％を占めていた。錠剤型の食品中にはアグリコンのゲニステインのみで構成されるものも散見された。

サクシニル配糖体は標準物質が市販されていないことから，多くの加工食品中の含有量の詳細は検討されていない。著者らは，サクシニル配糖体の標準物質を作製し，一般的な大豆食品ならびに日本や海外の健康食品中のサクシニル配糖体の定量分析を行った[3]。サクシニル配糖体を最も多く含む食品は納豆であることは知られているが，納豆中の総イソフラボン含量の4.1～10.9％を占めた。興味深いことに，アメリカから輸入された錠剤型のサプリメントにサクシニル配糖体が確認された。これらの結果から，食品中のサクシニル配糖体を定量しない場合には，イソフラボン総含有量が過小評価される可能性がある。

3．大豆イソフラボンの摂取量

大豆イソフラボンは大豆の種子には1～3 mg/g程度，胚軸には20 mg/g程

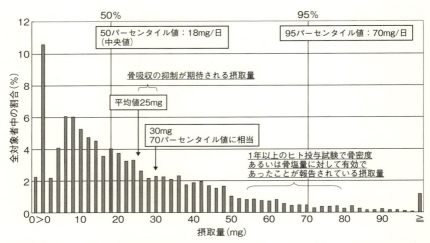

図15-2　平成14年国民栄養調査に基づく大豆由来食品からの大豆イソフラボン摂取量の分布（総数）
（平成18年5月食品安全委員会報告書より改変）

度含まれている。日本人の大豆イソフラボンの摂取量は全国平均で1人1日当たり約25 mg（アグリコン換算）である[4]。食品安全委員会による平成14（2002）年の国民栄養調査からの試算では，日本人の1日当たりのイソフラボン摂取量は50パーセンタイル値で18 mg，95パーセンタイル値で70 mgであった（図15-2）[5]。平成23（2011）年の調査では，日本人成人の1日当たりの豆類の摂取量は平均51.7 gであり，平成14年の平均58.9 gに比べて減少していることから，大豆イソフラボンの摂取量も減少しているといえる。

4．イソフラボン配糖体とアグリコンの体内動態

食品中のイソフラボンの多くは配糖体として存在している。摂取されたイソフラボン配糖体は，腸管内で糖が切断されてアグリコンとなった後に吸収される。その際，腸管における吸収は2相性を示すことが報告されている。すなわち，イソフラボンの吸収は大豆食品を摂取して1～2時間後および4～6時間後にピークに達する[6]。前者は小腸上皮刷子縁膜上のラクターゼ・フロリジン水

解酵素（lactase phlorizin hydrolase：LPH）による加水分解が関与しているようである[7]。一方，後半のピークは抗生物質の同時摂取で消失することから[6]，大腸に常在する腸内細菌由来のβグルコシダーゼによって配糖体がアグリコンに変換されて吸収されたものと推察される。

　大豆イソフラボン配糖体は，腸管内においてアグリコンに変換された後，吸収されるが，一部のアグリコンはさらに腸内細菌によって代謝を受けて吸収される。ダイゼインはジヒドロダイゼインを経由してエクオールあるいはO-デスメチルアンゴレンシン（O-DMA）に代謝される（図15-3）。エクオールはダイゼインに比べてエストロゲン活性が強く，ヒトではその産生能に個人差があることが報告されている。また，大豆イソフラボンの生理作用は，個人のイソフラボン代謝能により異なることが示唆されている。疫学研究では，欧米人の約30％，日本人を含むアジア人の約50％がエクオール産生者であると報告されている[8]（図15-4）。興味深いことに，日本人においては，成人に比べて若年者のエクオール産生者の割合が低い。エクオール産生者は，ダイゼインからエクオールへ代謝を促進する腸内細菌を保有していると考えられる。ヒト由来のエクオール産生菌は，これまでに世界中で単離・同定されており，日本では

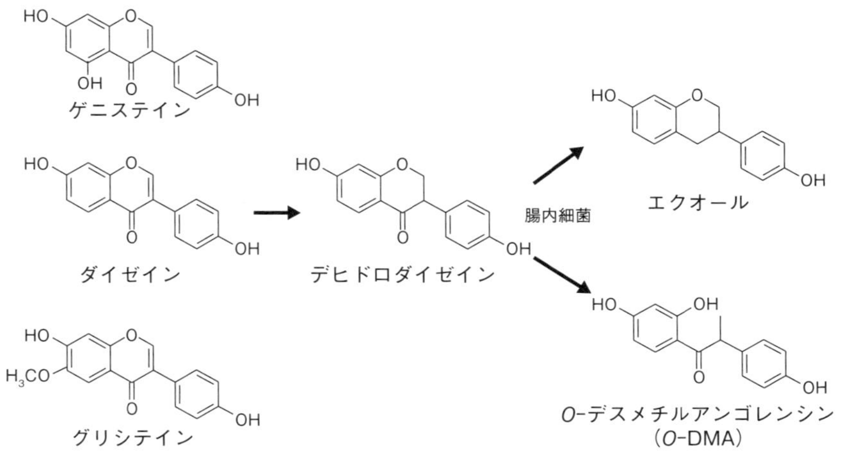

図15-3　主な大豆イソフラボンとダイゼイン代謝産物の化学構造

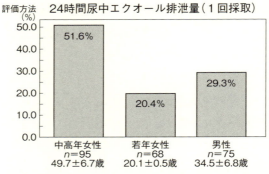

図15-4　日本人におけるエクオール産生者の割合

（文献8より改編）

乳酸菌に属するものが同定されている。一方，ゲニステインは，ジヒドロゲニステインを経由して6-ヒドロキシO-DMAに，グリシテインはジヒドログリシテインに代謝される。

5．大豆イソフラボンの生体利用性

大豆イソフラボンの生体利用性は，配糖体の有無はもとより，摂取量，食品中のマトリックス，食品の加工の度合い，摂取する側の性別，腸内細菌叢，腸内滞留時間等により影響を受ける。食品中のイソフラボン配糖体は，摂取された後に腸管内でアグリコンに変換されて吸収される。ヒトを対象としたこれまでの報告では，アグリコン型のイソフラボンは，配糖体と比較して吸収速度が速く，吸収率も高いと報告されている[9]。一方，両者の吸収率は変わらない，あるいは配糖体のほうが生体利用性が高いという報告もある。試験によって結果が異なる要因として，イソフラボンの生体利用性はさまざまな因子の影響を受けるためであると考えられる[10]。16の論文のシステマティックレビューでは，同用量を摂取した場合の血中濃度は，配糖体のダイジンはそのアグリコンに比べて1.8倍，ゲニスチンはそのアグリコンに比べて1.6倍高値であったという[11]。これは生体内では配糖体が安定であることに加え，その溶解性が高いためであ

ると考察されている。一方、動物を用いた最近の報告では、マロニル配糖体の血中および尿中濃度は、対応する配糖体に比べて低いことが示されている[12]。また、豆乳などの液状の食品から摂取したほうが、固形食品から摂取した場合に比べて血中濃度が高値を示すことも報告されており[13]、食物の形態によってイソフラボンの体内動態が異なると考えられる。

イソフラボン配糖体の機能性は、対応するアグリコンと同様であると考えられる。一方、マロニル配糖体を多く含む食品においては、マロニル配糖体の生体利用性が低いことから、アグリコンや配糖体を多く含む食品に比べて生理活性は低いと考えられる。大豆中のマロニル配糖体は、95℃の熱処理や120℃のスチーム調理により分解され配糖体に変換されることから[14]、大豆に熱をかけて摂取することでイソフラボンの生体利用性が向上するといえる。このように、イソフラボンの有用性評価と安全性評価においては、食物の形態や組成、イソフラボンの組成や調理法等に留意する必要がある。

6．大豆イソフラボンの有用性

大豆イソフラボンは女性ホルモンであるエストロゲンに類似した構造をしており、エストロゲン受容体に結合して弱い女性ホルモン様作用を示す。エストロゲン受容体への結合能は、エストロゲンの1/10,000～1/1,000と報告されている。生体内でエストロゲンが存在する場合にはアンタゴニストとして、エストロゲンが欠乏した状態ではアゴニストとして働くと考えられている。イソフラボンの作用機序としてはエストロゲン様作用、抗エストロゲン作用のほか、チロシンキナーゼ阻害作用等が報告されている。

（1）骨の健康における大豆イソフラボンの有用性

1）骨の健康と生活習慣

女性の骨量は20歳前後で最大に達し、40歳ごろまでは一定である。その後低下しはじめ、閉経を迎える50歳前後で急激に低下する。さらに70歳を過ぎると

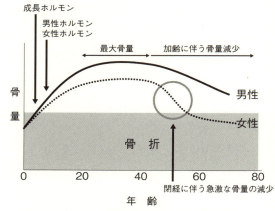

図15-5　年齢と骨量の変化の関係

骨量は緩やかに減少する（図15-5）。アメリカ国立衛生研究所（NIH）は，骨強度が低下し，骨折のリスクが増大しやすくなる骨格疾患を骨粗鬆症と定義している。骨強度は，70％が骨密度により，30％が骨質により決定される。骨密度は骨に沈着しているミネラルの量を，骨質は骨の微細構造，骨代謝回転，微小骨折，石灰化の度合いおよび骨基質タンパク質であるコラーゲンの質などで決定される。これらの因子が骨強度を決定し，骨折の発生に影響する。骨粗鬆症は，遺伝素因ばかりでなく食生活や運動，ライフスタイルといった生活習慣因子にも影響を受けることから，生活習慣病のひとつといえる。骨粗鬆症の予防には，生涯を通じて食習慣，運動習慣およびビタミンDの皮膚での合成を促す日光浴が効果的である。

２）大豆イソフラボンの疫学研究

アジア地域の女性は欧米の女性に比べ大腿骨頸部骨折の発症率が低いが，その理由のひとつとして大豆製品の摂取量の違いがあげられる。欧米人女性においては，大豆の摂取量が少ないこともあり，大豆食品と骨密度や骨折との関連を調査した観察研究は少ない。一方，アジアの国々ではいくつかのコホート研究およびメタ解析が実施されている。日本の研究では，20～79歳の健常女性944名を対象に，食事と骨密度との関連について3年間の追跡調査を行ったと

ころ，閉経後女性においては，納豆の習慣的な摂取と大腿骨頸部および1/3橈骨骨密度との間に有意な相関が認められた[15]。特に，大腿骨頸部においてはすべての交絡因子で補正しても有意な相関が認められた。納豆にはカルシウムが多く含まれるうえ，大豆イソフラボン，ビタミンK_2やカルシウム吸収を促進するポリグルタミン酸等，骨の健康維持に有用な機能性成分が豊富に含まれているためと考えられる。

香港で行われた30～40歳の閉経前女性を対象とした3年間の観察研究では，大豆および大豆イソフラボンの摂取量と腰椎骨密度との間に有意な相関が認められた[16]。

韓国ソウル在住の20～27歳の若年成人34名を対象とした2年間の追跡研究では，24時間思い出し法により大豆食品の摂取を評価し，大腿骨頸部，大腿骨ワーズ三角部の骨密度の増加率との相関を評価したところ，両者は正の相関を示した[17]。また，24,403名の閉経後女性を対象に上海で実施された前向きコホート研究（Shanghai Women's Study）では，大豆タンパク質の摂取量により5分位に分けて骨折のリスクとの関連について4.5年間追跡調査したところ，大豆タンパク質を4.98 g/日以上摂取（大豆イソフラボンの摂取量は21.68 mg/日以上）することで骨折リスクが有意に低下することが示された[18]。また，中国系シンガポール人男女63,154名（45～74歳）を対象として実施された前向きコホート研究では，5年以上追跡した女性において，食事頻度調査による大豆食品の摂取量と骨折発症率が負の相関を示した[19]。大豆食品としては，豆腐，揚げ豆腐，乾燥豆腐，テンペ等であり，豆腐に換算すると49.4～145 g/日，大豆タンパク質としては2.7～7.6 g/日，大豆イソフラボンとしては5.8～15.4 mg/1,000 kcal/日を含んでいた。

これらの研究より，アジアに在住する人々においては，大豆あるいは大豆イソフラボンの習慣的な摂取と骨密度は正の相関を示すとともに，骨折率の低下，骨折予防との関連が示唆される。

3）大豆イソフラボンの介入研究

これまでに実施された骨に対する大豆イソフラボンの効果を評価した介入研

究を表15-1に示した[20]。閉経後女性の骨に対する大豆タンパク質または大豆イソフラボンの無作為割付比較試験（RCT）は数多く実施されているが，その条件は表15-1に示すようにさまざまである。特に骨密度の変化を指標にした介入試験は，閉経後年数，年齢，食事内容，その他生活習慣によって大きく影響を受ける。閉経後年数に着目した場合，健常女性を対象としたこれまでの介入研究では，閉経後5年以内に50～100 mg/日のイソフラボンアグリコンまたはこれを含む大豆タンパク質を6カ月～1年間介入した場合にイソフラボンの骨代謝への有用性が認められている。一方，閉経後10年を過ぎた65歳以上の欧米人を対象とした大豆タンパク質の介入試験では，有用性が認められない（表15-1-6）。また，イソフラボン（80～300 mg/日）と同時に，カルシウムとビタミンDを2～3年間介入した報告では，骨密度に対する影響は認められなかった。特に2009年以降に実施された介入試験（表15-1-11～13，15～17）では，対照群，介入群ともにカルシウム（500～1,000 mg）とビタミンD（200～600 IU/日）を同時に介入している[21]。欧米では，ホルモン補充療法を実施する場合，女性ホルモンとともにカルシウムとビタミンDも同時に投与されることから，大豆イソフラボンの介入試験においても類似の試験デザインが多いのかもしれない。一方，アジアにおける観察研究で大豆の摂取と骨密度に関連が認められるのは，欧米に比較してカルシウムおよびビタミンDの摂取量が低いことが要因のひとつと考えられる。実際にLevisらの報告（表15-1-16）では，全体の解析ではイソフラボンの有用性は認められないが，ビタミンDの栄養状態の指標である血中25(OH)D濃度の低い者の層別解析において，血中濃度が20 ng/mL以下の対象者でイソフラボンの骨に対する有用性が認められている（図15-6）[21]。イソフラボンの介入研究で十分量のカルシウムとビタミンDを同時介入する試験デザインは，イソフラボンの骨密度に対する作用を評価する場合には，適当ではないとも考えられる。

閉経後日本人女性を対象としたイソフラボンの介入研究では，大豆イソフラボン摂取（食事由来と合計してイソフラボン混合物75 mg/日）と週3回（1回45分）のウオーキングの1年間の併用により，大腿骨頸部の骨量減少が若干であ

第15章 大豆イソフラボンの有用性と安全性

表15-1 閉経後女性を対象としたイソフラボン介入試験

番号	文献	国	被験者特性	摂取源(イソフラボンアグリコン当量mg/日)	期間	カルシウム・ビタミンD補給の有無	結果
1	Am J Clin Nutr 1998；68：1375S	アメリカ	閉経後(61歳)	大豆タンパク質40g (54mg/日)	6カ月	なし	腰椎骨塩量および骨密度増加
2	Am J Clin Nutr 2000；72：844	アメリカ	閉経後(51歳)	大豆タンパク質 (80mg/日)	6カ月	Ca160mg	腰椎骨塩量および骨密度低下を抑制
3	J Bone Miner Res 2002；17：1904	イタリア	閉経後(52歳)	イソフラボンアグリコン (45mg/日)	1年	なし	大腿骨、腰椎骨密度増加
4	J Clin Endocrinol Metab 2003；88：4740	香港	閉経後(54歳)	イソフラボンアグリコン (80mg/日)	1年	Ca500mg VD125IU	大腿骨近位部骨塩量の低下を抑制，骨密度変化なし
5	Am J Clin Nutr 2004；79：326	イギリス	閉経後(55歳)	イソフラボンアグリコン (43.5mg/日)	1年	なし	腰椎骨塩量および骨密度低下を抑制
6	JAMA 2004；292：65	オランダ	閉経後(67歳)	大豆タンパク質25.6g (99mg/日)	1年	なし	変化なし
7	Metabolism 2006；55：423	日本	閉経後(54歳)エクオール産生に着目	イソフラボン配糖体 (47mg/日)	6カ月	なし	エクオール産生者で大腿骨近位部骨密度低下を抑制
8	J Bone Miner Res 2006；21：780	日本	閉経後(54歳)	イソフラボン配糖体 (47mg/日)	1年	なし	大腿骨近位部ワーズ三角部骨密度低下を抑制
9	Menopause 2007；14：866	日本	閉経後(54歳)エクオール産生に着目	イソフラボン配糖体 (47mg/日)	1年	なし	エクオール産生者で大腿骨近位部およびイントートロカンター骨密度低下を抑制
10	Am J Clin Nutr 2008；87：761	オランダとフランス	閉経後女性(53歳)エクオール産生に着目	イソフラボン強化食品 (110mg/日)	1年	なし	変化なし
11	Menopause 2009；16：320	アメリカ	閉経後(54歳)	大豆タンパク質25g (90mg/日)	2年	Ca摂取量が1,500～1,700mg/日になるようにCaを補給	変化なし
12	Am J Clin Nutr 2009；90：234	アメリカ	閉経後(73歳)	大豆タンパク質18g+イソフラボン(105mg/日)	1年	Ca摂取量が1,200mg以下の場合はCa315mg VD200IU補給	変化なし
13	Am J Clin Nutr 2010；91：218	アメリカ	閉経後(55歳)	イソフラボンアグリコン (80, 120mg/日)	3年	Ca500mg VD600IU	大腿骨頭部で緩徐な効果
14	Menopause 2011；18：563	日本	閉経後(55歳)	大豆発酵食品(s-エクオール10mg含む)	1年	なし	尿中骨吸収マーカー低下
15	J Clin Densitom 2011；14：47	アメリカ	閉経後(54歳)	イソフラボンアグリコン (80mg/日)	3年	Ca500mg VD600IU	大腿骨骨幹部で緩徐な効果
16	Arch Intern Med 2011；171：1363	アメリカ	閉経後(52歳)	イソフラボンアグリコン (200mg/日)	2年	Ca500～1,000mg VD200～400IU	変化なし
17	Osteoporosis Int 2012；23：1571	台湾	閉経後(55歳)	イソフラボンアグリコン (300mg/日)	2年	Ca600mg VD125IU	変化なし

(文献20より一部改変)

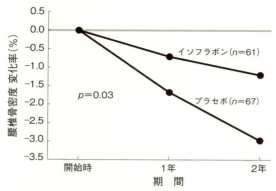

図15-6 イソフラボン介入試験において血中ビタミンDが20ng/mL以下の被験者の腰椎骨密度変化率(%)
(文献21より改変)

Study or Subgroup	Isoflavone Mean	SD	Total	Control Mean	SD	Total	Weight	Mean Difference IV, Random, 95%CI
Brink 2008 (27wk)	-0.72	2.71	118	-0.46	2.71	119	10.0%	-0.26 [-0.95, 0.43]
Brink 2008 (53wk)	-1.04	2.71	118	-1.1	2.75	119	0.0%	0.06 [-0.64, 0.76]
Chen 2003	-0.79	2.36	117	-0.79	2.56	58	10.0%	0.00 [-0.79, 0.79]
Dong 2008	-0.38	0.88	26	-0.43	0.88	26	10.2%	0.05 [-0.43, 0.53]
Gao 2006	2.24	1.01	30	-0.61	1.03	10	10.0%	2.85 [2.12, 3.58]
Harkness 2004	3.4	3.59	10	-1.13	3.4	9	6.9%	4.53 [1.39, 7.67]
Huang 2006	1.18	3.73	30	-1.92	3.92	12	7.7%	3.10 [0.51, 5.69]
Marini 2007 (1y)	2.85	9.38	198	-3.23	22.32	191	6.5%	6.08 [2.66, 9.50]
Marini 2007 (2y)	5.82	10.23	198	-6.33	9.69	191	0.0%	12.15 [10.17, 14.13]
Morabito 2002	3	2	30	-1.6	0.3	30	10.0%	4.60 [3.88, 5.32]
Wu 2006 (6mo)	-0.73	2.44	33	-0.27	2.64	33	9.6%	-0.46 [-1.69, 0.77]
Wu 2006 (12mo)	-1.6	2.79	33	-0.94	2.74	33	0.0%	-0.66 [-1.99, 0.67]
Xin 2006	6.6	2.14	38	0.41	2.64	38	9.7%	6.19 [5.11, 7.27]
Ye 2006	0.14	3.04	54	-1.42	3.22	30	9.4%	1.56 [0.15, 2.97]
Total (95%CI)			684			556	100.0%	2.38 [0.93, 3.83]

Heterogeneity: Tau^2=5.35; Chi^2=251.86, df=10 (p<0.00001); I^2=96%
Test for overall effect: Z=3.21 (p=0.001)

図15-7 大豆イソフラボンの腰椎骨密度に対する効果(%)
WMD:群間の加重平均差は,プラセボ群とイソフラボン群の骨密度の変化率の差で表した;ランダム効果モデル。垂直線は95%CI区間。■,予想される効果(サイズは荷重を示す);◆,統合結果(%)。
(文献23より改変)

るが抑制された[22]。観察研究および介入研究の結果より,アジア地域に在住する人々においては,栄養バランスのとれた食事を基本として,大豆食品の習慣的な摂取は骨の健康維持に有用であることが示唆される。

第15章　大豆イソフラボンの有用性と安全性　239

4）大豆イソフラボンのメタ解析

イソフラボンサプリメントの介入試験をメタ解析した報告（2011年10月時点）では，閉経期女性において，アグリコン当量で82 mg（47～150 mg）のイソフラボンを6カ月から1年間摂取することで，腰椎骨密度が22.25 mg/cm^2（95% CI：7.62, 32.89：$p=0.002$），または2.38%（95%CI：0.93, 3.83：$p=0.001$）増加することが示された[23]（図15-7）。一方，白人閉経後女性を対象としたイソフラボンの介入試験のメタ解析（2010年2月時点）では，骨密度への影響は認められなかった[24]。この報告では，イソフラボンの代謝産物であるエクオール産生との関連やゲニステイン単独の効果についても検討する必要があると考察されている。

5）大豆イソフラボン代謝産物エクオールの有用性

近年，大豆イソフラボンの生体への影響が，ダイゼインの代謝産物であるエクオールの産生能に関連する可能性が報告されている。エクオールの骨への作用については，閉経後骨粗鬆症モデル動物および閉経後女性を対象に評価されている。著者らが実施した閉経後女性を対象とした12カ月間の介入研究では，10 mg/日エクオール含有大豆発酵食品の摂取により，尿中の骨吸収マーカーであるデオキシピリジノリンが低下すること，試験終了後1カ月でベースラインに戻ることが確認された[25]（図15-8）。また，イソフラボンを摂取している閉経後女性において，エクオール産生者は，非産生者に比べて閉経後の骨量減少が緩徐であることも報告されている[23]。これらの結果から，大豆イソフラボンのなかでもダイゼインの有用性は，個体の「エクオール産生能（腸内細菌叢）」に影響される可能性が示唆される。

エクオール産生は，疫学研究において，食物繊維，緑茶，魚油および炭水化物の摂取量に相関することが報告されている。実際，骨粗鬆症モデル動物を用いて検討した試験では，レジスタントスターチ，ポリデキストロースなどの水溶性食物繊維はダイゼインからのエクオール産生を亢進し，骨量減少に対しても，ダイゼイン単独に比べて有意に抑制効果を示すことが確認された[26]。

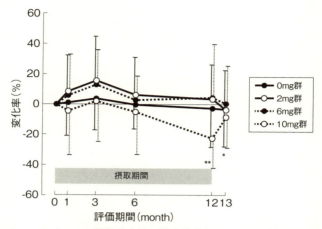

図15-8　エクオールの閉経後女性の尿中骨吸収マーカーに対する影響（%）
＊：反復測定（エクオール10 mg群），0カ月 vs.12カ月，$p=0.001$。
＊＊：ANCOVA，12カ月目（$p=0.001$），EQ 0 mg群 vs.10 mg群，$p=0.020$。

（文献25より改変）

（2）脂質代謝異常改善効果

　脂質代謝異常と大豆の摂取との関連について，38の介入研究をメタ解析した結果では，大豆摂取群では対照群に比べてLDLコレステロールが12.9 %，中性脂肪が10.5 %低値を示した[27]。大豆タンパク質は，コレステロールの吸収抑制および胆汁酸の排泄促進により血中のコレステロールを低下させ，脂質代謝異常を改善する。一方，Takuらはメタ解析により，大豆イソフラボンと大豆タンパク質を同時に摂取した場合，両者は脂質代謝に対して共同的または相加的に改善効果を示すと報告している（図15-9）[28]。大豆イソフラボンについては，肝臓のLDLレセプターを増加させることで，血中のLDLコレステロールを低下させるという報告がある。多くの報告から，1日当たりおよそ10〜22 gの大豆タンパク質（50〜110 mg大豆イソフラボン含有）の摂取が，脂質代謝異常の改善に有用であることが示唆される。

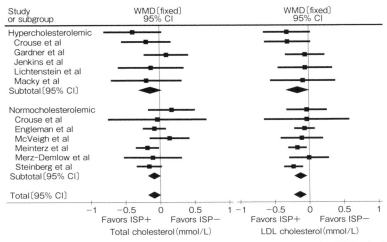

図15-9 大豆タンパク質中のイソフラボンがヒトの血中脂質に及ぼす影響:無作為化割付比較試験(11報)のメタ分析

イソフラボンが豊富な大豆タンパク質(ISP+)と除去した大豆タンパク質(ISP-)を摂取させた群間のエンドポイントにおける総コレステロール(Total cholesterol)とLDLコレステロール(LDL cholesterol)の加重平均差(WMD)〔固定効果モデル(fixed)による解析〕。水平線は95%信頼区間(CI),■は各研究の効果(正方形の大きさは加重因子に相当),◆はプールした治療効果を示す。 　　　　　　　　　　　(文献28より改変)

(3) 虚血性心疾患

日本における一般住民を対象としたコホート研究では,大豆食品を週に5回以上摂取するグループは,週に0～2回摂取のグループに比べて虚血性心疾患のリスクが女性で0.55倍,虚血性心疾患と脳梗塞両方のリスクは0.31倍低いことが報告されている[29]。この時,大豆イソフラボンの摂取量との関連では,26.4 mg/日以上のイソフラボン摂取により有意な低下が認められた(図15-10)。また,WHO-CARDIAC Studyにおいて,24時間尿中大豆イソフラボン排泄量と虚血性心疾患による年齢調整死亡率が負の相関を示すことが明らかにされている[30]。大豆の摂取と循環器病に関する疫学研究は,欧米では摂取量が少ないこともあり,関連はみられない。

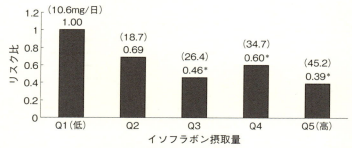

図15-10 イソフラボンの摂取量と脳梗塞・心筋梗塞のリスク比(イソフラボン摂取量)
(文献29より改変)

(4) 血　圧

　大豆イソフラボンと血圧との関連では，14報の並行群間またはクロスオーバー無作為化比較試験を評価したメタ解析において，1日当たり25〜375 mg（中央値80 mg：アグリコンとして）の大豆イソフラボン抽出物を2〜24週間摂取した場合，血圧正常者または境界高値者において，プラセボに比べ，収縮期血圧が有意に1.92 mmHg低下したが，量反応関係はみられなかった[31]。他方，拡張期血圧には影響がなかった。大豆イソフラボンの収縮期血圧低下作用のメカニズムとしては，一酸化窒素（NO）の産生促進によるものとエストロゲン様作用によるものがあげられる。

(5) 糖 尿 病

　糖尿病患者を対象とした大豆タンパク質，大豆イソフラボンなどの大豆関連成分を含む食品の無作為抽出比較試験を対象としたメタ解析では，血糖値，インスリン，HbA1c値の改善には効果がなかった[32]。

(6) 乳がんおよび前立腺がん

　疫学調査の結果から，乳がんや前立腺がんといったホルモン依存性のがんには地域差が認められる。すなわち，両者の罹患率は欧米で高く，アジア地域で

低いのが特徴である。一方，近年では乳がんと前立腺がんの罹患率は急速に上昇しており，食生活の欧米化がひとつの理由であることが示唆されている。なかでも大豆食品の摂取がこれらのがんの発症リスクを低下させる重要な因子である可能性が示唆されている。

閉経期女性の乳がんの罹患率と大豆イソフラボン摂取量との関連を調査した35報告のメタ解析において，アジアの国々の閉経前および閉経後女性では，イソフラボンの摂取により乳がんの罹患率が低いことが示された（オッズ比0.59）。一方，欧米女性においては，イソフラボンの有用性は認められなかった[33]。

ごく最近の日本人女性における大豆食品の摂取と乳がん発症リスクとの関連を評価した5報のコホート研究および6報のケースコントロール研究のシステマティックレビューでは，2報のコホート研究において，大豆食品あるいは大豆イソフラボンの摂取と乳がん発症リスクの低減効果は，それぞれ中等度，あるいは強い（相対リスク<0.5）関連があることが示された[34]。また，2報のケースコントロール研究では，大豆食品の摂取と乳がん発症リスクに負の相関が認められた。前者では閉経前および閉経後女性において，後者では閉経後女性において関連が認められた。これらの結果は，大豆および大豆イソフラボン摂取が乳がん発症リスクを低減させる可能性を示唆するものである。前立腺がんについても，大豆イソフラボンの摂取量ならびにエクオール産生能と罹患率との関連が報告されている[35]。

（7）更年期症状

大豆イソフラボンサプリメントの摂取とほてりとの関連を調べた17報のメタ解析では，54 mg/日（アグリコン換算）のイソフラボンを6週〜12カ月摂取することにより，ほてりの頻度が20.6％，症状が26.2％対照群に比べて減少あるいは緩和することが示されている[36]。

7. 大豆イソフラボンの安全性

(1) 食品安全委員会における安全性評価

　大豆イソフラボンは通常の食事において大豆製品から摂取するほか，特定保健用食品やいわゆる健康食品から摂取する機会がある。現在，大豆イソフラボンは「骨の健康が気になる方」のための特定保健用食品の関与成分として許可されており，これらの特保は，大豆イソフラボンが配糖体として40 mg（アグリコン換算26 mg）を含む豆乳や清涼飲料である[37]。

　一方，平成16（2004）年，大豆イソフラボンアグリコンを関与成分とする錠剤の形態をした食品が特定保健用食品として申請された。錠剤やカプセル型の食品は，イソフラボンを濃縮したり強化していることから過剰摂取の可能性があること，またイソフラボンを濃縮したり，強化した食品は食経験がないことから安全性が懸念された。そこで内閣府食品安全委員会は，大豆イソフラボンを含む特定保健用食品について安全性の評価を行い，平成18（2006）年5月，報告書をまとめた（図15-11）。その結果，第一に特定保健用食品から日常の食事に上乗せして摂取する場合のイソフラボンアグリコンの上限値を30 mg/日とするとした[38]。これは閉経前女性が1日に57 mgのイソフラボンアグリコンを2月経周期摂取した結果，血中エストロゲン濃度が低下傾向を示し，月経周期が数日延長すること[39]を基に設定された。第二に，日常の食生活で摂取するイソフラボンアグリコンの安全な一日摂取目安量の上限値は70～75 mgとされた。これは，イタリア人女性が150 mg/日のイソフラボンタブレットを5年間継続摂取したところ，3％に子宮内膜の肥厚が認められたことに起因している[40]。ただしこの値は，この量を毎日欠かさず長期間摂取した場合の平均値としての上限値であり，大豆食品からのイソフラボンの摂取がこの量を超えることにより，ただちに健康被害に結びつくものではない。なお，当該報告では対照群は設けられていない。第三に，妊婦，乳幼児および小児は特定保健用食品

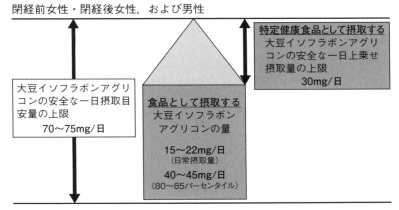

図15-11　大豆イソフラボンの安全な一日摂取目安量
（文献38食品安全委員会HPより）

から大豆イソフラボンを摂取することは推奨しないとされた。一方，ホルモン依存性のがんの既往歴がある場合やホルモン剤による治療を受けている場合もサプリメントからのイソフラボンの摂取は控えるべきであろう。なお，フランスでは安全なイソフラボンアグリコンの摂取量は 1 mg/kg体重/日，イタリアでは80 mg/日と設定されている。

（2）エクオールの安全性評価

　食品安全委員会の大豆イソフラボンの安全性評価において，ダイゼインの代謝産物であるエクオールの安全性について今後さらに科学的根拠を蓄積する必要があるとされた。著者らは，閉経後骨粗鬆症モデル動物において，エクオール摂取が子宮重量に影響することなく骨量減少を抑制することを明らかにしたことから，閉経後女性を対象に，2～10 mg/日のエクオールを含む大豆発酵食品の介入試験を実施した。骨への作用は前述したとおりであるが，血中エストロゲン，卵胞ホルモン（FSH）（表15-2），テストステロン，甲状腺ホルモン（T_3，T_4），甲状腺ホルモン刺激ホルモン（TSH）濃度への影響は認められなかった（表15-3）[25]。また，その他，特筆すべき健康影響は認められなかった。

表15-2　エクオール含有食品介入試験における血中性ホルモン濃度

エクオール摂取/日	0mg (n=21)	2mg (n=25)	6mg (n=23)	10mg (n=24)	ANCOVA
エストラジオール(pg/mL)	すべて基準値（21(pg/mL)以下）の範囲内				
ベースライン	11.9(6.6)	11.0(1.7)	12.1(6.8)	12.3(5.8)	NS
3カ月後	11.7(7.0)	11.2(1.9)	10.6(2.0)	13.3(6.9)	NS
6カ月後	12.0(7.2)	11.6(5.1)	10.1(0.4)	11.9(7.0)	NS
12カ月後	11.1(3.5)	10.2(0.5)	11.0(4.6)	10.5(1.3)	NS
0〜12カ月間変化率(%)	2.45(34.82)	-5.76(11.33)	2.25(50.72)	-7.09(19.60)	NS
事後検診	11.0(4.6)	15.6(25.7)	10.0(0.4)	10.3(1.0)	NS
12カ月後-事後検診変化率(%)	0.64(28.36)	54.47(257.73)	-2.99(14.34)	-1.47(7.05)	NS
FSH(mIU/mL)	すべて基準値（157.79(mIU/mL)以下）の範囲内				
ベースライン	61.9(20.0)	68.5(25.1)	66.1(21.5)	66.1(18.8)	NS
3カ月後	71.4(19.3)	72.3(25.1)	74.1(21.5)	69.1(19.7)	NS
6カ月後	66.9(15.8)	70.3(26.2)	72.7(21.8)	72.1(29.1)	NS
12カ月後	66.1(16.8)	68.9(24.2)	71.8(19.4)	68.5(22.0)	NS
0〜12カ月間変化率(%)	16.72(52.88)	0.72(8.81)	19.69(66.92)	3.09(14.60)	NS
事後検診	67.2(17.5)	69.82(25.6)	73.4(20.6)	70.6(24.0)	NS
12カ月後-事後検診変化率(%)	1.91(9.37)	1.76(12.97)	2.39(11.22)	2.85(7.94)	NS

（文献25より改変）

さらに，日常的に大豆を摂取しているエクオール産生者の24時間蓄積尿中のエクオール排泄量を測定したところ，50パーセンタイル値が3.0 mg/日，90パーセンタイル値が28.9 mg/日であった（図15-12）。著者らが実施したエクオール含有食品の介入試験における24時間尿中排泄量は10 mg/日以下であったことから，1日当たり10 mgのエクオール含有食品の摂取は，日常的に大豆を摂取しているエクオール産生者の生理的範囲内に収まっていることが明らかになった[41]。

第15章 大豆イソフラボンの有用性と安全性 247

表15-3 エクオール含有食品介入試験における血中甲状腺ホルモン濃度

エクオール摂取/日	0mg ($n=21$)	2mg ($n=25$)	6mg ($n=23$)	10mg ($n=24$)	ANCOVA
トリヨードサイロニン(T_3)(pg/mL)		すべて基準値（2.30-4.30(pg/mL)）の範囲内			
ベースライン	2.91(0.39)	3.09(0.35)	2.92(0.30)	2.97(0.24)	NS
3カ月後	2.92(0.38)	3.10(0.35)	3.00(0.26)	2.97(0.20)	NS
6カ月後	3.01(0.39)	3.09(0.41)	3.00(0.29)	3.07(0.28)	NS
12カ月後	2.91(0.48)	2.96(0.38)	2.84(0.29)	2.87(0.30)	NS
0～12カ月間変化率(%)	1.60(21.13)	-4.14(9.15)	-1.89(10.14)	-2.81(10.03)	NS
事後検診	3.04(1.11)	3.04(0.47)	2.85(0.28)	2.93(0.47)	NS
12カ月後-事後検診変化率(%)	2.70(16.43)	2.69(7.74)	0.21(7.32)	2.37(14.47)	NS
サイロキシン(T_4)(ng/dL)		すべて基準値（0.90-1.70(ng/dL)）の範囲内			
ベースライン	1.17(0.12)	1.22(0.13)	1.21(0.13)	1.20(0.15)	NS
3カ月後	1.17(0.11)	1.23(0.12)	1.23(0.14)	1.19(0.16)	NS
6カ月後	1.18(0.11)	1.20(0.11)	1.20(0.13)	1.20(0.15)	NS
12カ月後	1.23(0.25)	1.23(0.15)	1.23(0.14)	1.22(0.18)	NS
0～12カ月間変化率(%)	6.06(21.56)	0.57(8.33)	2.38(97.87)	2.35(7.46)	NS
事後検診	1.22(0.56)	1.19(0.16)	1.20(0.13)	1.21(0.28)	NS
12カ月後-事後検診変化率(%)	-3.10(16.95)	-2.82(8.82)	-2.69(6.46)	-0.78(15.91)	NS

（文献25より改変）

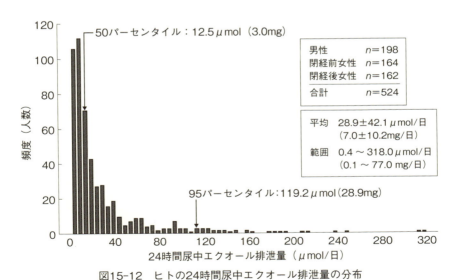

図15-12 ヒトの24時間尿中エクオール排泄量の分布

（文献41より改変）

（3）大豆調製粉乳の安全性

　乳アレルギーの問題から，母乳や牛乳の代替として，大豆調製粉乳が利用されている。大豆調製粉乳からの大豆イソフラボン摂取量は，5～12 mg/kg体重/日であることから，乳児に対する健康影響が議論されてきたが，これまでの報告ではヒトの成長，成熟，将来のアレルギーの有無に対して影響はないことが示されている[42]。

　大豆は古来より食経験があり，近年では生活習慣病の予防に有用な食材として利用されている。大豆イソフラボンは日常の食生活において大豆食品から摂取する限りでは安全性に問題はないと考えられる。大豆イソフラボンを含む特定保健用食品は，本来，閉経後女性の骨の健康を維持する目的で製品化された食品である。食品の生体に対する調節機能の活用は，利用者のライフステージや食生活習慣等に応じて行うことが最も適切であると考えられる。

8．おわりに

　昨今，和食がユネスコ無形文化遺産に指定されてから，和食に特徴的な食材である大豆に対する関心がいっそう高まっている。近年，大豆および大豆イソフラボンの摂取と健康との関連が評価されており，大豆の有用性が明らかにされてきた。今後は大豆摂取の有用性に関する検証がさらに進むものと考えられる。その際，評価する大豆食品中のイソフラボン組成や対象者のエクオール産生能等にも配慮する必要があると考えられる。

文　献

1 ）Toda T., Tamura J. and Okuhira T.：Isoflavone content in commercial soybean foods. FFI J, 1997；172；83-89.
2 ）石見佳子，高野　史，山内　淳・他：「健康食品」中の大豆イソフラボンの定量と表示に関する調査研究．栄養学雑誌，2009；67；49-57.
3 ）Yanaka K., Takebayashi J., Matsumoto T. et al.：Determination of 15 isoflavone

isomers in soy foods and supplements by high-performance liquid chromatography. J Agric Food Chem, 2012 ; 60 ; 4012－4016.
4) Arai Y., Uehara M., Sato Y. et al.：Comparison of isoflavones among dietary intake, plasma concentration and urinary excretion for accurate estimation of phytoestrogen intake. J Epidemiol, 2000 ; 10 ; 127－135.
5) 内閣府食品安全委員会：「大豆イソフラボンを含む特定保健用食品の安全性評価の基本的な考え方」(http://www.fsc.go.jp/iken-bosyu/pc_isoflavone180309_4.pdf)
6) Franke A.A., Custer L.J. and Hundahl S.A.：Determination for urinary and plasma isofalvones in human after soy intake. Nutr Cancer, 2004 ; 50 ; 141－145.
7) King R.A. and Bursill D.B.：Plasma and urinary kinetics of the isoflavones daidzein and genistein after a single soy meal in humans. Am J Clin Nutr, 1998 ; 67 ; 867－872.
8) 内山成人：更年期症状の予防・改善が期待される大豆由来の新規成分「エクオール」について．更年期と加齢のヘルスケア，2008；7；26－31.
9) Izumi T., Piskula M.K., Osawa S. et al.：Soy isoflavone aglycones are absorbed faster and in higher amounts than their glucosides in humans. J Nutr, 2000 ; 130 ; 1695－1699.
10) de Pascual-Teresa S., Hallund J., Talbot D. et al.：Absorption of isoflavones in humans：effects of food matrix and processing. J Nutr Biochem, 2006 ; 17 ; 257－264.
11) Nielsen I.L. and Williamson G.：Review of the factors affecting bioavailability of soy isoflavones in humans. Nutr Cancer, 2007 ; 57 ; 1－10.
12) Yerramsetty V., Gallaher D.D., Ismail B.：Malonylglucoside Conjugates of Isoflavones Are Much Less Bioavailable Compared with Unconjugated β-Glucosidic Forms in Rats. J Nutr, 2014 ; 144 ; 631－637.
13) Faughnan M.S., Hawdon A., Ah-Singh E. et al.：Urinary isoflavone kinetics：the effect of age, gender, food matrix and chemical composition. Br J Nutr, 2004 ; 91 ; 567－574.
14) Toda T., Sakamoto A., Takayanagi T. et al.：Changes in isoflavone compositions of soybean foods during cooking process. Food Sci Technol Res, 2000 ; 6 ; 314－319.
15) Ikeda Y., Iki M., Morita A. et al.：Intake of fermented soybeans, natto, is associated with reduced bone loss in postmenopausal women：Japanese Population-Based Osteoporosis (JPOS) Study. J Nutr, 2006 ; 136 ; 1323－1328.
16) Ho S.C., Chan S.G., Yi Q. et al.：Soy intake and the maintenance of peak bone

mass in Hong Kong Chinese women. J Bone Miner Res, 2001 ; 16 ; 1363-1369.
17) Song Y., Paik H.Y. and Joung H. : Soybean and soy isoflavone intake indicate a positive change in bone mineral density for 2 years in young Korean women. Nutr Res, 2008 ; 28 ; 25-30.
18) Zhang X., Shu X.-O., Li H. et al. : Prospective cohort study of soy food consumption and risk of bone fracture among postmenopausal women. Arch Intern Med, 2005 ; 165 ; 1890-1895.
19) Koh W.P., Wu A.H., Ang L.W. et al. : Gender-specific associations between soy and risk of hip fracture in the Singapore Chinese Health Study. Am J Epidemiol, 2009 ; 170 ; 901-909.
20) Uehara M. : Isoflavone metabolism and bone-sparing effects of daidzein-metabolites. J Clin Biochem Nutr, 2013 ; 52 ; 193-201.
21) Levis S., Strickman-Stein N., Ganjei-Azar P. et al. : Doerge DR, Krischer J. Soy isoflavones in the prevention of menopausal bone loss and menopausal symptoms : a randomized, double-blind trial. Arch Intern Med, 2011 ; 171 ; 1363-1369.
22) Wu J., Oka J., Tabata I. et al. : Effects of isoflavone and exercise on BMD and fat mass in postmenopausal Japanese women : a 1-year randomized placebo-controlled trial. J Bone Miner Res, 2006 ; 21 ; 780-789.
23) Taku K., Melby M.K., Takebayashi J. et al. : Effect of soy isoflavone extract supplements on bone mineral density in menopausal women : meta-analysis of randomized controlled trials. Asia Pac J Clin Nutr, 2010 ; 19 ; 33-42.
24) Ricci E., Cipriani S., Chiaffarino F. et al. : Soy isoflavones and bone mineral density in perimenopausal and postmenopausal Western women : a systematic review and meta-analysis of randomized controlled trials. J Womens Health, 2010 ; 19 ; 1609-1617.
25) Tousen Y., Ezaki J., Fujii Y. et al. : Natural S-equol decreases bone resorption in postmenopausal, non-equol-producing Japanese women : a pilot randomized, placebo-controlled trial. Menopause, 2011 ; 18 ; 563-574.
26) Tousen Y., Uehara M., Kruger M.C. et al. : Effects of dietary fibre and tea catechin, ingredients of the Japanese diet, on equol production and bone mineral density in isoflavone-treated ovariectomised mice. J Nutr Sci, 2012 ; 1 ; e13.
27) Anderson J.W., Johnstone B.M. and Cook-Newell M.E. : Meta-analysis of the effects of soy protein intake on serum lipids. N Eng J Med, 1995 ; 333 ; 276-282.
28) Taku K., Umegaki K., Sato Y. et al. : Soy isoflavones lower serum total and

LDL cholesterol in humans : a meta-analysis of 11 randomized controlled trials. Am J Clin Nutr, 2007 ; 85 ; 1148－1156.
29) Kokubo Y., Iso H., Ishihara J. et al. : JPHC Study Group. Association of dietary intake of soy, beans, and isoflavones with risk of cerebral and myocardial infarctions in Japanese populations : the Japan Public Health Center-based (JPHC) study cohort I. Circulation, 2007 ; 116 ; 2553－2562.
30) Yamori Y. : Food factors for atherosclerosis prevention : Asian perspective derived from analyses of worldwide dietary biomarkers. Exp Clin Cardiol, 2006 ; 11 ; 94－98.
31) Taku K., Lin N., Cai D. et al. : Effects of soy isoflavone extract supplements on blood pressure in adult humans : systematic review and meta-analysis of randomized placebo-controlled trials. J Hypertens, 2010 ; 28 ; 1971－1982.
32) Yang B., Chen Y., Xu T. et al. : Systematic review and meta-analysis of soy products consumption in patients with type 2 diabetes mellitus. Asia Pac J Clin Nutr, 2011 ; 20 ; 593－602.
33) Chen M., Rao Y., Zheng Y. et al. : Association between soy isoflavone intake and breast cancer risk for pre- and post-menopausal women : a meta-analysis of epidemiological studies. PLOS ONE, 2014 ; 9 ; e89288.
34) Nagata C., Mizoue T., Tanaka K. et al. : Meat consumption and colorectal cancer risk : an evaluation based on a systematic review of epidemiologic evidence among the Japanese population. Jpn J Clin Oncol, 2014 ; 44 ; 282－295.
35) 麻生武志，内山茂人：ウイメンズヘルスケアにおけるサプリメント：大豆イソフラボン代謝産物エクオールの役割．日本女性医学会雑誌，2012；20；313－332.
36) Taku K., Melby M.K., Kronenberg F. et al. : Extracted or synthesized soybean isoflavones reduce menopausal hot flash frequency and severity : systematic review and meta-analysis of randomized controlled trials. Menopause, 2012 ; 19 ; 776－790.
37) 寺本貴則，坂本朱子，戸田登志也・他：大豆イソフラボン含有飲料の摂取が尿中骨吸収マーカー量に及ぼす影響．健康・栄養食品研究，2000；3；53－62.
38) 内閣府食品安全委員会：(http://www.fsc.go.jp/hyouka/hy/hy-singi-isoflavone_kihon.pdf) 2006.
39) Nagata C., Takatsuka N., Inaba S. et al. : Effect of soymilk consumption on serum estrogen concentrations in premenopausal Japanese women. J Natl Cancer Inst, 1998 ; 90 ; 1830－1835.
40) Unfer V., Casini M.L., Costabole L. et al. : Endometrial effects of long-term

treatment with phytoestrogens : a randomized double-blind, placebo-controlled study. Fertil Steril, 2004 ; 82 ; 145 – 148.
41) Ueno T., Abiru Y., Uchiyama S. et al. : Distribution of 24-h urinary equol excretion as an indicator of the physiological range in healthy Japanese equol excretors. J Funct Foods, 2014 ; 7 ; 129 – 135.
42) Merritt R.J. and Jenks B.H. : Safety of soy-based infant formulas containing isoflavones : the clinical evidence. J Nutr, 2004 ; 134 ; 1220S – 1224S.

第16章　緑茶カテキンを生体が感知するしくみ

立 花 宏 文*

1．はじめに

　われわれの体は，さまざまな生体外シグナル因子を感知しながら生体の恒常性を維持しており，病原細菌の侵入といった生体外シグナル因子はToll様受容体といった細胞表面に存在する受容体によって分子認識され，自然免疫系を発動させる。これにならえば，機能性食品因子も生体内の標的分子に相互作用することで，生体恒常性の維持に影響を及ぼす生体シグナル因子と捉えることができる。本稿では，代表的な機能性食品因子のひとつである緑茶カテキン（−）-epigallocatechin-3-gallate（EGCG）を生体が感知する仕組みについて紹介する。

2．緑茶カテキンEGCG感知レセプター

　（−)-epigallocatechin-3-gallate（EGCG），（−)-epicatechin-3-gallate（ECG），（−)-epigallocatechin（ECG），（−)-epicatechin（EC）などのカテキン類（図16-1）は緑茶の主要な成分であるが，EGCGは他のカテキンと比較して強い生理活性を示すとともに，茶以外の植物には見いだされていないことから緑茶を特徴づける成分である[1]。また，前立腺がんの予防作用を示唆する臨床試験[2]や，EGCGのメチル化体である（−)-epigallocatechin-3-(3-methyl)gallate（EGCG3″Me）を多く含む品種べにふうきを摂取することによる花粉症発症の

---

*　九州大学大学院農学研究院

低減効果などが報告され[3]，EGCGの作用メカニズムに関する研究が盛んに行われている[4]。

EGCGの生理活性発現メカニズムに関する研究は，主に培養細胞をベースとした分子生物学的手法に基づき詳細に行われ，EGCGの生体内における標的分子として多数の細胞内タンパク質が報告されているが，そのほとんどが生理的濃度からかけ離れた量のEGCGを使用して得られた結果である。著者らはこの点をふまえ，生理的濃度のEGCGの活性発現に関与する真の標的分子を探索した。乳がん細胞表面におけるEGCGの結合量がレチノイン酸（ATRA）刺激により増加することから，ATRA処理を行った細胞ではEGCGの結合に関与する遺伝子の発現が増大すると仮定し，その遺伝子のクローニングを行った。その結果，EGCGの細胞膜表面への結合を担うタンパク質（$K_d = 40$ nM）として67 kDaラミニンレセプター（67LR）を同定した[5]。67LRはラミニンに結合する細胞膜タンパク質として同定された非インテグリンラミニンレセプターである。悪性度の高いがん細胞に高発現し，その増殖，浸潤，転移などに関与することが知られている[6]。また，病原性プリオンタンパク質の受容体としての機能やSindbis virusやDengue virusといったウイルスの受容体としても機能することが知られている[7,8]。

67LRの発現をノックダウンしたマウスメラノーマ細胞株B16を移植したマウス腫瘍モデル実験においてEGCGの経口摂取による腫瘍成長抑制作用が67LRの発現抑制により完全に阻害された[9]。こうした結果から，67LRは生体内におけるEGCGの抗がん作用を仲介するレセプターであることが明らかになった。EGCGの結合部位は161〜170番目のアミノ酸残基から成る配列であり[10]，このEGCG結合配列はラミニンの結合部位173〜178と隣接するとともに，プリオンの結合部位161〜179とも重複している。

緑茶にはカテキン以外にもカフェインなどの生理活性物質が含まれているが，EGCG以外の緑茶成分（EC，EGC，カフェイン，ケルセチン）はいずれも，67LRの発現量にかかわらず細胞表面との結合は観察されず，細胞増殖抑制作用も示さなかった[5]。また，カテキン類の細胞表面結合性における67LRの関

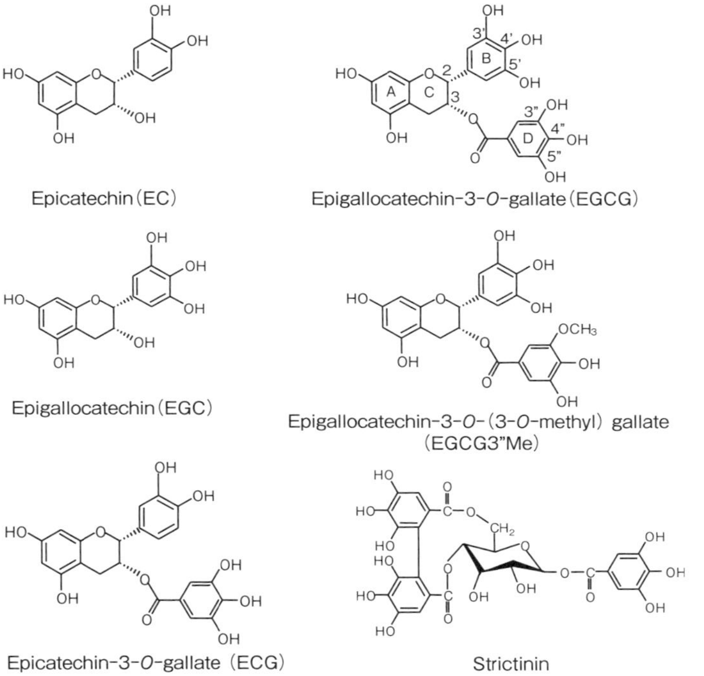

図16-1　主要な緑茶ポリフェノールの化学構造

与について検討したところ，ガレート型カテキンは細胞表面への高い結合性を示すが，非ガレート型カテキンは細胞表面に結合しないこと，67LRの発現をノックダウンさせた細胞では，ガレート型カテキンの細胞表面に対する結合活性が低下した[11]。以上の結果から，EGCGを含むガレート型カテキンの細胞表面への結合には67LRが関与することが示唆された。一方，EGCGと同様にガレート基を有する茶葉成分ストリクチニン（図16-1）は細胞表面に結合するが，その結合活性は67LR発現抑制の影響を受けなかったことから，ストリクチニンは67LRには結合しないと考えられた[12]。したがって，EGCGの67LRとの結合には，ガレート基のみならずフラバン-3-オール構造が関与していることが示唆された。最近では，EGCGが生体内で67LRに特異的に結合する性質を利用し，67LRを高発現する前立腺がんに治療薬剤をピンポイントに集積さ

せ殺傷するドラッグデリバリーシステムも考案されている[13]。

3．EGCGのがん細胞増殖抑制メカニズム

　EGCGはヒト子宮頸がん細胞株HeLaに対しストレスファイバーを消失させるとともに，ストレスファイバーや細胞分裂期の収縮環の形成に重要なミオシン軽鎖のリン酸化レベルを低下させた。67LRの発現を抑制したところ，細胞増殖抑制作用およびミオシン軽鎖リン酸化レベルの低下作用はともに阻害されたことから，67LRを介したミオシン軽鎖のリン酸化レベルの低下作用がもたらすストレスファイバーの消失や収縮環の形成阻害がEGCGの細胞増殖抑制作用の一因であることが示された[14]。そこで次に，67LRを介したEGCGのシグナル伝達に関与する細胞内分子の同定を目的とし，遺伝子断片ライブラリーを導入発現させることで表現型に関与する遺伝子を探索する手法であるgenetic suppressor elements（GSE）法を用い，EGCGのマウスメラノーマ細胞株B16の増殖抑制作用に関与する遺伝子を網羅的にスクリーニングした。その結果，eukaryotic elongation factor 1 alpha（eEF1A）ならびにprotein phosphatase 2A（PP2A）をEGCGの細胞増殖抑制作用の発現に不可欠な遺伝子として見いだした[9,15]。

　eEF1A遺伝子をB16に過剰発現させたところ，EGCGの細胞増殖抑制作用およびミオシン軽鎖のリン酸化レベル低下作用が亢進した。一方，これらEGCGの作用はeEF1Aの発現をRNA干渉法により抑制することで消失した。さらに，B16細胞を用いたマウス腫瘍モデルにおいて，コントロールB16細胞を移植したマウスではEGCGの経口投与により腫瘍の成長が阻害されたが，eEF1Aの発現を抑制したB16細胞の腫瘍成長は全く阻害されなかった。興味深いことに，コントロールの腫瘍ではEGCGの投与によりeEF1Aの発現量が増加していたが，67LRの発現を抑制した腫瘍ではそうした増加は観察されなかった。以上の結果から，eEF1AはEGCGの67LRを介したがん細胞増殖抑制作用を伝達する細胞内分子であることが明らかとなった。

ミオシン軽鎖のリン酸化状態はミオシン軽鎖を基質とするキナーゼとホスファターゼの両酵素により調節されている。そこで，ミオシンホスファターゼの活性調節サブユニットであるMYPT１の関与について検討した。HeLa細胞において，EGCGはミオシンホスファターゼ活性を負に調節するMYPT１のThr-696におけるリン酸化レベルを低下させる（つまりミオシンホスファターゼを活性化）とともにミオシン軽鎖のリン酸化レベルも同様に低下させた。これに対し，Thr-853のリン酸化レベルには影響を及ぼさなかった。また，MYPT１の発現を抑制することで，EGCGによるミオシン軽鎖のリン酸化レベル低下作用ならびに細胞増殖抑制作用は損なわれた[5]。一方，EGCGによるMYPT１の活性化は67LRもしくはeEF1Aの発現抑制によりキャンセルされた。こうしたイベントを*in vivo*で検証するため，B16細胞の移植モデルを用いて検討したところ，EGCGの腫瘍成長抑制作用はMYPT１の発現を抑制したB16の腫瘍では観察されなかった。これらの結果より，EGCGのがん細胞増殖抑制作用には67LR/eEF1Aを介したMYPT１の活性化が関与していることが明らかとなった。EGCGの生理活性発現経路は*in vitro*の実験結果をもとにさまざまな説が唱えられているが，*in vivo*においても確認されたのはこの経路がはじめてである。

　EGCGのメラノーマ細胞増殖抑制作用の発現に関与する分子として同定されたPP2Aは，正常な皮膚組織に比べメラノーマ腫瘍組織において高発現しており，PP2Aの発現をノックダウンしたB16細胞を移植したマウスにおいて，EGCGの腫瘍抑制作用ならびに延命効果が顕著に減弱した[15]。また，EGCGを投与したマウスの腫瘍組織ではMYPT１の阻害分子であるCPI-17のリン酸化レベルが低下（不活性化）するとともに，がん抑制タンパク質であるMerlinのリン酸化レベルが低下（活性化）していた。一方，PP2Aの発現をノックダウンさせた腫瘍では，EGCGによるCPI-17およびMerlinのリン酸化低下作用は観察されなかった。また，PP2Aの活性化阻害タンパク質であるSETのメラノーマにおける発現が，正常皮膚組織に比べ異常に亢進していることを見いだした。さらに，SETの発現をノックダウンしたB16に対して，EGCGの腫瘍成長抑制作用は顕著であった。

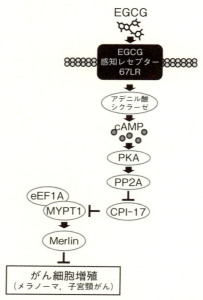

図16-2　EGCG感知レセプター67LRを介したEGCGのがん細胞増殖抑制作用の発現経路

　PP2Aはプロテインキナーゼ A（PKA）によりその活性が正に制御されている。そこで，EGCGによるPP2A活性化におけるPKAならびにその活性化調節因子であるcAMPの関与を検討したところ，PKA阻害剤ならびにcAMP合成酵素であるアデニル酸シクラーゼ阻害剤によってEGCGによるPP2Aの活性化は阻害されること，また，EGCGは67LR依存的に細胞内cAMP量を増加させることを明らかにした。以上の結果より，EGCGは67LRを介してアデニル酸シクラーゼ/cAMP/PKAの経路を活性化することでPP2Aを活性化すること，活性化されたPP2AはCPI-17を不活性化することでミオシンホスファターゼが活性化し，その結果，Merlinの活性化やミオシン軽鎖の脱リン酸化を誘導することで抗腫瘍作用を発揮することが示された（図16-2）。

4．EGCGのがん細胞致死誘導メカニズム

　67LRをEGCG感知レセプターとして発見してから間もなく，多発性骨髄腫細胞に67LRが正常リンパ球と比較して高発現しており，EGCGが多発性骨髄腫細胞に対して選択的にアポトーシスを誘導することが報告された[16]。さらに，致死作用に関与する実行因子候補としてDAPK 2，Fas，FasL，caspase 4，p63，CARD10，CARD14などのアポトーシス誘導関連分子やp16，p18などの細胞周期の停止を誘導するキナーゼが示された。そこで多発性骨髄腫細胞に対するEGCGの67LRを介したアポトーシス誘導機構について詳細な検討を行った。

　EGCGはアポトーシスに特徴的に観察されるイベントのひとつである脂質ラフトのクラスタリングを多発性骨髄腫細胞において誘導したが，メラノーマ細胞ではこうした作用は観察されなかった[17]。脂質ラフトのクラスター形成には細胞膜におけるセラミド産生が関与していることが示唆されている。そこで，セラミド産生酵素の一種である酸性スフィンゴミエリナーゼ（ASM）活性に対する影響を検討したところ，EGCGはASMの酵素活性を顕著に上昇させるとともに，その局在の一部を細胞質から細胞膜へ移行させた。また，EGCGのアポトーシス誘導作用はASMの発現を抑制することにより消失した。一方，ASMの活性化への関与が報告されているprotein kinase C delta（PKCδ）の関与について検討したところ，EGCGはPKCδのリン酸化（Ser664）を促進するとともに，PKCδの特異的阻害剤がEGCGのASM活性化作用を阻害した。また，EGCGのPKCδおよびASM活性化作用は細胞を抗67LR抗体で前処理することによりブロックされた。以上の結果から，67LRがデスレセプターとして機能し，EGCGは67LRを介してPKCδ/ASM/脂質ラフトクラスタリングの経路を活性化することでアポトーシスを誘導する可能性が示された[17]。

　次に，多発性骨髄腫細胞株をマウスの背部皮下に移植した腫瘍モデルを用い，EGCGを経口的に投与あるいは腹腔内に投与し，腫瘍組織におけるPKCδ，

ASM，アポトーシスの誘導指標であるcaspase-3の各活性化を評価したところ，どちらの投与方法においてもEGCG投与群でcaspase-3の活性化，PKCδのリン酸化促進ならびにASMの活性増大が観察された。以上より，EGCGはPKCδ/ASMを活性化することで多発性骨髄腫にアポトーシスを誘導することが*in vivo*実験においても支持された[17]。

さらに，EGCGによる67LRを介したPKCδ/ASMの活性化経路について検討した。67LRはshear stressセンサーとして一酸化窒素（NO）の産生に関与するとの報告[18]に基づき，多発性骨髄腫細胞の致死作用におけるNOの関与を調べたところ，EGCGが67LRを介して産生誘導するNOが細胞致死活性を示すこと，また，そのNO産生にはAktならびにNO合成酵素（eNOS）の活性化が関与することを見いだした。産生されたNOは可溶性グアニル酸シクラーゼ（sGC）を活性化してcGMP産生を誘導することから，アポトーシス誘導活性におけるcGMPの関与を検討したところ，EGCGは多発性骨髄腫細胞特異的にcGMP産生を誘導し，このcGMPがPKCδならびにASMの両酵素を活性化してアポトーシスを誘導することを明らかにした[19]。

EGCGによるアポトーシス誘導作用は67LR陽性の多発性骨髄腫細胞に特異的であるが，生理的低濃度では誘導されない。そこで，cGMP量を負に調節する因子としてcGMPの分解酵素である5型ホスホジエステラーゼ（PDE5）の発現量を検討したところ，多発性骨髄腫細胞では正常細胞と比較してPDE5の発現量が著しく高いことを見いだした[19]。次に，PDE5を阻害しcGMP量を増大させることでEGCGのアポトーシス誘導活性を増強できるのではないかと考え，cGMP分解酵素阻害剤を組み合わせたところ，EGCGは正常リンパ球を傷害することなく多発性骨髄腫細胞に対して67LR依存的なアポトーシスを強力に誘導した。PDE5の発現をノックダウンした多発性骨髄腫細胞を移植したマウス実験においてもEGCGは顕著に腫瘍の成長を抑制するとともにその生存期間を延長した。

急性骨髄性白血病（AML）や慢性リンパ性白血病（CLL）患者由来のがん細胞においても67LRならびにPDE5が高発現しており，EGCGとPDE5阻害剤

の併用はAML細胞やCLL細胞に対して著しい細胞致死を誘導した[20, 21]。また，生理的低濃度ではEGCGが細胞致死作用を示さなかった胃がん，膵臓がん，前立腺がん，乳がんの各がんに由来する細胞株においてもPDE5が高発現しており，EGCGとPDE5阻害薬の併用はこれら細胞株に対して強力に細胞致死作用を誘導したが，正常ヒト上皮細胞の増殖および生存に対して全く影響を与えなかった。さらに，ヒト乳がん細胞株MDA-MB-231のマウス移植モデルではEGCGとPDE5阻害薬の併用は腫瘍を検出限界以下にまで退縮させた。

　こうした一連の検討から，EGCGのがん細胞致死活性の発現には，EGCG感知レセプター67LRを介したNOやcGMPといったセカンドメッセンジャーの産生，ならびにAkt，eNOS，sGC，PKCδ，ASMといった酵素の活性化に至る経路が関与していること，また，がん細胞に高発現しているPDE5がEGCGの抵抗因子となっていることが示された（図16-3）。

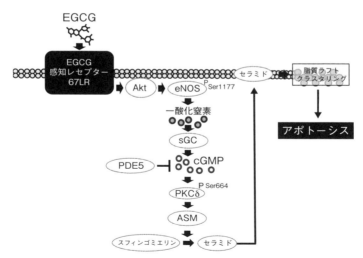

図16-3　EGCG感知レセプター67LRを介したEGCGのがん細胞致死誘導作用の発現経路
　eNOS：内皮型一酸化窒素合成酵素，sGC：可溶性グアニル酸シクラーゼ，PDE5：ホスホジエステラーゼ5，PKCδ：protein kinase Cδ，ASM：酸性スフィンゴミエリナーゼ。

5. EGCGの抗アレルギー作用発現メカニズム

　花粉症やじん麻疹などに代表されるⅠ型アレルギーでは，B細胞から産生されるアレルゲン特異的IgEが中心的役割を担っており，これがマスト細胞や好塩基球の細胞膜上に発現している高親和性IgE受容体FcεRIに結合する。そこに，アレルゲンが再び侵入してこれら細胞上のIgEを架橋すると，細胞内にあらかじめ蓄えられていたヒスタミンや新たに合成されたロイコトリエンなどのアラキドン酸代謝産物の放出（脱顆粒）が誘導されることでアレルギーの発症に至る。特に，ヒスタミン放出阻害活性は重要な抗アレルギー活性の指標である。ミオシン軽鎖のリン酸化は細胞内の顆粒の移動や細胞膜への融合に関与することが知られており，そのリン酸化レベルは抗原/IgE刺激された細胞の脱顆粒強度と相関を示し，ミオシン軽鎖のリン酸化を阻害すると脱顆粒が抑制される。著者らは，ヒト好塩基球細胞株においてEGCGがヒスタミン放出阻害作用を示すこと，また，細胞内カルシウムイオンの上昇によって誘導されるミオシン軽鎖のリン酸化を強力に低下させることを見いだした[22]。そこで，このヒスタミン放出阻害作用における67LRの関与を検討したところ，67LRをノックダウンしたヒト好塩基球細胞株では，EGCGのヒスタミン放出抑制作用およびミオシン軽鎖リン酸化レベルの低下作用のいずれも阻害された。また，抗67LR抗体の処理によっても同様に阻害された。さらに，EGCGはヒスタミン放出過程において生じる細胞膜ラッフリングを撹乱するが，この撹乱作用も67LRのノックダウンにより阻害されることを明らかにした[22]。以上より，EGCGは67LRを介してミオシン軽鎖のリン酸化を阻害し，ヒスタミン放出を阻害することが示された（図16-4）。

　IgEの受容体であるFcεRIはマスト細胞や好塩基球に高発現しており，IgEとの特異的結合にかかわるα鎖，シグナル伝達を担うβ鎖およびγ鎖から構成されている。FcεRIの凝集を介したマスト細胞や好塩基球の活性化が，Ⅰ型アレルギーの発症に必須であることは，α鎖の遺伝子をノックアウトしたマウスで

第16章 緑茶カテキンを生体が感知するしくみ 263

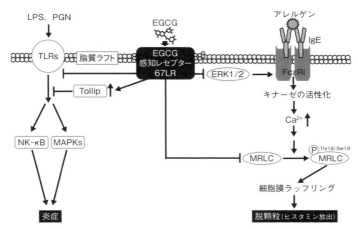

図16-4 EGCG感知レセプター67LRを介したEGCGのアレルギー抑制作用ならびに炎症応答抑制作用の発現経路
TLRs：Toll様受容体，LPS：リポポリサッカライド，PGN：ペプチドグリカン，Tollip：toll-interacting protein，ERK1/2：extracellular signal-regulated kinase1/2，MRLC：ミオシン軽鎖。

はIgE依存的な炎症反応が惹起されないことからも明らかである。そのため，FcεRIの発現を低下させることはIgE-抗原複合体によるアレルギー反応の抑制につながる。FcεRIを高発現しているKU812細胞のFcεRI発現抑制活性を指標として，主要な緑茶カテキンを検討したところ，EGCGのみがFcεRIの細胞表面発現の抑制活性を示し，その発現抑制にはα鎖およびγ鎖のmRNA発現量の低下，ならびにα鎖の発現を正に制御しているERK1/2のリン酸化レベルの低下が関与することを見いだした[23, 24]。そこで，このFcεRI発現抑制作用における67LRの関与を検討したところ，抗67LR抗体はEGCGの細胞表面への結合を低下させるとともに，FcεRI発現抑制作用ならびにERK1/2リン酸化レベルの低下作用をともに抑制した。また，RNAiで67LR発現を特異的にノックダウンさせた場合もEGCGの作用は阻害され，FcεRIの発現抑制作用は67LRを介することが明らかになった[25]。

メチル化カテキン〔(-)-epigallocatechin 3-O-(3-O-methyl) gallate〕は抗アレルギー作用を示す茶葉中から発見された成分であり[26, 27]，日本緑茶の代

表的な品種である「やぶきた」には全く含まれない成分である。EGCGと比較してメチル化カテキンの抗アレルギー活性の優位性は動物試験において顕著であるが，生体における安定性や吸収率が高いことがその要因のひとつと考えられている。また，メチル化カテキンの作用には，マスト細胞の活性化の初期相において中心的な役割を担うプロテインチロシンキナーゼ群の活性化阻害が関与している[28]。こうした結果から，メチル化カテキンを含む茶の飲用による抗アレルギー効果が期待され，メチル化カテキンを豊富に含む「べにふうき」緑茶の花粉症患者に対する介入試験では有意な症状の緩和効果が示されている。これまでに，メチル化カテキンもEGCGと同様に，FcεRIの発現やヒスタミン放出を強力に抑制することを明らかにしている[29,30]。メチル化カテキンの作用における67LRの関与について検討した結果，67LR発現のノックダウンにより，細胞表面結合性，ヒスタミン放出抑制作用，FcεRI発現抑制作用ならびにFcεRIの発現を正に制御しているリン酸化ERK1/2レベルの低下作用のいずれもが阻害され，EGCGと同様，メチル化カテキンの抗アレルギー作用に67LRが関与していることが示された[11,30]。

6．EGCGの抗炎症メカニズム

病原細菌の侵入はToll様受容体といった細胞表面受容体によって感知され，排除されるが，グラム陰性菌に由来するlipopolysaccharide（LPS）がToll様受容体（TLR）4を介して誘導する炎症反応をEGCGは阻害する。そこでこの阻害メカニズムを検討した結果，EGCGによる炎症メディエーターの産生阻害作用は，腹腔マクロファージを抗67LR抗体で処理することやマクロファージ細胞株RAW264.7における67LRの発現をRNA干渉法にてノックダウンすることにより消失した[31]。また，DNAマイクロアレイを用いた解析から，LPS誘導性の炎症関連遺伝子のうち，21種の遺伝子発現の誘導がEGCGによって抑制されたが，67LR発現をノックダウンした細胞では21種すべての遺伝子の発現抑制作用が観察されなかった。以上より，EGCGは67LRを介して炎症メディエ

ーターの発現を阻害することが明らかになった[31]。LPSによる炎症メディエーター産生はTLR4を介したシグナル伝達経路を経て誘導される。そこで67LRを介したEGCGのTLR4シグナリング阻害について検討したところ，EGCGはLPS誘導性のNF-κB経路およびMAPキナーゼ経路を阻害すること，さらに，TLR4の発現を転写レベルにおいて抑制することを見いだした。一方，このTLR4の発現低下作用はEGCGの刺激後24時間後に観察されるが，EGCGによるNF-κB経路およびMAPキナーゼ経路の阻害はEGCG処理後1時間で観察されることから，別のTLR4シグナリング阻害経路の存在が示唆された。そこで，TLR4シグナリングを阻害することが知られている細胞内因子の発現に対するEGCGの影響を検討した結果，Tollipの発現が急速に増加することを見いだした。また，Tollipの発現をRNA干渉法により抑制した細胞ではEGCGのTLR4シグナリング阻害は観察されなかった。以上の結果から，EGCGは67LRを介してTLR4発現を抑制するとともに，Tollipの発現を増加させることでLPS誘導性のTLR4シグナリングを阻害し，炎症応答を抑制することが明らかとなった（図16-4）。グラム陽性菌由来のペプチドグリカンはTLR2を介して炎症応答を誘導するが，こうしたペプチドグリカン誘導性のTLR2シグナリングもEGCGは67LRを介したTollipの発現を増加させることで阻害する[32]。飽和脂肪酸もTLR4を介して脂肪組織において慢性炎症を誘導し，インスリン抵抗性を惹起することが報告されている。今後，EGCGがTLR4シグナリングを阻害することで脂肪組織におけるインスリン感受性を高めることが可能かどうか，検討が待たれる。

7．67LRの発現量によるEGCGの感知制御

ATRAはメラノーマ細胞株B16における67LR発現量ならびにEGCGの細胞表面結合量を増加させるとともに，細胞増殖抑制活性を増強させた[33]。ATRAのこうした作用はマウスにB16細胞を移植して形成させた腫瘍においても観察された。ATRAによる67LR発現量の増加作用はretinoic acid receptor（RAR）α

発現のノックダウンにより減弱する一方，RARαアゴニストTTNPBも67LRの発現量を増加させたことから，RARαアゴニストはEGCG感知力を増強できる可能性がある。固形がんは血管形成不全のために正常組織にはみられない低酸素環境下に存在しており，この低酸素環境はがんの悪性化や薬剤耐性の原因となることが知られている。そこで，種々の固形がん細胞株に対するEGCGの抗がん活性に及ぼす低酸素環境の影響を検討したところ，がん細胞を酸素分圧5％環境下に曝すとEGCGの抗がん活性は消失するとともに67LRの発現量がプロテオソーム依存的に半減した。一方，大気圧レベルに戻すと速やかに元の発現レベルに回復し，EGCGのがん細胞増殖抑制活性も回復した[34]。こうした結果は，がん細胞のEGCG応答性がその存在する場所（組織）における酸素濃度の影響を受けることを示唆している。

8. 生体組織における緑茶カテキンEGCG ならびにその代謝物の分子イメージング

　緑茶カテキンの機能性発現のメカニズムを理解するためには，その代謝物を含めて生体組織中にどのように存在するのかを知ることは重要である。通常，食品因子の挙動を捉えるには適切な標識化が必要となるが，現状ではその標識の適用分子種に大きな制限があるとともに，標識化から解析までに要する労力や時間的・コスト的パフォーマンスも悪く，また，動態解析に必須な標的物質とその代謝物を区別して作用部位での時空間動態を同時追跡できない。こうした問題点を克服する手段として，組織切片上のさまざまな生体分子の分布を非標識で同時可視化する質量分析イメージング技術が注目を集めている。そこでマトリックス支援レーザー脱離イオン化（MALDI）法に基づいた質量分析イメージングの手法を用いて緑茶カテキンEGCGの組織内微小領域における二次元分布情報の可視化を試みた。EGCGのイオン化に最適なマトリックス（イオン化助剤）を見いだすため，汎用マトリックスを含む40種類以上の化合物を

MALDI-TOF-MSを用いて検証した結果，Naphthalene誘導体の一種が組織上のEGCGに対する高い検出能を示すことを見いだし，EGCGを経口投与したマウスの肝臓および腎臓におけるEGCGおよびその代謝物（硫酸抱合体やグルクロン酸抱合体）を同時に画像化することに世界ではじめて成功した[35]。また，同じマトリックスも用いてストリクチニン及びその代謝物の可視化も可能であることを示した[36]。

9．おわりに

本稿では，緑茶カテキンEGCGを特異的に認識して応答する生体システムが存在し，感知システムを担うEGCG感知関連分子（67LR，eEF1A，MYPT1，ASM，eNOS，cGMP，PDE 5 など）の発現量がEGCGの生理作用の発現強度に大きな影響を及ぼすことを紹介した．神経細胞保護作用，血管内皮調節作用，

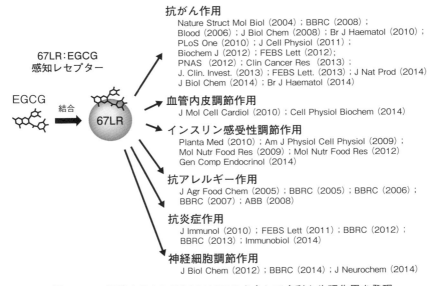

図16-5　緑茶カテキンEGCGは67LRを介して多彩な生理作用を発現

インスリン感受性調節作用，免疫増強作用など，本稿で紹介した以外のEGCGの生理作用にも67LRが関与していることが明らかにされ，67LRを起点とする感知システムがEGCGの多彩な機能性発現に関与している可能性がある（図16-5）。緑茶抽出物製剤ポリフェノンEに抗がん作用があることが臨床試験で示されつつあるが，このポリフェノンEの作用にも67LRを介した免疫増強作用が関与することが最近報告された[37]。

2013年，日本人の伝統的な和食・食文化がユネスコ無形文化遺産に登録されたが，そこでは多様な食材から成る食事スタイルが評価されている。緑茶は和食とともに摂取されることが多く，EGCGの効果は同時に摂取する食品因子の影響を少なからず受けるものと考えられる。EGCGの機能性発現強度を生体の「EGCG感知力」と定義し，EGCG感知関連分子の発現量をEGCG感知力として捉えれば，それを高める食品因子やその組み合わせを明らかにすることは可能ではないかと考えられる。今後，和食文化の優位性がEGCG感知力の観点からも明らかになることを期待している。

文 献

1) 衛藤英男・他（編）：新版 茶の機能．農文協，2013．
2) Bettuzzi S., Brausi M., Rizzi F. et al.：Chemoprevention of human prostate cancer by oral administration of green tea catechins in volunteers with high-grade prostate intraepithelial neoplasia：a preliminary report from a one-year proof-of-principle study. Cancer Res, 2006；66；1234-12340.
3) Maeda-Yamamoto M., Ema K., Monobe M. et al.：The efficacy of early treatment of seasonal allergic rhinitis with benifuuki green tea containing O-methylated catechin before pollen exposure：an open randomized study. Allergol Int, 2009；58；437-444.
4) Yang C.S., Wang X., Lu G. et al.：Cancer prevention by tea：animal studies, molecular mechanisms and human relevance. Nat Rev Cancer, 2009；9；429-439.
5) Tachibana H., Koga K., Fujimura Y. et al.：A receptor for green tea polyphenol EGCG. Nat Struct Mol Biol, 2004；11；380-381.
6) Menard S., Castronovo V., Tagliabue E. et al.：New insights into the metastasis-

associated 67kD laminin receptor. J Cell Biochem, 1997；67；155-165.
7) Wang K.S., Kuhn R.J., Strauss E.G. et al.：High-affinity laminin receptor is a receptor for Sindbis virus in mammalian cells. J Virol, 1992；66；4992-5001.
8) Thepparit C. and Smith D.R.：Serotype-specific entry of dengue virus into liver cells：identification of the 37-kilodalton/67-kilodalton high-affinity laminin receptor as a dengue virus serotype 1 receptor. J Virol, 2004；78；12647-12656.
9) Umeda D., Yano S., Yamada K. et al.：Green tea polyphenol epigallocatechin-3-gallate signaling pathway through 67-kDa laminin receptor. J Biol Chem, 2008；283；3050-3058.
10) Fujimura Y., Sumida M., Sugihara K. et al.：Green tea polyphenol EGCG sensing motif on the 67-kDa laminin receptor. PLOS ONE, 2012；7；e37942.
11) Fujimura Y., Umeda D., Yamada K. et al.：The impact of the 67 kDa laminin receptor on both cell-surface binding and anti-allergic action of tea catechins. Arch Biochem Biophys, 2008；476；133-138.
12) Kim Y.H., Ninomiya Y., Yamashita S. et al.：IL-4 receptor in non-lipid rafts is the target molecule of strictinin in inhibiting STAT6 activation. Biochem Biophys Res Commun, 2014；450；824-830.
13) Shukla R., Chanda N., Zambre A. et al.：Laminin receptor specific therapeutic gold nanoparticles（198AuNP-EGCg）show efficacy in treating prostate cancer. Proc Natl Acad Sci USA, 2012；109；12426-12431.
14) Umeda D., Yano S., Yamada K. et al.：Involvement of 67-kDa laminin receptor-mediated myosin phosphatase activation in antiproliferative effect of epigallocatechin-3-O-gallate at a physiological concentration on Caco-2 colon cancer cells. Biochem Biophys Res Commun, 2008；371；172-176.
15) Tsukamoto S., Huang Y., Umeda D. et al.：67kDa-laminin receptor-dependent PP2A activation elicits melanoma-specific antitumor activity overcoming drug resistance. J Biol Chem, 2014；289；32671-32681.
16) Shammas M.A., Neri P., Koley H. et al.：Specific killing of multiple myeloma cells by（-）-epigallocatechin-3-gallate extracted from green tea：biologic activity and therapeutic implications. Blood, 2006；108；2804-2810.
17) Tsukamoto S., Hirotsu K., Kumazoe M. et al.：Green tea polyphenol EGCG induces lipid-raft clustering and apoptotic cell death by activating protein kinase C δ and acid sphingomyelinase through a 67kDa laminin receptor in multiple myeloma cells. Biochem J, 2012；443；525-534.

18) Gloe T., Riedmayr S., Sohn H.Y. et al.：The 67-kDa laminin-binding protein is involved in shear stress-dependent endothelial nitric-oxide synthase expression. J Biol Chem, 1999；274；15996−16002.
19) Kumazoe M., Sugihara K., Tsukamoto S. et al.：67-kDa laminin receptor increases cGMP to induce cancer-selective apoptosis. J Clin Invest, 2013；123；787−799.
20) Kumazoe M., Kim Y., Bae J. et al.：Phosphodiesterase 5 inhibitor acts as a potent agent sensitizing acute myeloid leukemia cells to 67-kDa laminin receptor-dependent apoptosis. FEBS Lett, 2013；587；3052−3057.
21) Kumazoe M., Tsukamoto S., Lesnick C. et al.：Vardenafil, a clinically available phosphodiesterase inhibitor, potentiates the killing effect of EGCG on CLL cells. Br J Haematol, 2014；168；610-613.
22) Fujimura Y., Umeda D., Kiyohara Y. et al.：The involvement of the 67 kDa laminin receptor-mediated modulation of cytoskeleton in the degranulation inhibition induced by epigallocatechin-3-O-gallate. Biochem Biophys Res Commun, 2006；348；524−531.
23) Fujimura Y., Tachibana, H., and Yamada K.：A tea catechin suppresses the expression of the high affinity IgE receptor FcεRI in the human basophilic KU812 cells. J Agric Food Chem, 2001；49；2527−2531.
24) Fujimura Y., Tachibana H., Yamada K.：Lipid raft-associated catechin suppresses the FcεRI expression by inhibiting phosphorylation of the extracellular signal-regulated kinase1/2. FEBS Lett, 2004；556；204−210.
25) Fujimura Y., Yamada K., Tachibana H.：A lipid raft-associated 67 kDa laminin receptor mediates suppressive effect of epigallocatechin-3-O-gallate on FcεRI expression. Biochem Biophys Res Commun, 2005；336；674−681.
26) Sano M., Suzuki M., Miyase T. et al.：Novel antiallergic catechin derivatives isolated from oolong tea. J Agric Food Chem, 1999；47；1906−1910.
27) Tachibana H., Sunada Y., Miyase T. et al.：Identification of a methylated epigallocatechin gallate as an inhibitor of degranulation in human basophilic KU812 cells. Biosci Biotech Biochem, 2000；64；452−454.
28) Maeda-Yamamoto M., Inagaki N., Kitaura J. et al.：O-methylated catechins from tea leaves inhibit multiple protein kinases in mast cells. J Immunol, 2004；172；4486−4492.
29) Fujimura Y., Tachibana H., Maeda-Yamamoto M. et al.：Antiallergic tea catechin, (−)-Epigallocatechin-3-O-(3-O-methyl) gallate, suppresses FcεRI

expression in human basophilic KU812 cells. J Agric Food Chem, 2002；50；5729-5734.
30) Fujimura Y., Umeda D., Yano S. et al.：The 67kDa laminin receptor as a primary determinant of anti-allergic effects of O-methylated EGCG. Biochem Biophys Res Commun, 2007；364；79-85.
31) Byun E.H., Fujimura Y., Yamada K. et al.：TLR4 signaling inhibitory pathway induced by green tea polyphenol epigallocatechin-3-gallate through 67-kDa laminin receptor. J Immunol, 2010；185；33-45.
32) Byun E.H, Omura T., Yamada K. et al.：Green tea polyphenol epigallocatechin-3-gallate inhibits TLR2 signaling induced by peptidoglycan through the polyphenol sensing molecule 67-kDa laminin receptor. FEBS Lett, 2011；585；814-820.
33) Lee J.H., Kishikawa M., Kumazoe M. et al.：Vitamin A enhances antitumor effect of a green tea polyphenol on melanoma by upregulating the polyphenol sensing molecule 67-kDa laminin receptor. PLOS ONE, 2010；5；e11051.
34) Tsukamoto S., Yamashita S., Kim Y.H. et al.：Oxygen partial pressure modulates 67-kDa laminin receptor expression, leading to altered activity of the green tea polyphenol, EGCG. FEBS Lett, 2012；586；3441-3447.
35) Kim Y.H., Fujimura Y., Hagihara T. et al.：*In situ* label-free imaging for visualizing biotransformation of bioactive polyphenol. Sci Rep, 2013；3；2805.
36) Kim Y.H., Fujimura Y., Sasaki M. et al.：*In situ* label-free visualization of orally dosed strictinin within mouse kidney by MALDI-MS imaging. J Agri Food Chem, 2014；62；9279-9285.
37) Santilli G., Piotrowska I., Cantilena S. et al.：Polyphenon E enhances the antitumor immune response in neuroblastoma by inactivating myeloid suppressor cells. Clin Cancer Res, 2013；19；1116-1125.

終章　食品因子による栄養機能制御研究において解決すべき課題と期待すること

芦田　均[*1]，立花宏文[*2]

1. はじめに

　本書では，主に食物繊維である難消化性糖質，呈色・呈味・香気などの本来は食品の嗜好性にかかわる成分，ならびにポリフェノールを中心に，化合物レベルでの栄養機能制御に関する最新の知見を取りまとめた。新たな機能性表示制度では機能性に関与する成分を明確にすることが求められていることもあり，これからの研究や開発に役立つ情報を本書に集積できたことの意義は高い。しかしながら，まだ解決しなければならない課題が多く残っていることも事実である。そこで，最後に食品因子による栄養制御研究において解決すべき課題と期待することを整理した。

2. 食品因子の作用点における課題と期待

　食品因子には，難吸収性の成分があり，その作用点と機能発現の場が空間的に離れている場合がある。例えば，本書のいくつかの章で取り上げられたインクレチン効果は，この最たる例であろう。糖や脂質がインクレチン作用を有することは知られているが，トリテルペノイドやポリフェノールがインクレチン作用を介して膵臓からのインスリン分泌を促し，結果として末梢組織である骨格筋でのグルコースの取り込みが上昇し血糖を調節するというものである。特に，腸は「第二の脳」とも呼ばれるように，多くの側面で類似性があり，食欲

[*1] 神戸大学大学院農学研究科，[*2] 九州大学大学院農学研究院

の制御などにみられるように緊密に連携している。このような脳と腸の連携を脳腸相関，あるいは脳腸（消化管）軸という。この脳と腸との連携に基づいた研究が盛んになりつつあり，食品因子の栄養制御においても新たな展開がもたらされることがおおいに期待される。また最近，時間栄養学という学問分野が創生された。いわゆる，食品因子の機能発現にはそれを摂取する時間やタイミングが重要であるという概念である。近い将来，これらを組み合わせた「時空間栄養学」という概念の理解が重要になると考えられる。

3．生体利用率・体内動態と栄養機能の関係

　食品因子の栄養機能を評価するうえで，生体利用率・体内動態を考慮して機能性を評価することは重要である。しかし，生体利用率・体内動態の解明という課題は本書でも取り上げているが，なかなかの難問であり，解決するには一筋縄ではいかない。性差，個体差，腸内細菌叢の関与，実験動物での投与量をヒト試験に当てはめる時の換算方法などの問題点が山積みである。例えば，難消化性糖質は腸管での吸収率は低く，プレバイオティクスとして腸内細菌叢の変動をもたらすことで機能性を担っている。また，本書でも論じたが，イソフラボンの機能性はエコール産生能に依存することはよく知られた事実である。カテキンの代表格であるEGCGも腸内細菌により代謝されるが，その代謝物がどの程度機能性に関与するのかは不明である。

　本書でも取り上げた食品因子の消化管透過機構の解明と消化管に直接的に及ぼす作用の解明も重要な課題である。さらに，体内に入った食品因子の代謝変換についても考慮しなければならない。クルクミンやフラボノイドの機能性はアグリコンによるものと断定してよいものであろうか。配糖体もかかわるのではないのか，親化合物の構造を維持していない代謝物によるものなのか，これらの課題を明確にして，機能性に関与する食品因子の「真の活性本体」を露わにすることは困難なことではあるが，避けては通れない課題である。今後，こうした課題の解決につながるブレークスルーとなる研究がなされることを期待

する。

4. 標的分子の解明

　機能性解明には，「弾」と「的」を明確にしてはじめて全貌が明らかとなる。上記の生体利用率・体内動態の解明が「弾」を明確にするステップであるとすると，標的分子の解明は「的」を明らかにするステップである。緑茶カテキン受容体である67LRの発見は，これまで機能性解明でおざなりにされていた「的」を明らかにするブレークスルーとなる研究であった。以降，多くの化合物の機能性を知るうえで標的分子の解明が重要であることは，ほとんどすべての研究者が認識している。しかし，認識はしていても標的分子の解明も難しい課題である。そのひとつの理由として，上記の「弾」に相当する「真の活性本体」の探求が困難な場合が多いことにある。本書で示した分子イメージング技術や*in silico*での化合物と標的となるタンパク質や脂質との結合解析は，さらには有効成分の探索過程におけるケミカルバイオロジーの導入など医薬品開発と同様の技術を駆使することで「弾」を明確にする必要がある。また，少し前から注目されて使われてきたオミックス研究も重要なツールであることはいうまでもない。これらの技法が急激に進歩してきたことにより，食品因子の機能性研究も大きく様変わりしてきた。これらの手法のますますの発展と活用，そして次世代の新たな技法の開発に注目していきたい。

5. おわりに

　食品因子の機能性を解明するために，解決すべき3つの課題をあげて現状を整理するとともに，今後の展開と期待について整理した。これらは，編者の独断と偏見に満ちた考え方を示した戯言であり，研究者により課題とその解決に対する考え方がそれぞれ異なるため，この終章での記載事項が普遍性に欠けることは重々承知している。むしろ，科学の進歩のうえでは，それぞれの研究者

が，独自の考え方に基づいて研究に取り組むことで，多様性が確保されて科学の進歩につながると考えている。この終章に関しては，あくまでも参考として流し読みしていただきたい。

　最後に，皆様方のご研究の発展により，食品因子による栄養機能制御に関する新たな知見が蓄積されて，われわれの健康長寿に役立つことを心から祈念する。

索　引

〈数字・欧文〉

3, 4, 5-triCQA 107
3, 4-diCQA 107
3T3-L1細胞 53
4-ヒドロキシデリシン ... 157
5型ホスホジエステラーゼ
　　　　　　　　　　 260
67 kDaラミニンレセプター
　　　　　　　　　　 254
67LR 256, 259, 262

【A】

AMPK 163, 181, 182,
　　　　　186, 187, 189-191
ApoB 162
　―分泌 167
apolipoprotein B 162
area under the curve 171
ASM 259
ATRA 254
atrogin-1 .... 197, 201
AUC 171
Aキナーゼ 75

【B】

B16 254
β-CRP 43
Bifidobacterium ... 29, 31, 37
BMP-2 215

【C】

C/EBP α 190
Ca^{2+}レベル 104

Caco-2 .... 146, 156
　―細胞 167
CaMK II 104
cAMP 75, 104, 258
　―依存性ホスホジエステラーゼ
　　　　　　　　　　 132
caspase-3 260
CCAAT/enhancer-binding
　protein α 190
CD 215
cGMP 260
Clostridium 37
COX-2 132
　―活性化阻害 122
CPI-17 257
CQA 106
CREB 75
CuZnSOD 200

【D】

DFA 16
DIO_2 73
diphenylpropane 201
DNAマイクロアレイ 264
DPP-4 .... 74, 98
　―阻害薬 98

【E】

E.coli 37
EC 253
ECG 154-156, 253
eEF1A 256
EGCG 154, 202, 253
　―3"Me 253

　―感知関連分子 267
　―感知力 267
eNOS 260
ER 210, 212
ERK 202
ERK1/2 104

【F】

FcεRI 262
FOS 16, 214, 216
FXR 73

【G】

G6Pase 166
Gal 4-UASシステム 164
GIP 98
GLP-1 ...... 16, 21, 74, 98, 99,
　　　　　101, 109, 185, 186
　―誘導体薬 98
GLT 5 155
glucagon-like peptide-1
　　　　　　　　　　　 98
glucose-dependent
　insulinotropic polypeptide-1
　　　　　　　　　　　 98
GLUT 150, 180
GLUT 2 .... 151, 152
GLUT 4 ...... 63, 180-183, 191
GLUT 5 ... 151, 152, 156, 157
GLUTag 23
GOT 172
GPCR 100
GPDH 53
GPR120 100

GPR40 ········· 100	MTP ············ 162	PGC-1 ······ 66, 189, 191, 200
GPR43 ········· 101	―阻害剤 ········ 173	PGC-1α ········ 74, 189
GPT ············ 172	MuRF-1 ········ 197, 201	PKA ········· 104, 163, 258
GX ············· 214	MYPT 1 ········· 257	PKC ············ 104, 163
		PKCδ ············ 259
【H・I・K】	**【N】**	PP2A ············ 256
HDL ············ 72	Na⁺/グルコース共輸送担体1	PPAR ········· 48, 132, 214
―コレステロール ····· 172	·················· 153	―活性化 ········ 135
hepatocyte nuclear factor 4α	NAD⁺依存性脱アセチル化	PPARα ··········· 220
·················· 161	酵素SIRT 1 ········ 132	PPARγ ······· 53, 190, 220
HepG2細胞 ········ 166	NAFLD ··········· 156	―コアクチベーター 1
HepG2増殖抑制作用 ··· 122	NASH ·········· 47, 156	·················· 189
HFCP ········· 155, 156	NF-κB ······ 202, 222, 265	―ヘテロノックアウトマウス
HMG-CoA還元酵素 ··· 215	―活性化阻害 ······ 122	·················· 52
HNF 4α ·········· 161	NO ··············· 260	Proxisome proliferative
HOMA-IR ········· 19	Nomilin ··········· 76	activated receptor gamma
IL-6 ············· 61	NO合成酵素 ········ 260	coactivator 1 ······ 66
IP3R ············ 104	Nrf2 ············· 91	
Keap-1 ··········· 91		**【R】**
	【O】	(R)-エクオール ······ 212
【L】	Obacunone ········ 76	RAR ············· 265
Lactobacillus ··· 29, 31, 36, 37	OGTT ·········· 19, 170	―αアゴニスト ····· 266
LCA ············· 73	OHT ············· 223	resistant starch ····· 33
LDL ············· 72	oral glucose tolerance test	retinoic acid receptor ···· 265
―コレステロール ····· 172	·················· 170	ROS ············· 198
―受容体 ·········· 220	ORX ············· 215	RS ··············· 33
Limonin ··········· 76	OVX ··········· 211, 214	RYR ············· 104
LPH ············· 16		
LPS ············· 264	**【P】**	**【S】**
L細胞 ············ 74	p38MAPK ········· 163	(S)-エクオール ······ 212
	PAI-1 ············ 86	SERM ············ 212
【M】	PDE ············· 132	SET ············· 257
MALD ············ 266	PDE 5 ············ 260	sGC ············· 260
MCP-1 ············ 61	PDE活性阻害 ······· 137	SGLT ············ 151
Merlin ············ 257	PEPCK ··········· 166	SGLT 1 ······· 147, 151-154
microsomal triglyceride	peroxisome proliferator-	shear stressセンサー ···· 260
transfer protein ······· 162	activated receptor γ	SIRT-1 ··········· 200
MnSOD ··········· 200	·············· 48, 190	SLC2A ··········· 150

SLC5A ……………… 151	アディポネクチン	―抵抗性 ………… 47, 57
【T】	……… 50, 188, 189, 191, 220	―レセプター ……… 66
TBARS ………………… 201	アデニル酸シクラーゼ … 258	【う・え】
TGR 5 ……………… 73, 100	アテローム形成 ……… 120	運動習慣 ……………… 234
TLCA …………………… 75	アホエン ……………… 86	エイコサノイド ……… 134
TLR 4 ………………… 265	アポトーシス …… 91, 259	エクオール
TNF-α ………………… 61	アマロウシアキサンチンA	………… 211-213, 231, 239
Tollip ………………… 265	……………………… 58	―安全性評価 ……… 245
Toll様受容体 ………… 264	アミノ酸 ……………… 100	―産生能 …………… 239
Tyl …………………… 223	アリイナーゼ ……… 83, 84	エストロゲン ………… 233
Type I 繊維 …………… 65	アリイン …………… 83, 84	―受容体 …………… 203
Type II 繊維 ………… 65	アリシン …………… 83, 84	エネルギー産生 ……… 188
【U】	アリルスルフェン酸 …… 84	―上昇 ……………… 187
	αグルコシルヘスペリジン	エネルギー代謝 ……… 43
UCP ……………… 188, 191	……………………… 215	エピカテキンガレート … 154
UCP-1 ……………… 189	αリポ酸 ……………… 146	エピガロカテキンガレート
UCP-2 ……………… 189	アンタゴニスト ……… 53	……………………… 154, 202
UCP-3 ……………… 189	【い】	炎症性サイトカイン
uncoupling protein …… 188		………… 120, 221, 222
【V・W】	胃切除 …………… 214, 216	【お】
	イソクエルシトリン …… 16	
VAMP 2 ……………… 109	イソフラボン …… 203, 214	オリーブオイル ……… 174
vesicle-associated membrane	―アグリコン ……… 244	オリーブポリフェノール
protein 2 ………… 109	―生体利用性 ……… 233	………………… 221, 222
VLDL ………………… 72	―配糖体 …………… 230	オリゴ糖 ……………… 28
―コレステロール … 172	イソマルトメガロ糖 …… 17	オレアノール酸 ……… 79
WAT …………………… 59	1型糖尿病 ……………… 89	オレウロペイン …… 222, 223
<和文>	一酸化窒素 …………… 260	【か】
	―合成酵素 ………… 88	
【あ】	イヌリン ……………… 29	回腸 …………………… 22
	医療費軽減 …………… 80	化学修飾デンプン …… 33
アゴニスト ……………… 52	インクレチン … 97, 98, 179,	核内受容体 ………… 49, 161
アシルCoAオキシダーゼ活性	183, 184, 191	過酸化水素 …………… 200
………………………… 120	―関連薬 …………… 99	活性酸素種 …………… 198
アセチル配糖体 ……… 228	―効果 ……………… 99	褐藻 …………………… 58
アディポカイン ………… 60	―作用 ……………… 99	カテキン ……………… 202
	インスリン …… 63, 180, 199	カテコール構造 ……… 201
	―感受性 …………… 19	

280　索　引

果糖 …………………… 155
カフェオイルキナ酸
　　　………………… 23, 106
花粉症 ………………… 262
可溶性グアニル酸シクラーゼ
　　　………………………… 260
ガラクトース ………… 151
カルダモニン ………… 155
ガレート型カテキン … 254
カロテノイド …… 44, 45, 58
柑橘系フラボノイド … 214
肝機能障害 ……………… 47
還元代謝物 ……… 121, 123
がん細胞増殖抑制 …… 122
　―作用 ……………… 256
感知 …………………… 253

【き】

キサントアンゲロール ‥ 157
キサントフモール …… 157
きなこ ………………… 229
機能性食品成分 ……… 177
虚血性心疾患 …… 87, 241
筋萎縮 …………… 196, 202
筋繊維 ………………… 65
筋肥大 ………………… 197

【く】

グリシチン …………… 227
グリシテイン ………… 227
グルカゴン様ペプチド1
　　　………………………… 16
クルクミノイド ……… 114
クルクミン … 97, 100, 101,
　　　　　　　109, 114, 119
　―グルクロン酸抱合体
　　… 116, 117, 119, 123, 124

　―グルクロン酸硫酸抱合体
　　　…………………… 116, 117
　―合成類縁体 ……… 124
　―硫酸抱合体 ……… 119
　―レセプター ……… 125
グルクロン酸抱合体 … 267
グルコース …… 150, 151, 153
　―トランスポーター … 150
　―トランスポーター4
　　　…………………………… 63
グルタチオン ………… 199

【け】

経口糖負荷試験 … 19, 50, 78
血圧 …………………… 242
血管新生阻害作用 …… 122
血小板凝集 ……………… 89
血清HDLコレステロール
　　　…………………………… 120
血清コレステロール濃度
　　　………………………………… 19
血中濃度 ……………… 204
血中遊離脂肪酸 ………… 78
ケト-エノール型平衡混合物
　　　…………………………… 115
解毒酵素 ………………… 91
ゲニスチン …………… 227
ゲニステイン ……… 203, 227
ケルセチン …………… 15, 201
嫌気性菌 ………………… 36

【こ】

好塩基球 ……………… 262
抗炎症 ………………… 264
高果糖コーンシロップ … 155
抗がん作用 ……………… 86
抗血栓作用 ……………… 86
高血糖 ………… 177, 179, 181

抗酸化 ………………… 122
　―作用 ……………… 45, 88
後肢懸垂 ……………… 199
甲状腺ホルモンT$_4$ ……… 73
抗糖尿病効果 …………… 80
抗動脈硬化作用 …… 86, 173
更年期症状 …………… 243
抗肥満効果 ……………… 80
抗肥満作用 …………… 173
骨格筋 ………………… 196
　―組織 ………………… 64
　―Aktリン酸化 ………… 21
骨強度 ………………… 234
骨形成タンパク質 …… 215
骨折 …………………… 234
骨粗鬆症 …………… 47, 234
骨密度 ………………… 239
コレステロール ………… 72
　―代謝 ………………… 35
コンドロイチン硫酸 … 149
コンブ ………………… 69

【さ】

細胞表面結合性 ……… 253
細胞膜移行 ……………… 64
サクシニル配糖体 … 228, 229
坐骨神経切除 ………… 204
サツマイモ若葉 ………… 97
サルコペニア ……… 196, 202
サルファターゼ ……… 118
酸化LDL ………………… 88
酸化ストレス …………… 47
酸性スフィンゴミエリナーゼ
　　　…………………………… 259
酸素分圧 ……………… 266

【し】

ジアリルジスルフィド … 85

ジアリルチオスルフィネート
　………………………………… 84
ジアリルトリスルフィド
　………………………………… 85
シクロデキストリン
　……………………………… 215, 218
脂質異常症 …………………… 87
脂質代謝異常 ……………… 240
脂質ラフト ………………… 259
　―クラスタリング …… 259
疾患リスク …………………… 48
ジヒドロゲニステイン … 231
ジフルクトースアンヒドリドⅢ
　………………………………… 16
脂肪細胞 ……………………… 49
　―肥大化抑制 ……………… 53
脂肪酸 ……………………… 161
脂肪組織 ……………………… 49
脂肪代謝 ……………………… 43
ジメチルジスルフィド … 85
ジメチルトリスルフィド … 85
ジャガイモデンプン … 35, 36
習慣的の運動 ……………… 139
寿命延長 …………………… 138
消化管内分泌細胞 ………… 21
食習慣 ……………………… 234
食品成分間の相互作用 … 24
食品ポリフェノール …… 115
植物エストロゲン ……… 203
植物性食品 ………………… 174
食用サツマイモ葉 ……… 109
シンバスタチン ………… 219

【す】

すいおう ………………… 106
スタチン ……………… 215, 217
ストリクニニン …… 255, 267
ストレスファイバー …… 256

【せ・そ】

生活習慣病 ………… 152, 158
精巣摘出 …………………… 215
生体利用性 ………………… 204
生物学的利用率 ………… 121
セカンドメッセンジャー
　……………………………… 261
絶食時血糖値 ……………… 50
選択的エストロゲン受容体
　モジュレーター ……… 210
前立腺がん ………………… 242
総コレステロール ……… 120
総短鎖脂肪酸 ………… 35-37

【た】

ターメリック …………… 114
代謝物 ……………………… 266
ダイジン …………………… 227
大豆イソフラボン
　…………………… 210, 227, 228
　―安全性評価 ………… 244
　―介入研究 …………… 235
　―配糖体 ……………… 231
大豆食品 …………………… 238
大豆調製粉乳の安全性 … 247
ダイゼイン ………… 203, 210,
　211, 227, 231, 245
耐糖能 ………………………… 19
　―改善 ……………………… 15
タイトジャンクション … 16
脱抱合化酵素 …………… 118
多糖類 ………………………… 28
多発性骨髄腫細胞 ……… 259
短鎖脂肪酸 …………… 21, 29
短鎖フルクトオリゴ糖 … 16
タンジェレチン
　…………………… 148, 155, 156
胆汁酸 ………………… 35, 72
　―トランスポーター … 73
男性骨粗鬆症モデル …… 215
単糖トランスポーター
　……………………… 150, 158
単糖類 ………………………… 28
タンパク質 ………………… 124
　―加水分解物 ………… 100

【ち】

腸管 ………………………… 144
腸肝循環 ……………………… 73
腸管上皮細胞 ……………… 144
超高齢社会 ………………… 80
長趾伸筋 ……………………… 65
腸内菌 ………………………… 17
腸内細菌叢 ………………… 36
治療薬 ……………………… 54
チロソール ………… 222, 223

【て】

低酸素環境 ………………… 266
デオキシピリジノリン … 239
デスレセプター ………… 259
テトラヒドロクルクミン
　…………………… 121, 123, 124
デヒドロリポ酸 ………… 146
デメトキシクルクミン
　…………………… 114, 123, 124
転写因子 …………………… 161

【と】

糖尿病 ……………… 23, 97, 151,
　153, 179, 242
　―罹病リスク …………… 47
動脈硬化 …………… 47, 87, 89
糖輸送担体 ……………… 180
　―4型 …………………… 180

ドッキングシミュレーション
　　　………………………… 53
トランスポーター
　　　…… 144, 145, 150, 156, 158
トリグリセリド ………… 120
トリテルペノイド ……… 76
トロンボキサンA_2 ……… 90

【な・に・ね・の】

納豆 ………………………… 235
ナリンゲニン …………… 204
難消化性デンプン ……… 33
２型糖尿病 ……………… 57
日光浴 …………………… 234
二糖類 …………………… 28
乳がん …………………… 242
認知機能改善 …………… 15
ニンニク ………………… 83
ネギ属植物 ……………… 83
脳血管疾患 ……………… 87
ノビレチン
　　　………… 148, 156, 214, 221

【は】

ハイアミロースデンプン
　　　……………………………… 33
廃用性筋萎縮
　　　………… 196, 198, 199, 205
培養内分泌細胞 ………… 23
白色脂肪組織 …………… 59
破骨細胞 …………… 215, 218
発がん抑制作用 ………… 45

【ひ】

非アルコール性肝炎 … 156
非アルコール性脂肪肝炎
　　　………………………… 47, 156
ヒアルロン酸 …………… 149

ピオグリタゾン ………… 52
非ガレート型カテキン … 255
ピスタチオナッツ ……… 174
ヒスタミン ……………… 262
ビスデメトキシクルクミン
　　　………………… 114, 123, 124
ビスホスホネート ……… 217
ビタミンD ……………… 234
ヒドロキシチロソール
　　　………………………… 222, 223
肥満 ………… 43, 57, 177, 179, 188
　―症 ………………… 44, 49
　―糖尿病モデルマウス
　　　………………………………… 50
　―抑制 …………………… 138
標的分子 ………………… 253
ヒラメ筋 ………………… 65

【ふ】

フィトアレキシン ……… 131
フィトケミカル
　　　………………… 152, 153, 157
フェーズⅠ代謝 ………… 116
フェーズⅡ代謝 ………… 115
腹腔内脂肪量 …………… 21
フコキサンチノール …… 58
フコキサンチン ………… 57
ブドウ糖 ………………… 153
フラクトオリゴ糖 … 214, 216
フラバノン ……………… 162
フラバン-3-オール …… 255
フラボノイド
　　　………………… 15, 147, 161, 201
　―アグリコン分解菌 … 17
フラボノール …………… 164
フラボン ………………… 162, 164
フルクトース
　　　………………… 151, 152, 155, 156

プレニルナリンゲニン … 204
プレバイオティクス … 29, 31
プロシアニジン
　　　……………… 23, 177-179, 182,
　　　　　　　183, 185, 187, 189, 191
プロスタグランジン …… 133
プロスタノイド ………… 133
プロテインキナーゼA … 257
プロテオソーム ………… 266
プロビタミンA活性 …… 47
分子イメージング ……… 266

【へ】

βクリプトキサンチン … 43
βグルクロニダーゼ …… 118
β-ジケトン構造 ……… 102
ヘスペリジン … 214, 216-220
ヘスペレチン
　　　………………… 148, 215, 218, 219
ベツリン酸 ……………… 79
べにふうき ………… 253, 264
ペルオキシソーム増殖剤
　応答性受容体 …… 48, 132

【ほ】

抱合化反応 ……………… 116
ポリフェノール …… 114, 177,
　　　　　　　180, 181, 196-198, 203
ポリフェノンE ………… 267
ポリメトキシフラボノイド
　　　……………………………… 220

【ま】

マウス腫瘍モデル ……… 256
マクロファージ ………… 60
マスト細胞 ……………… 262
マトリックス …………… 266
豆デンプン ……………… 34

マロニル配糖体 …………… 228
慢性炎症 ………………… 60

【み】

ミオシン軽鎖 …………… 255
ミオシンホスファターゼ
　………………………… 257
ミトコンドリア ………… 66
　―脱共役タンパク質 … 188

【め・も】

メタボリックシンドローム
　……… 23, 44, 47, 49, 86, 152
メチイン ………………… 85
メチルアリルトリスルフィド
　…………………………… 85
メチル化カテキン ……… 264
メチル化反応 …………… 116
メチル抱合 ……………… 116

メトキシ基 ……………… 102
メトキシフラボノイド … 147
モズク …………………… 69

【や・ゆ】

やぶきた ………………… 264
誘導型シクロオキシゲナーゼ
　………………………… 132
遊離型クルクミン ……… 121
ユビキチン-プロテアソーム系
　………………………… 196

【ら行・わ】

ラクターゼ-フロリジン水解酵素
　…………………………… 16
ラセミ体 ………………… 212
卵巣摘出 ………………… 211
　―術 …………………… 211
リモノイド ……………… 76

硫化水素 ………………… 87
硫酸抱合体 ……………… 267
緑茶カテキン …………… 253
ルシフェラーゼ ………… 163
　―レポーターアッセイ
　…………………………… 53
ルテオリン ……………… 162
　―配糖体 ……………… 167
レジスタントスターチ
　…………………… 33, 101
レスベラトロール
　……………… 21, 130, 198
レセプター ………… 124, 254
レチノイン酸 …………… 254
レプチン ………………… 50
　―欠損 *ob/ob* マウス … 51
老化デンプン …………… 33
老人斑 …………………… 121
ワカメ …………………… 69

〔責任編集者〕

芦田　　均	あしだ　ひとし	神戸大学大学院農学研究科
立花　宏文	たちばな　ひろふみ	九州大学大学院農学研究院
原　　　博	はら　ひろし	北海道大学大学院農学研究院

〔著　者〕(執筆順)

福島　道広	ふくしま　みちひろ	帯広畜産大学畜産学部
河田　照雄	かわだ　てるお	京都大学大学院農学研究科
西川　　翔	にしかわ　しょう	北海道大学大学院水産科学研究院
細川　雅史	ほそかわ　まさし	北海道大学大学院水産科学研究院
佐藤隆一郎	さとう　りゅういちろう	東京大学大学院農学生命科学研究科
関　泰一郎	せき　たいいちろう	日本大学生物資源科学部
津田　孝範	つだ　たかのり	中部大学応用生物学部
仲川　清隆	なかがわ　きよたか	東北大学大学院農学研究科
井上　裕康	いのうえ　ひろやす	奈良女子大学生活環境学部
薩　　秀夫	さつ　ひでお	前橋工科大学工学部
井上　　順	いのうえ　じゅん	東京大学大学院農学生命科学研究科
山下　陽子	やました　ようこ	神戸大学大学院農学研究科
寺尾　純二	てらお　じゅんじ	徳島大学大学院医歯薬学研究部
上原万里子	うえはら　まりこ	東京農業大学応用生物科学部
石見　佳子	いしみ　よしこ	国立健康・栄養研究所 食品保健機能研究部

食品因子による栄養機能制御

2015年（平成27年）5月15日　初版発行

監　修	公益社団法人 日本栄養・食糧学会
責任編集者	芦田　　　均 立花　宏文 原　　宏博
発行者	筑紫　恒男
発行所	株式会社 建帛社

〒112-0011　東京都文京区千石4丁目2番15号
TEL（03）3944-2611
FAX（03）3946-4377
http://www.kenpakusha.co.jp/

ISBN 978-4-7679-6181-1　C3047
©芦田，立花，原ほか，2015
（定価はカバーに表示してあります）

プロスト／常川製本
Printed in Japan

本書の複製権・翻訳権・上映権・公衆送信権等は株式会社建帛社が保有します。
JCOPY〈㈳出版者著作権管理機構　委託出版物〉
本書の無断複写は著作権法上での例外を除き禁じられています。複写される場合は，そのつど事前に，㈳出版者著作権管理機構（TEL03-3513-6969,FAX03-3513-6979, e-mail : info@jcopy.or.jp）の許諾を得て下さい。